U0396751

肿瘤 TNM 分期及影像诊断

TNM Staging and Diagnostic
Imaging of Malignant Tumors

丁　可　黄瑞岁　刘满荣 **主 编**

广西科学技术出版社

图书在版编目（CIP）数据

肿瘤 TNM 分期及影像诊断 / 丁可，黄瑞岁，刘满荣主编 . —南宁：广西科学技术出版社，2022.11（2024.1 重印）

ISBN 978-7-5551-1832-9

Ⅰ. ①肿… Ⅱ. ①丁… ②黄… ③刘… Ⅲ. ①肿瘤—影像诊断 Ⅳ. ①R730.4

中国版本图书馆CIP数据核字（2022）第205135号

ZHONGLIU TNM FENQI JI YINGXIANG ZHENDUAN

肿瘤 TNM 分期及影像诊断

丁可　黄瑞岁　刘满荣　主编

策划编辑：饶　江　黄焕庭	责任编辑：马月媛
助理编辑：黄焕庭	装帧设计：韦宇星
责任校对：饶　江	责任印制：陆　弟

出　版　人：卢培钊

社　　　址：广西南宁市东葛路 66 号

网　　　址：http://www.gxkjs.com

出版发行：广西科学技术出版社

邮政编码：530023

经　　销：全国各地新华书店

印　　刷：北京虎彩文化传播有限公司

开　　本：787 mm × 1092 mm　1/16

字　　数：269 千字

版　　次：2022 年 11 月第 1 版

书　　号：ISBN 978-7-5551-1832-9

定　　价：216.00 元

印　　张：17.5

印　　次：2024 年 1 月第 2 次印刷

编委会

本专著获得以下项目资助：

广西壮族自治区临床重点专科建设项目、广西壮族自治区住院医师规范化培训重点专业基地建设项目、广西壮族自治区劳模和工匠人才创新工作室项目、中华全国总工会职工创新补助资金项目、国家自然科学基金项目（81560278）、南宁市科技重大专项（20213122）

鸣谢：南宁市医学会、南宁市放射诊断质量控制中心

第一主编简介

丁可，医学博士，主任医师，广西医科大学教授及硕士研究生导师，留学美国回国人员。现任南宁市第二人民医院放射科主任及学科带头人，兼中华医学会放射学分会基层放射科能力提升工作组专家、中国研究型医院学会放射学专业委员会常务委员、中国研究型医院学会磁共振专业委员会常务委员、广西医学会放射学分会副主任委员、广西医师协会放射医师分会副主任委员、广西预防医学会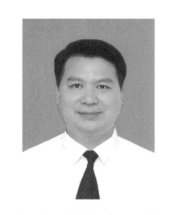感染影像学分会名誉主任委员、广西抗癌协会肿瘤影像专业委员会副主任委员、广西中西医结合学会医学影像专业委员会副主任委员、南宁市放射学会主任委员、南宁市放射诊断质控中心主任，国家自然科学基金、广西科技厅项目、广西等级医院评审专家，广西本科高校教学指导委员会委员，"全国五一劳动奖章""广西先进工作者"获得者、广西"新世纪十百千人才工程"培养人选、广西医学高层次骨干人才、南宁市拔尖人才。主持包括2项国家自然科学基金项目在内的10余项科研课题的研究，荣获广西科技进步奖三等奖、广西医药卫生适宜技术推广奖一等奖、南宁市青年科技奖、南宁市自然科学优秀论文一等奖各1项，获得国家专利10项。在SCI收录期刊及《中华放射学杂志》等国内外医学刊物上发表学术论文60余篇，参编专著5部（其中英文专著1部）。从事医学影像学的临床、教学与科研工作二十余年，具有丰富的临床实践经验，擅长疾病的CT和MRI诊断。

前言

近年来，恶性肿瘤发病率居高不下。在我国，每年因肿瘤死亡的人数高达 300 万以上，位居全球第一。如何对肿瘤进行准确分期，对于临床医师规范化选择治疗方案、判断预后和评估疗效具有十分重要的意义。TNM 分期（tumor node metastasis classification）是国际上最为通用的肿瘤分期系统，第一版于 1968 年发布，随着医学技术的迅速发展和医疗难题不断被攻破，国际抗癌联盟（Union for International Cancer Control，UICC）联合美国癌症联合会（American Joint Committee on Cancer，AJCC）几经修订与完善，现已更新到第八版。此分期系统的颁布和执行为临床医师准确判断肿瘤预后、选择科学治疗方案及提高患者生存率提供了重要的参考标准。"提高肿瘤治疗前临床 TNM 分期评估率"还成为 2022 年国家医疗质量安全改进目标之一，由此可见肿瘤 TNM 分期的重要性。

影像学检查是肿瘤解剖分期的基础，在肿瘤 TNM 分期诊断中发挥着至关重要的作用。一张直观的图片胜过一段枯燥的分类文字，为此，本书呈现了如鼻咽癌、喉癌、甲状腺癌、肺癌、乳腺癌、食管癌、胃癌、小肠癌、结直肠癌、肝细胞癌、肝内胆管细胞癌、肝门部胆管癌、胆囊癌、胰腺癌、肾细胞癌、膀胱癌、子宫内膜癌、子宫颈癌、卵巢癌、前列腺癌、淋巴瘤等各系统常见恶性肿瘤 1100 余幅影像图片，以简单、准确的方式将 TNM 分期形象地表示出来，同时对病灶部位予以清晰标注，并进行了简明扼要的文字说明，便于读者获得直观认识和理解记忆。值得强调的是，为帮助影像科医师结合 TNM 分期进行全面、规范和准确地书写影像诊断报告，本书还提供了结构式诊断报告模板。总之，本书图文并茂，资料翔实，条理清晰，实用性强，对于影像科医师、临床医师、研究人员和医学院校学生的专业素质培养具有重要的参考价值。

在本书编纂过程中，诸位编者已尽全力，参照和查阅了大量文献资料，但由于编者知识水平有限、时间仓促，难免存在一些问题和不足，希望广大同行批评指正。

《肿瘤 TNM 分期及影像诊断》编委会

2022 年 10 月

目　录

绪论

肿瘤分期是指根据患者原发肿瘤以及播散程度来描述恶性肿瘤的严重程度和受累范围，是肿瘤诊断和治疗的重要环节，是临床医生为患者制定治疗方案、评估预后转归的重要参考因素。法国学者 Pierre Denoix 在 1943—1952 年首先提出了 TNM 肿瘤分期方法，之后国际抗癌联盟 UICC 和美国癌症联合委员会 AJCC 共同建立国际性的分期标准，一致同意将 TNM 分期系统作为肿瘤临床分期的方法，并于 1968 年正式出版了第一版《恶性肿瘤 TNM 分类法》手册。TNM 分期标准的制订是以循证医学思想为指导，在收集了大量真实案例的基础上，运用科学的手段进行数据分析，遵循各个地区、各类人群的共识，制订出肿瘤分期标准、服务于肿瘤治疗的指南，以确保患者获得最佳效果的诊断、治疗和支持方案。半个多世纪以来，TNM 分期系统不断充实、完善，目前已更新到第八版，得到了全球临床医师的认可和遵循，是国际上最为通用的肿瘤分期依据，也是我国临床实践遵循的分期标准。

TNM 分期系统规定在 T、N、M 三个维度分别给出一个评级，组合起来形成完整的分期。各系统肿瘤的 TNM 分期各不相同，因此 TNM 分期中字母和数字的含义在不同肿瘤中所代表的意思不同（附表 1）。T（即 Tumor）指肿瘤原发灶的情况，随着肿瘤体积的增大和邻近组织受累范围的增加，依次用 T1—T4 来表示；在许多部位还可加上另外两种分级：Tis（原位癌）及 T0（未见原发肿瘤）。N（即 Node）指区域淋巴结受累情况，淋巴结未受累时，用 N0 表示；随着淋巴结受累程度和范围的增加，依次用 N1—N3 表示；对区域淋巴结的情况难以做出估计时，则用 Nx 表示。M（即 Metastasis）指远处转移，没有远处转移者用 M0 表示，有远处转移者用 M1 表示。TNM 分期通过 Tis、T0、T1、T2、T3、T4，N0、N1、N2、N3，M0、M1 的区分，即可简明扼要地描述肿瘤侵犯的范围。TNM 分期中 T、N、M 确定后就可以得出相应

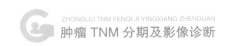

的总的分期，即 I 期、II 期、III 期、IV 期等。I 期的肿瘤通常是相对早期的肿瘤，预后较好，分期越高意味着肿瘤进展程度越高。

肿瘤分期分为临床分期和病理分期。临床分期（以 TNM 或 cTNM 表示）是患者接受治疗前根据体检结果、影像学检查、内镜或（和）肿瘤活检等多项检查结果得出的分期，是决定术前治疗方案的关键因素。病理分期（pTNM）是患者手术后根据显微镜下切除肿瘤的组织学特性得出的分期，它不仅需要考虑术前的各项检查结果，还需要考虑术中、术后得到的信息。如对原发肿瘤（pT）的病理诊断，需进行最大范围地评估原发肿瘤的切除或组织检查；在区域性淋巴结的病理诊断（pN），需清除足够数量的淋巴结，方能证实区域淋巴结有无转移；对远处转移的病理诊断（pM），需作组织学检查。病理分期能够更准确地反应患者的病情，被医学界公认为肿瘤诊断的"金标准"。且术前的新辅助化疗已被纳入多种恶性肿瘤的标准治疗方案中，临床分期成为患者治疗方案选择的入口，如患者是否具备手术根除可能、是否需要术前新辅助化疗等，也是衡量治疗方案效果的基线。因此，临床分期对选择治疗方案和评价疗效是必要的，而病理分期则提供最确切的资料，来评估预后和预测最终转归。

影像学检查是肿瘤临床分期的基础，尤其是螺旋 CT 和高场强 MRI，能提供多方位多角度的解剖学影像，在肿瘤的分期评估及后续治疗方面起着至关重要的作用。与正常组织相比，肿瘤组织由于新生血管丰富，通过 CT 或 MRI 增强对比剂，能够最大限度地使肿瘤组织得到显示，对于定义肿瘤原发灶的范围、区域淋巴结转移及远处转移具有重要指导意义。MRI 对肿瘤软组织浸润程度显示较 CT 更佳，但 CT 对甲状腺、肺部等部位的肿瘤诊断更具优越性。因此，在实际工作中需将两者相结合方能取长补短，提高 TNM 分期的准确性。

多学科诊疗协作组（Multi-Disciplinary Team，MDT）模式成为制订个体化治疗方案的发展趋势，而肿瘤 TNM 分期及影像诊断是临床开展精准医疗的基础性工作，也是大家共同关注的话题，使得临床对治疗前影像学分期日趋重视。"提高肿瘤治疗前临床 TNM 分期评估率"成为 2022 年国家医疗质量安全改进目标之一，这就要求影像诊断报告的信息应表述完整且清晰、准确和易读。基于影像科医师个人习惯的自由文本式报告不能满足临床的需求，因此数字化的结构式报告开始得到认可并推广应用。结构式报告具有两大特点：一是在结构式报告中临床关注的关键问题以独立的标题形式呈现，例如按照原发肿瘤（T）、区域淋巴结（N）、远处转移（M）等独立的条目，对需要重点观察和评估的内容进行评价、总结、归纳，避免临床关键内容的遗漏，提高报告的完整性；二是不依赖报告医师个人主观习惯，能够保证影像诊断报告具备临床所需的全部诊断信息，不仅包括基本的影像解剖，还包括与肿瘤预后相关的临床关键信息。影像结构式诊断报告所包含的这些信息将提供给包括临床医师、病理医师等多学科医疗团队的成员，能够更准确地指导治疗方案的制订，更有利于多学科团队收集和分析数据。

由于恶性肿瘤是一个尚未攻克的医学难题，其致病原因、疾病表象和治疗方法均未完全清楚，TNM 分期系统的内容是基于以往的事实案例分析得出当下最佳的分期方案，随着医疗技术水平的不断发展，新分期可能会对旧分期进行删减或补充，也可能会升高或降低旧分期中某些条件的严重性。本书将会跟随最新版 TNM 分期系统的更新步伐，进行修订和变更，以满足广大同行及读者的需求。

TNM 分期符号及其临床意义

分期符号	临床意义
Tx	原发肿瘤的情况无法评估
T0	没有证据说明存在原发肿瘤
Tis	原位癌
T1-4	大小和 / 或原发肿瘤的范围
Nx	区域淋巴结情况无法评估
N0	没有区域淋巴结受累（淋巴结未发现肿瘤）
N1	只有附近的少数淋巴结受到累及
N2	介于 N1 和 N3 的状况之间的情况（并不适用于所有肿瘤）
N3	远处的和 / 或更多的淋巴结受到累及（并不适用于所有肿瘤）
M0	没有远处转移（肿瘤没有播散至体内其他部分）
M1	有远处转移（肿瘤播散至体内其他部分）

第一章

鼻咽癌 TNM 分期及影像诊断

一、概述

鼻咽癌是头颈部最常见的恶性肿瘤（约占 78%），以两广地区为主。鼻咽癌的早发现、早诊断、早治疗对患者及其家庭、社会尤为重要，而鼻咽癌的 TNM 分期在临床诊疗中扮演着重要角色。目前，国际上较为广泛使用的鼻咽癌分期系统是国际抗癌联盟和美国癌症联合委员会提出的鼻咽癌 TNM 分期系统，此系统使医生能够使用规范化的语言对鼻咽癌患者进行评估。此系统已更新多次，目前最新版本为鼻咽癌 UICC/AJCC 分期第八版。基于第七版适应于放疗的分期标准，又纳入中国 2008 版分期系统的优点，第八版较第七版将翼内肌或翼外肌侵犯从 T4 期降到 T2 期，增加颈椎前肌肉侵犯为 T2 期，下颈区淋巴结转移（Ⅳ 区或 Ⅴ 区、包括锁骨上窝淋巴结）以及最大淋巴结直径 > 6 cm 归为 N3 期。中国鼻咽癌 2017 版分期与鼻咽癌 UICC/AJCC 分期第八版保持一致，本章依据此分期系统，主要介绍鼻咽癌 TNM 分期以及相关影像病例展示，并简要说明鼻咽癌 MRI 结构式诊断报告，以供参考。

二、TNM 分期

鼻咽癌 UICC/AJCC 分期第八版确立了 MRI 为鼻咽癌 TNM 分期的首要检查手段及依据。鼻咽癌的 TNM 解剖学分期如下所述。

1. T 分期

Tx：原发肿瘤无法评估。

T0：未发现肿瘤，但有 EBV 阳性且有颈转移淋巴结。

T1：肿瘤局限于鼻咽，或侵犯口咽和（或）鼻腔，无咽旁间隙受累。

T2：肿瘤侵犯咽旁间隙，和（或）邻近软组织受累（翼内肌、翼外肌、椎前肌）。

T3：肿瘤侵犯颅底骨质结构、颈椎、翼状结构，和（或）鼻旁窦。

T4：肿瘤侵犯至颅内，有颅神经、下咽、眼眶、腮腺受累，和（或）有超过翼外肌的外侧缘的广泛软组织侵犯。

2. N 分期

Nx：无法评估区域淋巴结。

N0：无区域淋巴结转移。

N1：单侧颈部和（或）咽后淋巴结转移（不论侧数）：最大径≤ 6 cm，且位于环状软骨下缘以上区域。

N2：双侧颈淋巴结转移：最大径≤ 6 cm，且位于环状软骨下缘以上区域。

N3：颈淋巴结转移（不论侧数）：最大径 > 6 cm 和（或）位于环状软骨下缘以下区域。

3. M 分期

M0：无远处转移。

M1：有远处转移。

三、影像病例展示

 病例 1 女性，56 岁，鼻咽癌，T1N0M0，如图 1-1。

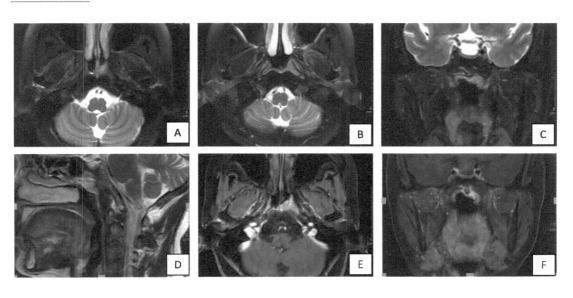

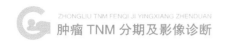
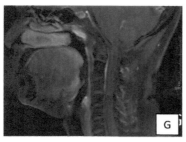
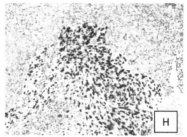

A—B.FS-T2WI TRA 序列，鼻咽左顶后壁软组织增厚，呈稍高信号影，左侧咽鼓管受压变窄，咽鼓管咽口闭塞，左侧咽隐窝变浅；C.FS-T2WI COR 序列，鼻咽左顶后壁软组织明显增厚，呈稍高信号；D.T2WI SAG 序列，鼻咽顶后壁软组织增厚，呈稍高信号；E—G.FS-T1WI+CE（TRA+COR+SAG）序列，鼻咽左顶后壁病变增强扫描呈较均匀明显强化；F.鼻咽部活检病理：（鼻咽部）非角化性未分化癌。免疫组化：CK（＋）、CK5/6（＋）、P40（＋）、EBV（－）、P53（＋，＞85%）、P63（＋，＞80%）、VEGF（－）、EGFR（＋）、Ki-67 阳性率约 35%。

图 1-1 病例 1 影像图

 病例 2 男性，41 岁，鼻咽癌，T1N1M0，如图 1-2。

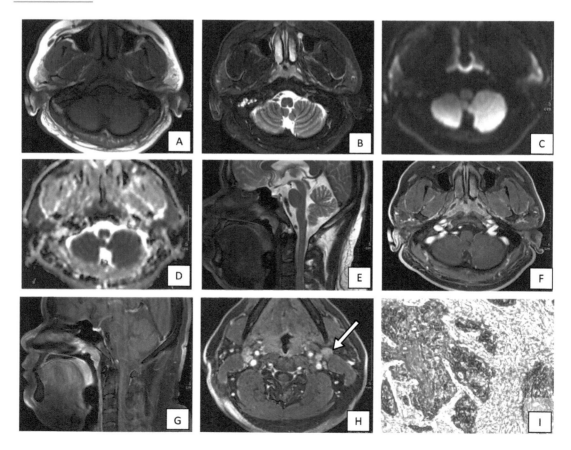

A.T1WI TRA序列，鼻咽顶后壁软组织增厚，呈等偏低信号；B.FS—T2WI TRA序列，呈不均匀高信号，右侧中耳乳突炎；C.DWI（b=1000）序列呈明显高信号；D.ADC呈明显低信号影，ADC值：0.606×10^{-3} mm²/s；E.T2WI SAG 鼻咽顶后壁软组织增厚，边缘欠光整；F—G.FS—T1WI+CE（TRA+SAG）呈不均匀较明显强化；H.FS—T1WI+CE TRA序列左侧颈部淋巴结Ⅱ区淋巴结增大（白箭）；I.鼻咽部肿物活检病理：非角化型未分化性癌。癌组织免疫组化：CK（＋）、34βe12（＋）、P53（＋）、EGFR（＋）、CK5/6（＋）、CD45（－）、CD34（－）、KI-67（＋，>50%）、EBER原位杂交（＋）。

图1-2 病例2影像图

 病例3 男性，58岁，鼻咽癌，T1N2M0，如图1-3。

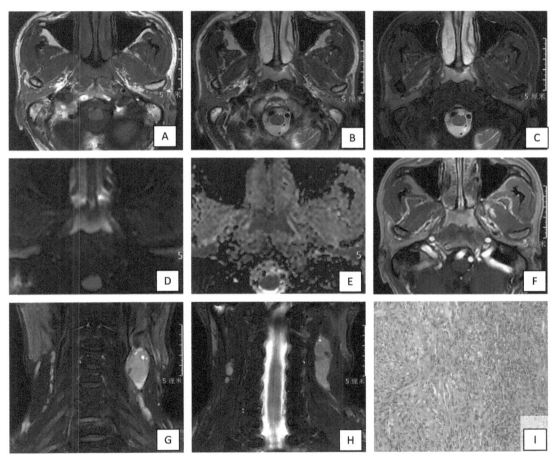

A.T1WI TRA序列，鼻咽双侧壁软组织增厚，边界僵直，呈等信号影；B.T2WI TRA序列，呈稍高信号；C.FS—T2WI TRA序列，呈高信号，信号尚均匀，边界较清；D.DWI（b=1000）序列呈明显高信号；E.ADC图呈低信号，ADC值：0.771×10^{-3} mm²/s；F.FS—T1WI+CE TRA序列，增强扫描呈较均匀中度强化，累及两侧腭帆张肌，两侧咽隐窝变浅；G—H.FS—T2WI COR序列，两侧颈部多发肿大淋巴结（Ⅱ、Ⅲ区）；I.鼻咽部肿物病理：非角化型分化性癌。

图1-3 病例3影像图

病例 4　男性，35 岁，鼻咽癌，T1N3M0，如图 1-4。

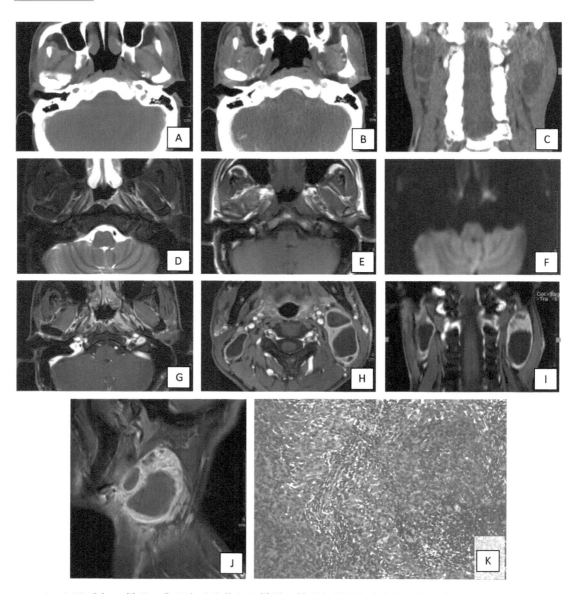

A—C.CT 平扫＋增强，鼻咽左后壁软组织增厚，增强扫描呈轻度均匀强化，左侧咽隐窝变浅，两侧颈部多发肿大淋巴结；D.T2WI TRA 序列，鼻咽左后壁软组织增厚，呈稍高信号影，左侧咽隐窝变浅；E.T1WI TRA 序列，增厚软组织呈等略偏低信号；F.DWI 序列呈明显高信号影；G.FS-T1WI+CE TRA 序列，增强扫描呈中度较均匀强化；H—J.FS-T1WI+CE（TRA+COR+SAG）序列，两侧颈部多发肿大淋巴结，较大者位于左侧颈部 Ⅱ－Ⅲ 区，大小约 2.4 cm×5.1 cm×6.2 cm，内部囊变，增强扫描呈明显环形强化，囊变区无强化；K.鼻咽部活检后病理：非角化性未分化癌。免疫组化：CK5/6（++）、CK8（+）、CD45（－）、KI-67（+，约 30%）。

图 1-4　病例 4 影像图

病例 5　女性，73 岁，鼻咽癌，T2N1M0，如图 1-5。

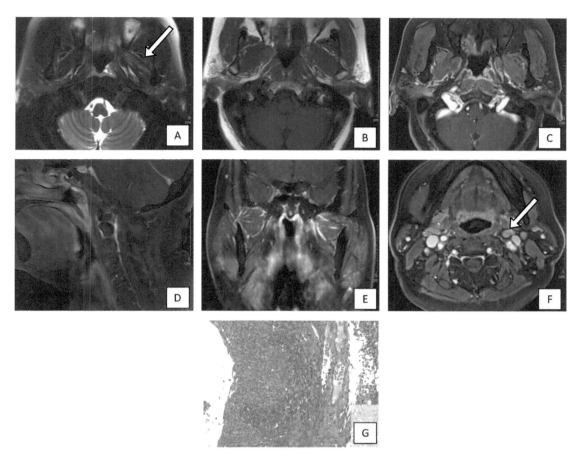

　　A.FS-T2WI TRA 序列，鼻咽左侧壁、咽鼓管圆枕软组织局部增厚、肿胀，边界僵直，呈不均匀高信号影，左侧咽隐窝变浅，左侧翼内肌、翼外肌信号不均匀增高（白箭）；B.T1WI TRA 序列，呈稍低信号影；C—E.FS-T1WI+CE（TRA+SAG+COR）病变呈不均匀较明显强化，左侧翼内肌及翼外肌呈不均匀强化；F.FS-T1WI+CE TRA 序列，左侧颈部 Ⅱ 区淋巴结增大（白箭），增强扫描呈中度较均匀强化；G.鼻咽部组织病理：非角化性未分化癌。免疫组化：CK5/6（++）、P53 灶性（+）、EGFR（+++）、EBER 原位杂位（+++）。

图 1-5　病例 5 影像图

病例6　男性，64岁，鼻咽癌，T2N2M0，如图1-6。

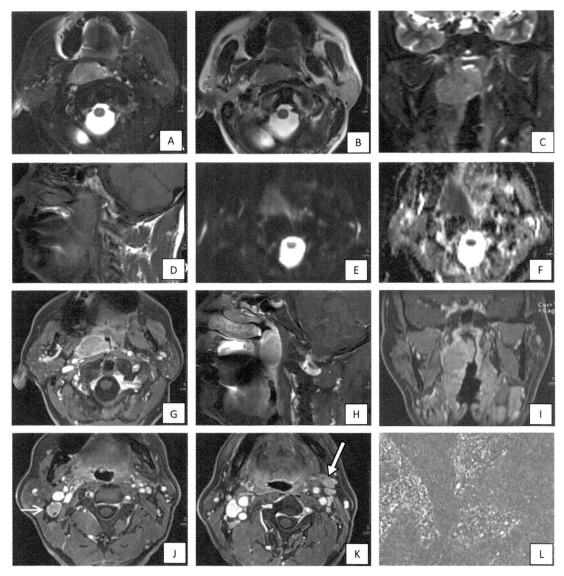

A.FS—T2WI TRA序列，鼻咽右后壁软组织增厚、肿胀，边界僵直，局部形成不规则肿块影，呈较高信号影，边界较清，大小约3.2cm×2.3cm×3.3cm，周围组织受压，累及右侧咽旁间隙；B.T2WI TRA序列，呈稍高信号；C.FS—T2WI COR序列，鼻咽气道受压明显变形；D.T1WI SAG序列，肿块呈较均匀等信号；E.DWI（b=1000）序列，呈明显高信号；F.ADC图呈明显低信号，ADC值：$0.748×10^{-3}$ mm²/s；G—I.FS—T1WI+CE（TRA+SAG+COR）肿块呈不均匀中度强化，边缘强化较明显；J—K.FS—T1WI+CE TRA 两侧颈部多发肿大淋巴结（Ⅱ区）（白箭），增强扫描呈不均匀中度强化；L.鼻咽肿物活检病理：（鼻咽肿物）非角化性癌。免疫组化：CK（+++）、P63（+++）、P53（+++，突变型表达）、P16灶性（+）、EGFR（+++）、Ki-67（+，50%）。

图1-6　病例6影像图

病例 7 男性，67 岁，鼻咽癌，T2N3M1，如图 1-7。

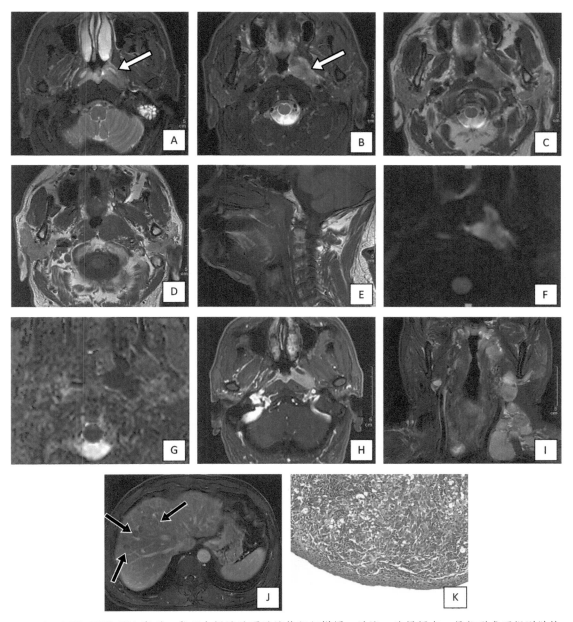

A—B.FS-T2WI TRA 序列，鼻咽左侧壁及顶后壁软组织增厚、肿胀，边界僵直，局部形成不规则肿块影，呈较高信号，边界较清，大小约 3.0 cm×2.0 cm×3.2 cm，累及左侧咽旁间隙，左侧腭帆张肌、腭帆提肌受侵犯（图 1-7A 白箭），左侧中耳乳突炎（图 1-7B 白箭）；C.T2WI TRA 序列，病变呈不均匀稍高信号影；D.T1WI TRA 序列，病变呈等信号；E.T1WI SAG 序列，左鼻咽顶后壁软组织增厚，呈等稍高信号影；F.DWI（b=1000）序列呈明显高信号；G.ADC（b=1000）图呈明显低信号，ADC 值：0.688×10⁻³ mm²/s；H.FS-T1WI+CE TRA 序列，增强扫描呈较均匀明显强化；I.FS-T1WI+CE COR 序列，左侧锁骨上窝区及左颈

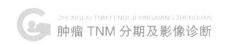

部多发肿大淋巴结（Ⅱ、Ⅲ、Ⅳ区）；J.FS-T1WI+CE TRA 序列，肝脏多发转移瘤（黑箭），增强扫描呈环形强化；K.鼻咽部病理：非角化性未分化癌。免疫组化：EGFR（++）、CK5/6（+++）、EBV（NS）、Ki-67（+，70%）、P53（+）、CK7（-）。

图 1-7　病例 7 影像图

 病例 8　女性，34 岁，鼻咽癌，T3N1M0，如图 1-8。

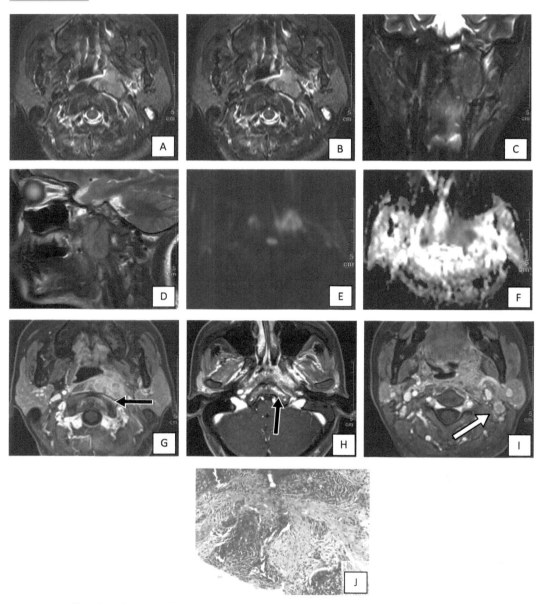

A—D.鼻咽左后壁及顶后壁软组织增厚、肿胀，边界僵直，形成大小约 1.8 cm×3.4 cm×4.5 cm 不规则肿块，呈不均匀 T1WI 等信号、T2WI 稍高信号；E.DWI（b=1000）序列呈明显高信号；F.ADC 图呈明显低信号，ADC 值：0.681×10^{-3} mm^2/s；G.FS-T1WI+CE TRA，呈不均匀中度强化，寰椎左前缘骨质破坏（黑

箭）；H.颅底斜坡局部骨质破坏（黑箭）；I.FS-T1WI+CE，左侧颈部淋巴结肿大（Ⅱ区）（白箭）；J.鼻咽活检病理：非角化型未分化性癌。免疫组化：CK（+++）、34βe12（+++）、P53（++）、EGFR（+++）、CK5/6（++）、CD45（-）、EBV（-）。

图 1-8　病例 8 影像图

病例 9　男性，42 岁，鼻咽癌，T3N2M0，如图 1-9。

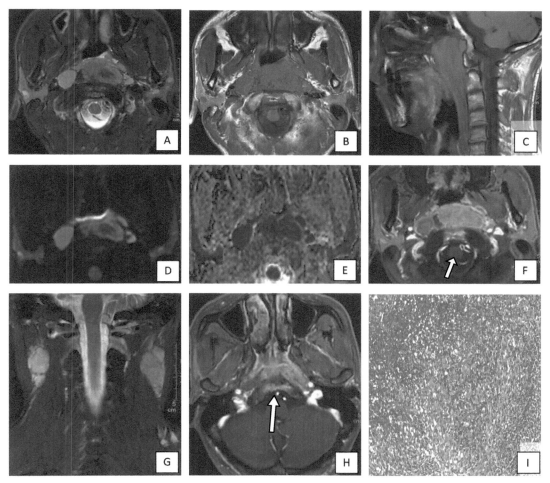

　　A.FS-T2WI TRA 序列，鼻咽左侧壁及顶后壁软组织增厚、肿胀，局部形成大小约 3.7 cm×3.0 cm×4.4 cm 不规则肿块影，呈高信号；B.T1WI TRA 序列，病变呈均匀等信号；C.T1WI SAG 鼻咽顶后壁软组织增厚，颅底斜坡骨质破坏；D.DWI 序列呈明显高信号；E.ADC（b=1000）图呈明显低信号，ADC 值：0.657×10^{-3} mm²/s；F.FS-T1WI+CE，增强扫描呈较均匀中度强化，枕骨斜坡骨质破坏区可见强化（白箭）；G.FS-T2WI COR 序列，两侧颈部多发肿大淋巴结（Ⅱ、Ⅲ、Ⅳ、Ⅴ区）；H.FS-T1WI+CE TRA 序列，颅底骨质破坏区呈不均匀明显强化（白箭）；I.鼻咽肿物病理：非角化性未分化癌。免疫组化：EGFR（+++）、CK5/6（++）、EBV（+，部分弱阳）、Ki-67（+，70%）、P53（+）、34βE12（++）。

图 1-9　病例 9 影像图

病例 10　男性，55 岁，鼻咽癌，T3N3M0，如图 1-10。

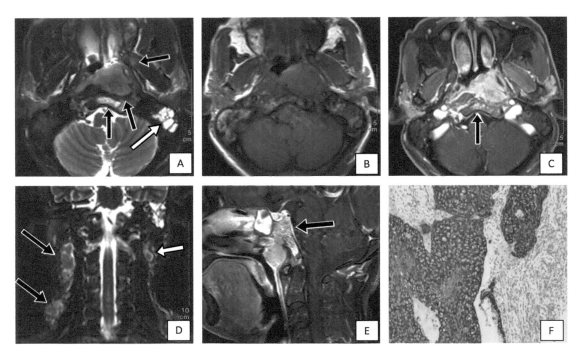

A.FS-T2WI TRA，鼻咽左侧壁及顶后壁软组织增厚、肿胀，边界僵直，局部形成大小约
3.1 cm×2.6 cm×3.0 cm 不规则肿块影，呈不均匀稍高信号，边界欠清，左侧头长肌、翼外肌及枕骨斜坡骨质信号异常（黑箭），左侧中耳乳突炎（白箭）；B.T1WI TRA 序列呈较均匀等信号；C.FS-T1WI+CE TRA 增强扫描，肿块呈不均匀较明显强化，枕骨斜坡骨质破坏区可见强化（黑箭）；D.FS-T2WI COR 序列，两侧颈部多发肿大淋巴结（白箭），部分位于环状软骨下缘以下区域（黑箭）；E.FS-T1WI+CE SAG 序列，肿瘤侵犯颅底斜坡（黑箭）；F.鼻咽部活检病理：符合非角化性未分化癌。免疫组化：CK5/6（++）、Vimentin（-）、P53（++）、34βE12（++）。

图 1-10　病例 10 影像图

病例 11　男性，57 岁，鼻咽癌，T3N3M1，如图 1-11。

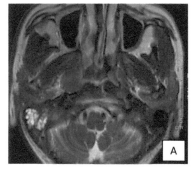
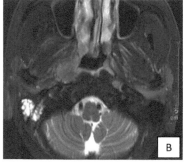
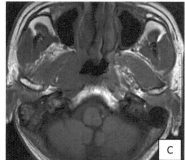

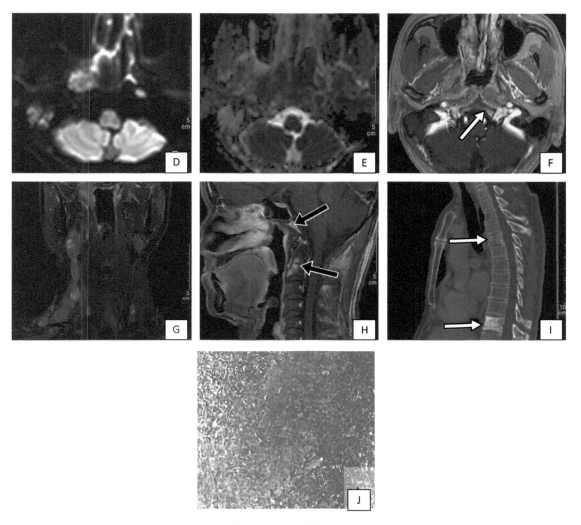

A.T2WI TRA 序列，鼻咽右侧壁软组织增厚、肿胀，边界僵直，局部形成大小约 2.0 cm×1.6 cm×2.0 cm 不规则肿块影，呈不均匀稍高信号，边界较清，累及右侧咽旁间隙；B.FS-T2WI TRA 序列，病变呈较高信号，右侧中耳乳突炎；C.T1WI TRA 序列，病变呈较均匀等信号；D.DWI（b=1000）序列呈明显高信号；E.ADC 图呈明显低信号影，ADC 值：0.785×10⁻³ mm²/s；F.FS-T1WI+CE TRA 增强扫描呈不均匀中度强化，枕骨斜坡局部异常强化（白箭）；G.FS-T2WI COR 序列，两侧颈部多发肿大淋巴结（左侧 Ⅱ 区，右侧 Ⅱ，Ⅲ，Ⅳ，Ⅴ 区）；H.FS-T1WI+CE SAG 增强扫描，颅底斜坡及颈 2 椎体局部骨质明显强化（黑箭）；I.CT 骨窗矢状位，胸 5、11 椎体转移瘤（白箭）；J.术后病理：（鼻咽部肿物）未分化型非角化性癌。免疫组化：CK（+）、CK5/6（+）、EGFR（+）、CD45（-）、E-CA（+）、P53（+）、CD34（-）、34βe12（+）、Ki-67（+，＞70%）。

图 1-11　病例 11 影像图

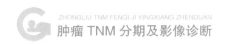

病例 12　男性，57 岁，鼻咽癌；T4N1M0，如图 1-12。

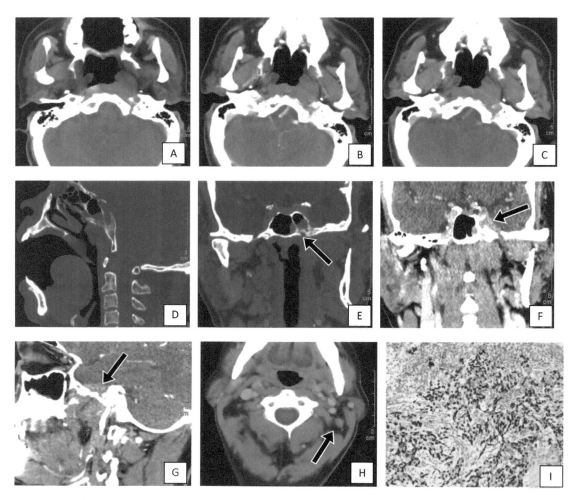

　　A.CT 平扫轴位，鼻咽左顶后壁软组织影明显增厚、肿胀，边界僵直，左侧咽隐窝及咽鼓管开口变窄，咽旁脂肪间隙消失，左侧翼内肌间隙模糊不清，翼内肌稍受压；B—C.CT 增强轴位，病变呈轻度强化；D.CT 骨窗矢状位，颅底斜坡及蝶骨骨质破坏；E.骨窗冠状位，蝶窦受侵犯（黑箭）；F.软组织窗冠状位，左侧海绵窦受累（黑箭）；G.增强矢状位，左侧蝶鞍旁软组织肿块（黑箭）；H.CT 增强，左侧颈后间隙淋巴结肿大（Ⅱ区）（黑箭）；I.鼻咽部活检病理：（鼻咽肿物）非角化性癌，未分化型。免疫组化：CK（+）、CD45（-）。

图 1-12　病例 12 影像图

病例 13　男性，59 岁，鼻咽癌，T4N2M0，如图 1-13。

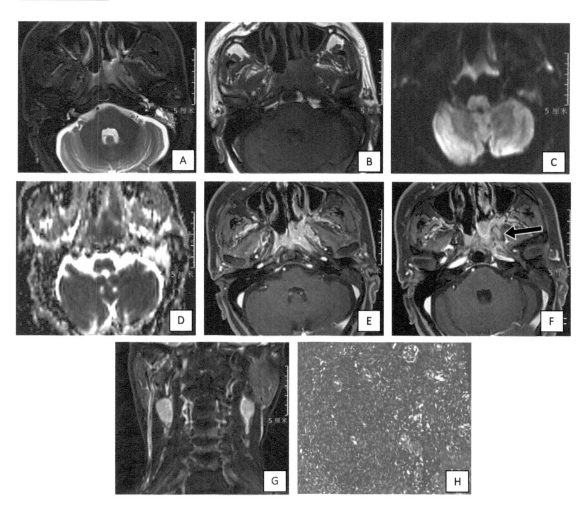

A.FS-T2WI TRA 鼻咽两侧壁及顶后壁软组织增厚、肿胀，边界僵直，呈不均匀稍高信号，边界较清，右侧咽隐窝变窄，累及左侧咽旁间隙、翼腭窝、蝶窦、腭帆张肌及两侧翼内肌；B.T1WI TRA 序列，呈等信号影；C.DWI（b=1000）序列呈明显高信号；D.ADC 图呈明显低信号影，ADC 值：$0.745 \times 10^{-3}\,mm^2/s$；E—F.FS-T1WI+CE TRA 增强扫描病变呈不均匀明显强化，左侧翼腭窝受侵犯明显（黑箭）；G.FS-T2WI TRA 序列，两侧颈部淋巴结肿大，较大者位于右侧 Ⅱ 区，大小约 $1.6\,cm \times 0.9\,cm$；H.鼻咽部肿物活检病理：非角化型未分化性癌。免疫组化：EBER 原位杂交（＋）、CK（＋）、EGFR（＋）、34βe12（＋）、CK5/6（＋）、P63（＋）、EMA（灶＋）、Ki-67（＋，45％）。

图 1-13　病例 13 影像图

病例 14　男性，48 岁，鼻咽癌，T4N3M0，如图 1-14。

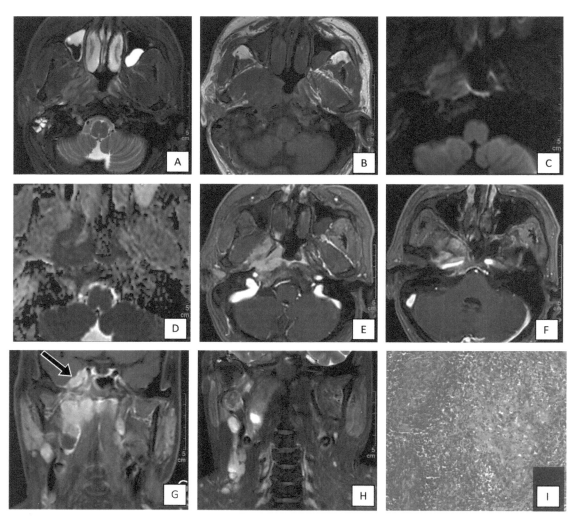

A.鼻咽右侧壁软组织增厚、肿胀，边界僵直，局部形成大小约 2.2 cm×3.5 cm 不规则肿块影，呈稍高信号影，右侧咽隐窝、鼓管咽口闭塞；左侧咽隐窝变窄；B.T1WI TRA 序列，呈等信号；C.DWI（b=1000）序列，呈不均匀明显高信号；D.ADC 图呈不均匀明显低信号，ADC 值：$0.714×10^{-3}$ mm²/s；E—F.FS-T1WI+CE TRA 序列，呈不均匀明显强化，病灶累及右侧咽旁间隙、环咽肌、翼内、外肌、头长肌、枕骨斜坡、蝶骨体及翼突内外侧板骨质、翼腭窝，增强扫描不均匀强化；G.FS-T1WI+CE COR 序列，病变侵犯颅内（黑箭）；H.FS-T2WI COR 序列，右侧颈部 Ⅱ、Ⅲ、Ⅳ、Ⅴ 区多个淋巴结肿大，部分似相互融合，较大者位于右侧咽后，大小约 1.2 cm×1.7 cm；I.鼻咽部病理结果：非角化性未分化癌。免疫组化：CK5/6（+++）、34βE12（+++）、P63（++）、P53（++）、EBER 复位杂交（+）。补充：EGFR（++）。

图 1-14　病例 14 影像图

病例 15　男性，51 岁，鼻咽癌，T4N3M1，如图 1-15。

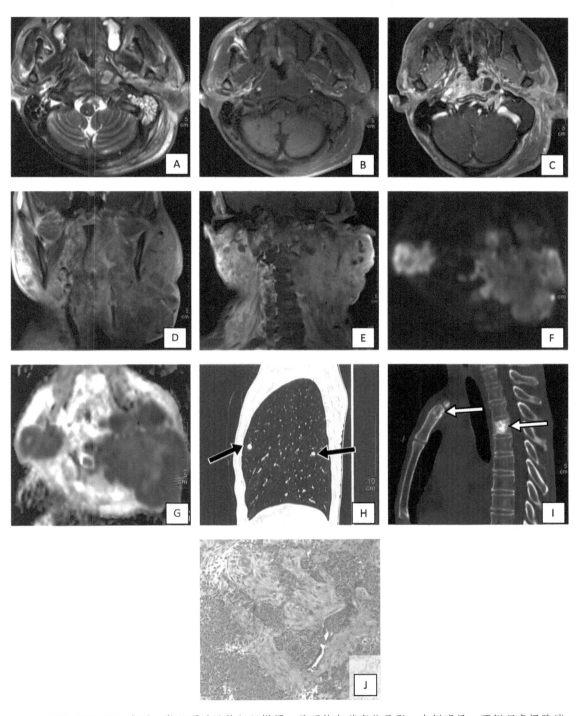

A.FS-T2WI TRA 序列，鼻咽顶后壁软组织增厚，呈不均匀稍高信号影，左侧明显，两侧咽旁间隙消失，左侧中耳乳突炎；B.T1WI TRA 序列，鼻咽顶后壁增厚软组织呈等稍低信号影；C.FS-T1WI+CE TRA 序

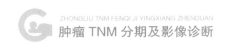
列，增强扫描呈不均匀较明显强化，两侧咽旁间隙明显变窄，两侧翼内肌、翼外肌及颅底斜坡骨质受侵犯，右侧颈动脉包埋；D—E.FS-T1WI+CE COR 序列，左侧部颈部－鼻咽部见团状巨大软组织肿块，范围约 9.6 cm×12.9 cm×9.5 cm，边界不清，增强扫描呈不均匀明显强化，累及口咽、喉咽、两侧颈面部血管及肌肉、两侧颌下腺、腮腺，颈 1-4 颈椎及左侧附件、下颌骨左侧骨质破坏，两侧颈部肿大淋巴结相互融合；F.DWI（b=1000）序列，两侧颈部肿块呈明显高信号；G.ADC 图，两侧颈部肿块呈低信号，ADC 值：0.772×10⁻³ mm²/s；H.胸部 CT 肺窗矢状位，左肺上下叶转移灶（黑箭）；I.胸部 CT 骨窗矢状位，胸骨柄及胸 5 椎体转移瘤（白箭）；J.颈部肿物病理：鳞状细胞癌，中－低分化。免疫组化：CK5/6（+++）、P40（++）、EBV（－）。EBER 原位杂交检测提示阳性，来源于鼻咽部可能性大。

图 1-15　病例 15 影像图

四、结构式诊断报告

MRI 是鼻咽癌最佳影像学检查手段，其对鼻咽癌侵犯范围及淋巴结转移判别具有较高的敏感性和特异性，鼻咽癌的 TNM 分期对临床治疗具有很大意义。本结构式报告以临床应用为基础，迎合临床需求，用格式化描述病灶的形态学特征、内部强化方式、DWI 和相应 ADC 值，病变周围侵犯情况以及淋巴结肿大情况，综合汇总成结构式诊断报告。结构式报告能节约判别 TNM 分期的时间，减少查阅常识性知识的时间，减少低级差错的发生，可提高影像科医师的工作效率，并有利于临床医师对影像报告的参阅。现将鼻咽癌结构式影像报告参考模板表述如下。

1. 临床病史

□临床症状

□ EB 病毒

□诊断性检查

（1）既往检查

□ CT

□ MRI

□鼻咽镜

（2）既往史及家族史

---

2. 检查技术评估

□图像伪影

□图像信噪比差

□ DCE 扫描时相错误

3. 影像所见

（1）病灶评估

部位：鼻咽　□顶后壁　□左侧　□右侧　□两侧

形态：□圆形　□卵圆形　□不规则形

大小：（　　）cm×（　　）cm×（　　）cm

边界：□清晰　□不清晰

T1WI：□高信号　□低信号　□等信号　□伪影严重，无法评价

T2WI：□高信号　□低信号　□等信号　□伪影严重，无法评价

DWI：□高信号　□低信号　□等信号　□伪影严重，无法评价

ADC 图：□高信号　□低信号　□等信号　　ADC 值（　　）× 10^{-3} mm²/s

增强：□均匀强化　□不均匀强化　□环形强化

周围组织结构情况：

咽隐窝　□左侧　□右侧　□两侧　□变浅　□消失

咽鼓管咽口　□变窄　□闭塞

中耳乳突炎　□左侧　□右侧　□两侧

（2）T 分期情况　□周围侵犯　□无周围侵犯

T1：侵犯　□口咽　　□鼻腔

T2：侵犯　□咽旁间隙　□邻近软组织受累　□翼内肌　□翼外肌　□椎前肌

T3：侵犯　□颅底骨质结构　□颈椎　□翼状结构　□鼻旁窦

T4：侵犯　□至颅内　□侵犯颅神经　□下咽　□眼眶　□腮腺受累　□超过翼外肌的外侧缘的广泛软组织侵犯

（3）N 分期，淋巴结情况

Nx：□无法评估区域淋巴结

N0：□无淋巴结转移

N1、N2、N3：□单发　□多发　□右侧　□左侧　□双侧淋巴结肿大，较大者位于（　　）区，大小（　　）cm×（　　）cm×（　　）cm，增强扫描呈　□均匀强

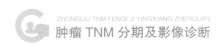

化 □不均匀强化 □环形强化

DWI：□高信号 □低信号 □等信号 □伪影严重，无法评价

ADC 图：□高信号 □低信号 □等信号 ADC 值（ ）×10^{-3}mm^2/s

（4）M 分期

M0：□无远处转移

M1：□有远处转移 _____

4. 诊断意见

鼻咽癌 T（ ）N（ ）M（ ）。

<h2 style="text-align:center">参考文献</h2>

［1］康敏 . 中国鼻咽癌放射治疗指南（2020 版）[J]. 中华肿瘤防治杂志，2021，28（03）：
　　167-177.

［2］中国临床肿瘤学会指南工作委员会 . 头颈部肿瘤诊疗指南 [M].2020 版 . 北京：人民卫生出
　　版社，2020.

［3］卢泰祥，潘建基，郎锦义，等 . 中国鼻咽癌分期 2017 版（2008 鼻咽癌分期修订专家共识）
　　[J]. 中华放射肿瘤学杂志，2017，26（10）：1119-1125.

［4］宗井凤，许元基，潘建基 . 鼻咽癌分期研究进展 [J]. 中国癌症防治杂志，2017，9（4）：
　　247-250.

［5］黄璐，蔡永聪，周雨秋，等 . 最新头颈部肿瘤分期变革的分析与探讨 [J]. 中国肿瘤临床，
　　2017，44（23）：1208-1211.

第二章

喉癌 TNM 分期及影像诊断

一、概述

喉癌是喉部最常见的恶性肿瘤，分为声门型、声门上型和声门下型，其中声门型喉癌最常见。喉癌分化程度高，病情发展缓慢，声音改变为其早期临床表现，早期喉癌病变较局限，较少发生颈部淋巴结及远处转移，肿瘤一旦突破声门区则迅速发展，出现颈部淋巴结转移，甚至远处转移。因此，喉癌早发现、早诊断、早治疗对提高患者 5 年生存率尤为重要。

2020 年，中国临床肿瘤学会（CSCO）更新了头颈部肿瘤诊疗指南，对喉癌 TNM 分期进行了详细阐述，并明确指出 CT 增强作为头颈部肿瘤尤其是喉癌 TNM 分期的标准手段，MRI 作为有效补充手段。本章依据 2018 年及 2020 年《CSCO 头颈部肿瘤诊疗指南》，主要介绍喉癌术前解剖学分期以及相关影像病例展示，并简要说明喉癌结构式诊断报告，以供参考。

二、TNM 分期

喉癌分为声门型、声门上型及声门下型，《CSCO 头颈部肿瘤诊疗指南》对其分类进行 TNM 分期，本章就三种类型喉癌进行 TNM 分期概述，并穿插确诊病例进行图文展示。

1. 原发肿瘤（T）（声门上型）

Tx：原发肿瘤无法评价。

T0：无原发肿瘤证据。

Tis：原位癌。

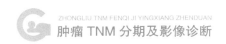

T1：肿瘤局限在声门上的 1 个亚区，声带活动正常。

T2：肿瘤侵犯声门上 1 个以上相邻亚区，侵犯声门区或声门上区以外（如舌根、会厌谷、梨状窝内侧壁的黏膜），无喉固定。

T3：肿瘤局限在喉内，有声带固定和（或）侵犯环后区、会厌前间隙、声门旁间隙和（或）甲状软骨内板。

T4：中等晚期或非常晚期局部疾病。

T4a　中等晚期局部疾病。肿瘤侵犯穿过甲状软骨和（或）侵犯喉外组织（如气管、包括深部舌外肌在内的颈部软组织、带状肌、甲状腺或食管）。

T4b　非常晚期局部疾病。肿瘤侵犯椎前筋膜，包绕颈动脉或侵犯纵隔结构。

2. 原发肿瘤（T）（声门型）

Tx：原发肿瘤无法评价。

T0：无原发肿瘤证据。

Tis：原位癌。

T1：肿瘤局限于声带（可侵犯前联合或后联合），声带活动正常。

T1a　肿瘤局限在一侧声带。

T1b　肿瘤侵犯双侧声带。

T2：肿瘤侵犯至声门上和（或）声门下区，和（或）声带活动受限。

T3：肿瘤局限在喉内，伴有声带固定和（或）侵犯声门旁间隙，和（或）甲状软骨内板。

T4：中等晚期或非常晚期局部疾病。

T4a　中等晚期局部疾病。肿瘤侵犯穿过甲状软骨和（或）侵犯喉外组织（如气管、包括深部舌外肌在内的颈部软组织、带状肌、甲状腺或食管）。

T4b　非常晚期局部疾病。肿瘤侵犯椎前筋膜，包绕颈动脉或侵犯纵隔结构。

3. 原发肿瘤（T）（声门下型）

Tx：原发肿瘤无法评价。

T0：无原发肿瘤证据。

Tis：原位癌。

T1：肿瘤局限在声门下区。

T2：肿瘤侵犯至声带，声带活动正常或活动受限。

T3：肿瘤局限在喉内，伴有声带固定。

T4：中等晚期或非常晚期局部疾病。

T4a　中等晚期局部疾病。肿瘤侵犯环状软骨或甲状软骨和（或）侵犯喉外组织（如气管、包括深部舌外肌在内的颈部软组织、带状肌、甲状腺或食管）。

T4b　非常晚期局部疾病。肿瘤侵犯椎前筋膜，包绕颈动脉或侵犯纵隔结构。

4. 区域淋巴结（N）

（1）临床 N （cN）

Nx：区域淋巴结无法评价。

N0：无区域淋巴结转移。

N1：同侧单个淋巴结转移，最大径 ≤ 3 cm，并且 ENE（−）。

N2：同侧单个淋巴结转移，最大径 >3 cm， ≤ 6 cm，并且 ENE（−）；或同侧多个淋巴结转移，最大径 ≤ 6 cm，并且 ENE （−）；或双侧或对侧淋巴结转移，最大径 ≤ 6 cm，并且 ENE（−）。

N2a　同侧单个淋巴结转移，最大径 >3 cm， ≤ 6 cm，并且 ENE（−）。

N2b　同侧多个淋巴结转移，最大径 ≤ 6 cm，并且 ENE（−）。

N2c　双侧或对侧淋巴结转移，最大径 ≤ 6 cm，并且 ENE（−）。

N3：单个淋巴结转移，最大径 >6 cm，并且 ENE（−）或任何淋巴结转移，并且临床明显 ENE（+）。

N3a　单个淋巴结转移，最大径 >6 cm，并且 ENE（−）。

N3b　任何淋巴结转移，并且临床明显 ENE（+）。

注释：可以采用"U"或"L"的标识分别代表环状软骨下缘水平以上的转移（U）或以下的转移（L）。同样，临床和病理 ENE 需要记录 ENE（−）或 ENE（+）。

（2）病理 N （pN）

Nx：区域淋巴结无法评价。

N0：无区域淋巴结转移。

N1：同侧单个淋巴结转移，最大径 ≤ 3 cm，并且 ENE（−）。

N2：同侧单个淋巴结转移，最大径 ≤ 3 cm，并且 ENE（+）；或最大径 >3 cm，

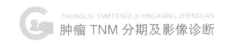
≤ 6 cm，并且 ENE（−）；或同侧多个淋巴结转移，最大径 ≤ 6 cm，并且 ENE（−）；或双侧或对侧淋巴结转移，最大径 ≤ 6 cm，并且 ENE（−）。

N2a　同侧或对侧单个淋巴结转移，最大径 ≤ 3 cm，并且 ENE（+）；或最大径 > 3 cm，≤ 6 cm，并且 ENE（−）。

N2b　同侧多个淋巴结转移，最大径 ≤ 6 cm，并且 ENE（−）。

N2c　双侧或对侧淋巴结转移，最大径 ≤ 6 cm，并且 ENE（−）。

N3：单个淋巴结转移，最大径 > 6 cm，并且 ENE（−）；或同侧单个淋巴结转移，最大径 > 3 cm，并且 ENE（+）；或多发同侧、对侧或双侧淋巴结转移，并且其中任意一个 ENE（+）；或对侧单个淋巴结转移，无论大小，并且 ENE（+）。

N3a　单个淋巴结转移，最大径 > 6 cm，并且 ENE（−）。

N3b　同侧单个淋巴结转移，最大径 > 3 cm，并且 ENE（+）；或多发同侧、对侧或双侧淋巴结转移，并且其中任何一个 ENE（+）；或对侧单个淋巴结转移，无论大小，并且 ENE（+）。

5. 远处转移（M）

M0：无远处转移。

M1：有远处转移。

三、影像病例展示

 病例 1　男性，58 岁，喉癌（声门型），T1bN0M0，如图 2-1。

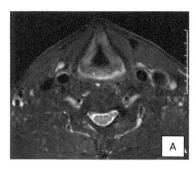 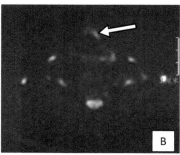 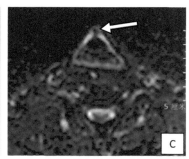

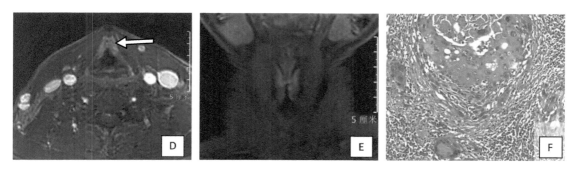

A.FS-T2WI TRA 序列，两侧声带近前联合区增厚，信号略增高；B.DWI 序列呈高信号（白箭）；C.ADC 图呈低信号（白箭）；D—E.FS-T1WI+CE（TRA+COR）序列，增强扫描呈中度较均匀强化（白箭）；F.声带肿物术后病理：（喉肿物）鳞状细胞癌，高分化，浸润黏膜下层及浅肌层。免疫组化：CK5/6（++）、P53（+，个别）、P63（++）、EGFR（+++）、CK7（-）、34βE12（+++）、Ki-67（+，70%）、CK（+++）。

图 2-1 病例 1 影像图

病例 2 男性，61 岁，喉癌（声门型），T1bN0M0，如图 2-2。

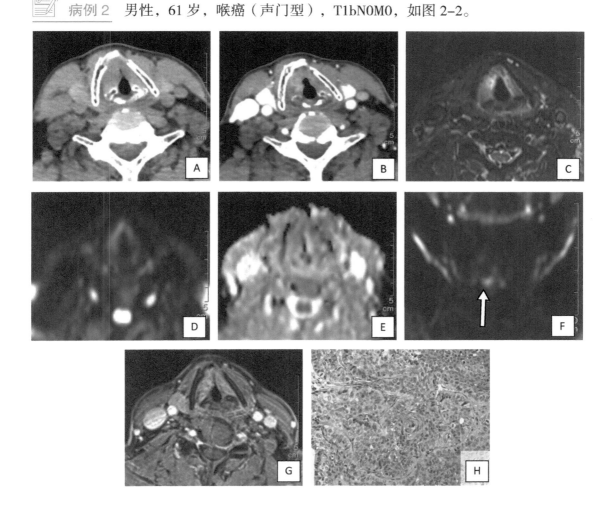

A.CT 平扫轴位，右侧声带增厚，累及前联合；B.CT 增强，右侧声带及前联合区增厚软组织不均匀中度强化；C.FS-T2WI TRA 序列，两侧声带呈不均匀高信号影，累及前联合；D.DWI TRA 序列呈高信号；E.ADC 图呈稍低信号，ADC 值：$1.266×10^{-3} \text{mm}^2/\text{s}$；F.DWI COR 序列，两侧声带呈高信号，右侧为著（白箭）；G.FS-T1WI+CE TRA 序列，增强扫描增厚声带呈不均匀中度强化；H. 术后病理：（声带肿物）角化性鳞状细胞癌，Ⅱ级。

图 2-2　病例 2 影像图

 病例 3　男性，62 岁，喉癌（声门型），T2N0M0，如图 2-3。

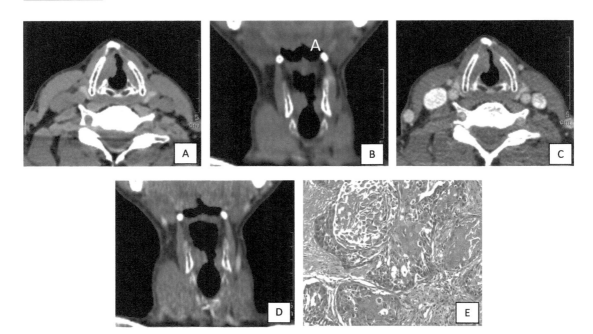

A.CT 平扫轴位，右侧声带局部增厚并喉腔内突起，较厚处约 0.8cm，CT 值约 58Hu，边缘欠规则；B.CT 平扫冠状位，右侧声带病变累及声门上区；C—D.CT 增强轴位 + 冠状位，病变呈轻 - 中度强化并侵犯至右声门上区；E. 术后病理：（右声带肿物）符合鳞状细胞癌，高 - 中分化。免疫组化：CK5/6（+++）、CK8（+，部分）、34βE12（+++）、P53（+）、EGFR（+++）。

图 2-3　病例 3 影像图

病例 4 女性，55 岁，喉癌（声门上型），T2N0M0，如图 2-4。

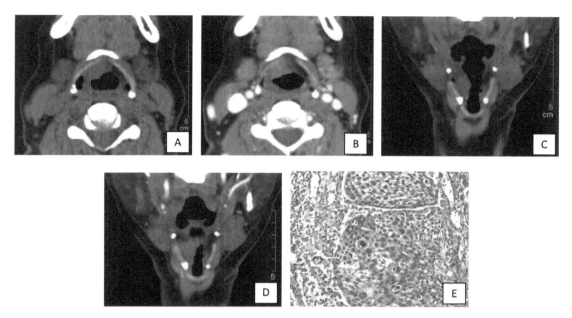

A.CT 平扫轴位，右侧声门上区软组织增厚，呈团片状等密度影，相邻脂肪间隙消失；B.CT 增强轴位，增强扫描病变呈轻中度强化；C.CT 平扫冠状位，右声门上区病变累及右侧声带，声门旁脂肪间隙消失；D.CT 增强冠状位，增强扫描病变呈轻中度强化，右侧声带受侵；E.术后病理：（喉部）鳞状细胞癌Ⅰ—Ⅱ级，累及黏膜下固有腺体，未见侵犯脉管、神经束。免疫组化：CK（+）、CK5/6（+）、CK7（-）、P40（+）、P63（+）、P53（-）、P16（-）、CD34（-）、D2-40（-）、Calponin（-）、S-100（-）、CEA（-）、EGFR（-）、Ki-67 阳性率约 70%。

图 2-4　病例 4 影像图

 病例 5 男性，55 岁，喉癌（声门上型），T2N1M0，如图 2-5。

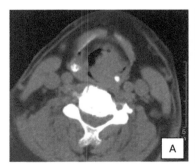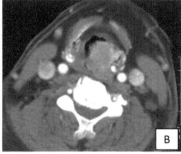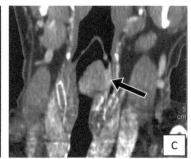

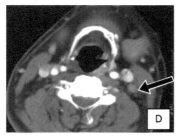
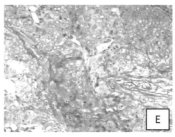

A.CT 平扫轴位，喉咽部左侧壁见一大小约 1.7cm×2.0cm×2.1cm 类圆形软组织肿块突入喉咽腔，为较均匀等密度，边界不清；B.CT 增强轴位，病灶呈不均匀明显强化；C.CT 增强冠状位，左侧咽隐窝内侧壁受侵犯（黑箭）；D.CT 增强扫描轴位，左侧颈动脉鞘区淋巴结增大（黑箭），术后病理证实为转移，最大径＜3 cm，并且 ENE（－）；E.术后病理：（喉部）高分化鳞状细胞癌。免疫组化：CK（＋）、CK14（＋）、CK8（－）、CEA（－）、Actin（－）。

图 2-5　病例 5 影像图

 病例 6　男性，61 岁，喉癌（声门上型），T3N0M0，如图 2-6。

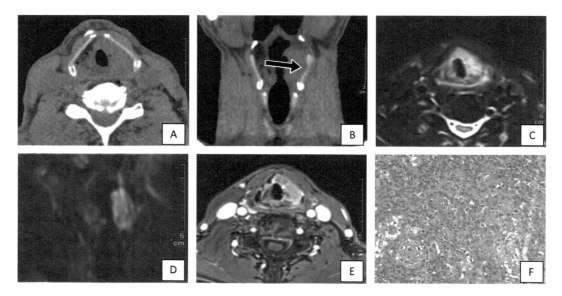

A.CT 平扫轴位，左侧喉部声门上区软组织增厚，部分呈团块状突入喉咽腔，边界不清，与左侧甲状软骨分界不清；B.CT 平扫冠状位，累及左侧声带，左侧甲状软骨内侧缘受侵犯（黑箭）；C.MRI FS-T2WI TRA 序列，左声门上区软组织增厚，呈明显高信号；D.MRI FS-T2WI COR 序列，病变呈高信号，累及左侧声带；E.MRI FS-T1WI+CE TRA 序列，增强扫描病变呈不均匀中度强化，左甲状软骨内侧受侵犯；F.术后病理：（喉部）中分化鳞状细胞癌，侵及肌层和左甲状软骨内板，未见侵犯脉管及神经束，两侧切缘及底端切缘均未见癌累及。免疫组化：CK（＋＋＋）、CK5/6（＋＋＋）、CK7（－）、CK20（－）、P63（＋＋＋）、P40（＋）、P53（－）、Ki-67（约 60%＋）。

图 2-6　病例 6 影像图

病例 7 男性，54 岁，喉癌（声门上型），T3N1M0，如图 2-7。

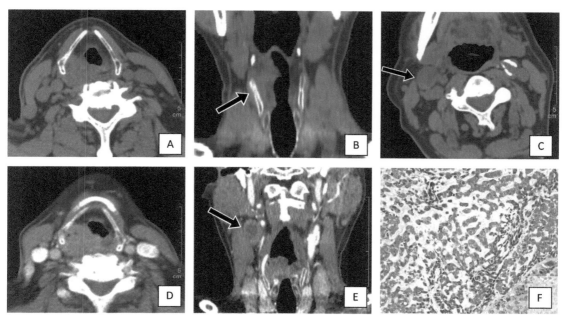

A.CT 平扫轴位，右侧声门上区不规则软组织肿块，大小约 2.7 cm×2.0 cm，周围脂肪间隙消失；B.CT 平扫冠状位，右侧声带受累，邻近甲状软骨局部受侵，密度增高（黑箭）；C.CT 平扫轴位，右侧颈动脉鞘区淋巴结肿大（黑箭）；D.CT 增强轴位，声门上区肿块呈较均匀轻中度强化；E.CT 增强扫描冠状位，右侧颈动脉鞘区肿大淋巴结环形强化（黑箭），术后证实为淋巴结转移；F. 术后病理：（喉肿物）低分化的基底样鳞状细胞癌。免疫组化：CK（+）、CK5/6（+）、CK14（+，少量）、CEA（−）、CK7（+，少量）、P63（+）、EGFR（+）、Ki-67 阳性率大于 80%。

图 2-7　病例 7 影像图

 病例 8 男性，56 岁，喉癌（声门上型），T4N1M0，如图 2-8。

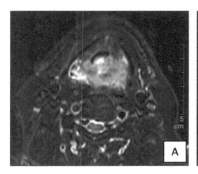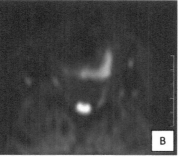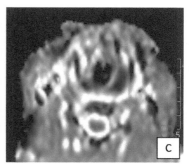

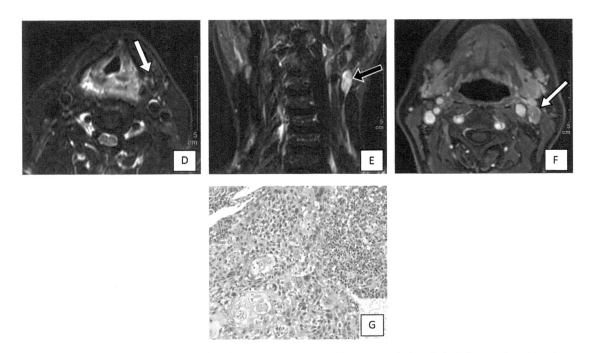

A.FS-T2WI TRA 序列，喉咽部声门上区偏左侧壁软组织增厚，呈团片状不均匀高信号影突入喉咽腔，大小约 3.3 cm×1.9 cm×2.8 cm（左右径 × 前后径 × 上下径）；B.DWI 序列，病变明显高信号影；C.ADC 图呈明显低信号影，ADC 值：$0.679×10^{-3}$ mm^2/s；D.FS-T1WI+CE TRA 序列，增强扫描病变呈不均匀明显强化，病变突破左侧甲状软骨，累及外侧软组织（白箭）；E.FS-T2WI COR 序列，左侧颈动脉鞘区淋巴结肿大（黑箭）；F. 序列，FS-T1WI+CE TRA 增强扫描淋巴结呈环形强化（白箭）；G.术后病理：（喉部）中分化鳞状细胞癌，癌组织限于固有层内，未侵犯脉管及神经束，上下切缘未见癌累及。免疫组化：CK5/6（＋）、P63（＋）、34βE12（＋）、CK14（＋）、CK7（－）、CK8（－）、EGFR、（＋）、Ki-67（约60%＋）。

图 2-8　病例 8 影像图

 病例 9　男性，64 岁，喉癌（声门上型），T4aN2M0，如图 2-9。

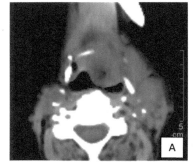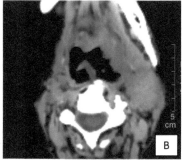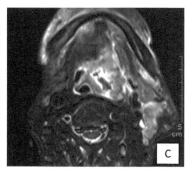

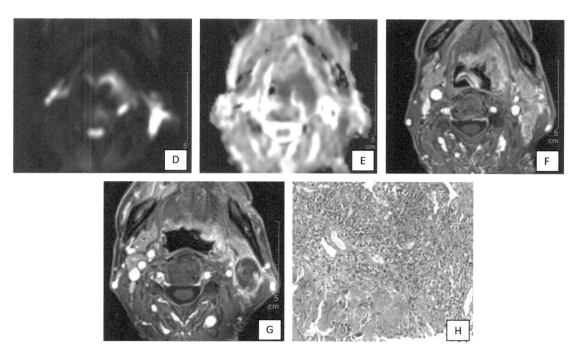

A—B.CT 平扫轴位，声门上区左侧-颌下区见软组织肿块，左侧颈部淋巴结肿大；C.FS-T2WI TRA 序列，声门上区左侧软组织肿块呈不均匀高信号影，病变累及舌根，口底区软组织信号不均匀增高，左侧颈部淋巴结肿大；D.DWI 序列，声门上区病变呈明显高信号，两侧颈部淋巴结呈明显高信号影；E.ADC 图病变呈低信号影，ADC 值：$0.865 \times 10^{-3} \, mm^2/s$；F—G.FS-T1WI+CE TRA 序列，病变呈不均匀较明显强化，舌根部受侵犯，两侧颈部增大淋巴结呈不均匀强化，左侧较明显，以环形强化为主；H.（左侧颈部淋巴结）恶性肿瘤，考虑淋巴结转移性鳞状细胞癌。免疫组化结果及诊断：（左侧颈部淋巴结）淋巴结转移性鳞状细胞癌，免疫组化：CK（++）、CK5/6（++）、CK7（-）、CK20（-）、P63（+）、P53（-）。

图 2-9　病例 9 影像图

病例 10　男性，59 岁，喉癌，T4aN2cM0，如图 2-10。

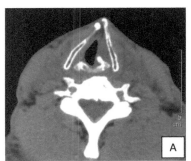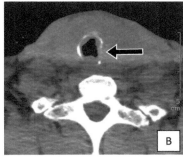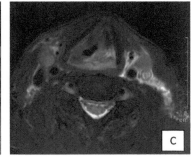

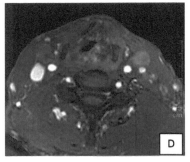
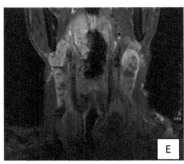
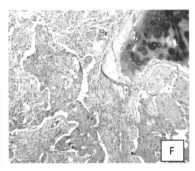

A.CT 平扫轴位，左侧声带不规则增厚、声门旁间隙、会厌前间隙及喉旁间隙变窄模糊，相应部位喉局部稍变窄，左侧构状软骨密度增高；B.CT 平扫轴位，环状软骨左侧破坏（黑箭），甲状腺增大，密度不均匀减低；C.FS-T2WI TRA 序列，左侧声带增厚，两侧声带信号不均匀增高，左侧明显，喉腔变形；D.FS-T1WI+CE TRA 序列，声带不均匀强化；E.FS-T1WI+CE COR 序列，喉咽部、会厌区软组织增厚，呈不均匀强化，两侧颈部多发肿大淋巴结；F. 术后病理：（喉部肿物）高分化鳞状细胞癌，浸润甲状软骨前后缘，并直接蔓延、扩散至双侧甲状腺；肿瘤侵犯血管、淋巴管及神经束，可见脉管内癌栓形成，切缘端未见肿瘤残留。免疫组化：CK（+）、CK5/6（+）、P40（+）、P53（+）、P63（+）、S-100（+，神经）、D2-40（+）、CD34（+）、EGFR（+）、Vimentin（−）、HMB-45（−）、Ki-67 阳性率约 45%。（左颈部二三五区）淋巴结广泛性转移性鳞状细胞癌并部分融合呈癌结节状，选取可辨识的淋巴结 11/11 个均可见转移性癌灶。（右颈部二三五区）淋巴结 7/8 个见转移性鳞状细胞癌。（双侧）甲状腺组织浸润或转移性鳞状细胞癌，并累及周围纤维脂肪组织。

图 2-10　病例 10 影像图

 病例 11　男性，64 岁，喉癌（声门上型），T4bN2cM0，如图 2-11。

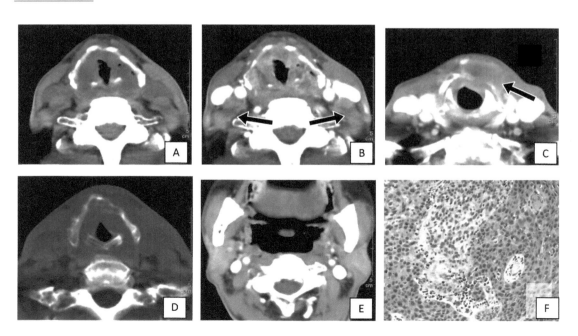

A.CT 平扫轴位，声门上区见累及两侧声带的不规则稍低密度肿块影，左侧为著，边界不清，密度不均匀，病变侵犯穿过两侧甲状软骨，椎前软组织受侵；B—C.CT 增强轴位，肿块呈不均匀明显强化，其内见斑片状低密度无强化区，两侧声旁间隙消失，相应喉腔狭窄，病变侵犯穿过两侧甲状软骨，椎前软组织受侵，甲状软骨左前下方形成软组织肿块（C.黑箭），两侧颈动脉鞘区后部见多发肿大融合淋巴结（B.黑箭），术后诊断淋巴结转移；D.CT 骨窗轴位，两侧甲状软骨前中部不规则吸收破坏，以左前部为甚；E.会厌层面两侧结构尚完整；F.术后病理：（双侧室带、声带、前联合）中－低分化鳞状细胞癌。免疫组化：CK（＋）、CK5/6（＋）、CK7（－）、CK14（＋）、CEA（－）、CgA（－）、S-100（－）、HMB45（－）。

图 2-11 病例 11 影像图

四、结构式诊断报告

由于 MRI 易受喉部运动干扰而产生伪影，CT 增强作为头颈部肿瘤尤其是喉癌 TNM 分期的标准手段，具有软组织高分辨率力优势的 MRI，可作为有效补充手段。对于喉癌的影像诊断，需要描述病灶的形态学特征、内部强化方式以及淋巴结、远处转移情况。随着医学 MDT 模式的发展，影像学结构式报告越来越受到影像科和临床科室的重视，更有助于影像科医师进行全面、规范和准确地书写影像诊断报告，可提高工作效率，更有利于数据收集，在临床教学、科研工作中凸显出更大作用。因此，本文结合《CSCO 头颈部肿瘤诊疗指南》，以临床诊疗需求为出发点，生成以下影像学结构式报告参考模板。

1. 临床病史

　　□临床症状

　　□诊断性检查

（1）既往检查

　　□ CT

　　□ MRI

　　□喉镜

（2）既往史及家族史

_____

2. 检查技术评估

　　□图像伪影

　　□ DCE 扫描时相错误

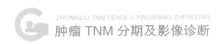

3. 影像所见

（1）病灶评估

部位：□声门上　□声门　□声门下　□左侧　□右侧　□两侧

形态：□圆形　□卵圆形　□不规则形

大小：（　　）cm×（　　）cm×（　　）cm

边界：□清晰　□不清晰

密度：□均匀　□不均匀；□稍低密度　□等密度

增强：□均匀强化　□不均匀强化　□环形强化；□明显强化　□轻－中度强化

DWI：□高信号　□低信号　□等信号　□伪影严重，无法评价

ADC 图：□高信号　□低信号　□等信号　ADC 值（　　）×10^{-3} mm²/s

（2）T 分期　□周围侵犯　□无周围侵犯

T1：□（声门上型）肿瘤局限在声门上（一个亚区），声带活动正常

　　□（声门型）肿瘤局限于声带 □侵犯前联合 □侵犯后联合，声带活动正常

　　□（声门下型）肿瘤局限在声门下区

T2：□（声门上型）肿瘤侵犯声门上（1 个以上相邻亚区）□侵犯声门区侵犯声门，侵犯门上区以外　□舌根　□会厌谷　□梨状窝内侧壁的黏膜，无声带

　　□（声门型）　□肿瘤侵犯至声门上　□声门下区　□声带活动受限

　　□（声门下型）肿瘤侵犯至声带□声带活动正常　□声带活动受限

T3：□（声门上型）肿瘤局限在喉内□有声带固定　　侵犯任何下述部位□环后区　□会厌前间隙　□声门旁间隙　□甲状软骨内板

　　□（声门型）肿瘤局限在喉内，伴有声带固定　□侵犯声门旁间隙　□甲状软骨内板

　　□（声门下型）肿瘤局限在喉内，伴有声带固定

T4：中等晚期或非常晚期局部疾病

　　T4a　中等晚期局部疾病

　　□（声门上型）　□肿瘤侵犯穿过甲状软骨　侵犯喉外组织□气管　□深部舌外肌在内的颈部软组织　□带状肌　□甲状腺　□食管

　　□（声门型）肿瘤侵犯穿过甲状软骨　侵犯喉外组织□气管　□深部舌外肌在内的颈部软组织　□带状肌　□甲状腺　□食管

　　　　　　　□（声门下型）　□肿瘤侵犯环状软骨　□甲状软骨　　侵犯喉外组织□气管　□深部舌外肌在内的颈部软组织　□带状肌　□甲状腺　□食管

　　　　T4b　非常晚期局部疾病

　　　　　　　　□（声门上型）肿瘤侵犯椎前筋膜□包绕颈动脉　□侵犯纵隔结构

　　　　　　　　□（声门型）肿瘤侵犯椎前筋膜□包绕颈动脉　□侵犯纵隔结构

　　　　　　　　□（声门下型）肿瘤侵犯椎前筋膜□包绕颈动脉　□侵犯纵隔结构

　　（3）N 分期，淋巴结情况

　　Nx：□无法评估区域淋巴结

　　N0：□无淋巴结转移

　　N1、N2、N3：□淋巴结肿大　□单发　□多发　□右侧　□左侧　□双侧，较大者位于（　　）区，大小：（　　）cm×（　　）cm×（　　）cm

　　　　　　　　增强扫描呈　□均匀强化　□不均匀强化　□环形强化

　　（4）M 分期

　　M0：□无远处转移

　　M1：□有远处转移 _____

4. 诊断意见

　　喉癌（□声门上型　□声门型　□声门下型）T（　　）N（　　）M（　　）

参考文献

［1］中国临床肿瘤学会指南工作委员会．头颈部肿瘤诊疗指南 [M].2020 版．北京：人民卫生出版社，2020.

［2］李晓明．喉癌外科手术及综合治疗专家共识 [J].中华耳鼻咽喉头颈外科杂志，2014，49（08）：620-626.

［3］任国欣．第 8 版 AJCC 头颈癌分期指南解析 [C]// 第十一次全国口腔颌面——头颈肿瘤学术会议暨 2017.

［4］山东省口腔医学会口腔颌面外科分会学术年会暨山东省口腔颌面外科高层论坛暨山东省口腔医学会口腔颌面—头颈肿瘤分会成立大会论文集 .[出版者不详]，2017：30.

［5］黄璐，蔡永聪，周雨秋，等 .最新头颈部肿瘤分期变革的分析与探讨 [J].中国肿瘤临床，2017，44（23）：1208-1211.

第三章
甲状腺癌 TNM 分期及影像诊断

一、概述

甲状腺癌发生率近年有逐渐升高的趋势。临床检查主要以超声为主，而 CT 和 MRI 检查对甲状腺肿瘤的性质判断有重要帮助，同时对癌灶的位置、范围、与周围器官关系、颈部淋巴结显示较超声有优势，为肿瘤的分期、预后、外科方式提供必要的影像信息。

为了对甲状腺癌的生存预后提供参考标准，美国癌症联合委员会于 2016 年 10 月在第七版的基础上整合了相关生物信息和分子标志物，发布了第八版甲状腺癌的 TNM 分期，为甲状腺癌患者的生存预后提供了参考标准。与第七版甲状腺癌 TNM 分期相比，第八版将分化型甲状腺癌做了一些调整，主要为①年龄变化：切入点由 45 岁增至 55 岁；②T 分期变化：主要调整 T3 期，原第七版中 T3 期的微小腺外侵袭被删除，重新定义 T3 期，将肿瘤最大径 > 4 cm 且仅限于甲状腺内定义为 T3a 期，任意大小肿瘤侵犯带状肌定义为 T3b 期；③N 分期的变化：原上纵隔淋巴结（Ⅶ区）由 N1b 重新归入 N1a。

二、TNM 分期

1. T 分期

Tx：原发肿瘤无法评估。

T0：没有原发肿瘤证据。

T1：肿瘤 ≤ 2 cm，仅限于甲状腺。

    T1a   肿瘤 ≤ 1 cm，仅限于甲状腺。

    T1b   肿瘤 1—2 cm，仅限于甲状腺。

T2：肿瘤 2—4 cm，仅限于甲状腺。

T3：肿瘤 > 4 cm，仅限于甲状腺或侵犯带状肌。

　　T3a　肿瘤 > 4 cm，仅限于甲状腺。

　　T3b　肿瘤任意大小侵犯带状肌。

T4：肿瘤侵犯到主要颈部结构。

　　T4a　任意大小肿瘤侵犯皮下软组织、喉部、气管、食管或喉返神经。

　　T4b　任意大小肿瘤侵犯椎前筋膜或包裹颈动脉或纵隔血管。

2. N 分期

Nx：区域淋巴结无法评估。

N0：无区域淋巴结转移的证据。

　　N0a　一个或多个细胞学或组织学确认的良性淋巴结。

　　N0b　没有局部淋巴结转移的影像证据或临床证据。

N1：区域淋巴结转移。

　　N1a　单侧或双侧Ⅵ区或Ⅶ区淋巴结转移。

　　N1b　单侧或双侧颈淋巴结或咽后淋巴结转移。

3. M 分期

M0：无远处转移。

M1：有远处转移。

表 3-1　甲状腺癌 AJCC 第八版分期系统

分期	T	N	M
< 55 岁			
Ⅰ	任何 T	任何 N	M0
Ⅱ	任何 T	任何 N	M1
≥ 55 岁			
Ⅰ	T1	N0/NX	M0
	T2	N0/NX	M0
Ⅱ	T1	N1	M0
	T2	N1	M0
	T3a/T3b	任何 N	M0
Ⅲ	T4a	任何 N	M0
Ⅳ A	T4b	任何 N	M0
Ⅳ B	任何 T	任何 N	M1

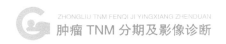
三、影像病例展示

 病例 1　女性，48 岁，左侧甲状腺乳头状癌，T1aN0M0，如图 3-1。

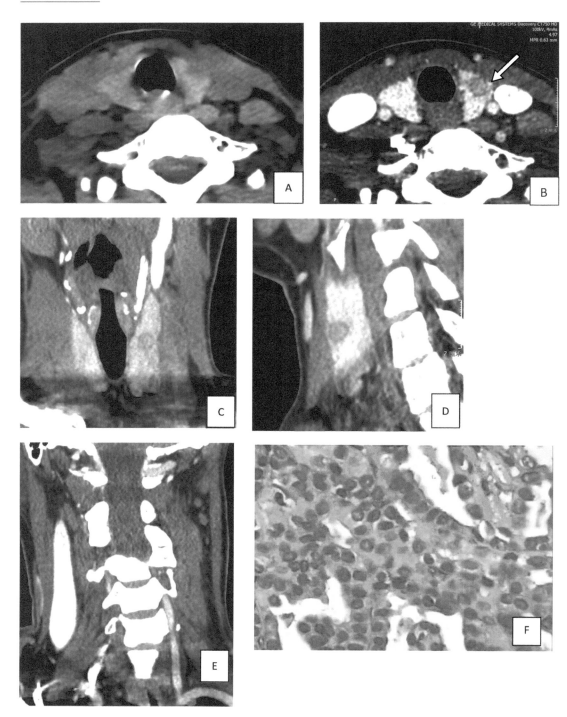

A.CT 平扫轴位，甲状腺左叶低密度结节，边界和周围组织可辨，内无囊变及钙化；B—D. 分别为 CT 增强轴位、冠状位和矢状位图像，中央明显强化，周围无或轻度强化，肿块未突破甲状腺包膜；E. 颈部多个淋巴结显示，增强较均匀强化，术后病理均无癌转移；F. 病理：（甲状腺左叶肿物）甲状腺乳头状癌，癌灶直径约 0.7 cm。免疫组化：CK19（+++）、TTF-1（+++）、34βE12（+++）、Galectin-3（+++）、CD56（+）、CyclinD1（++）、TPO（+）、P53（+，野生型表达）、Ki-67（< 5%+）。

图 3-1　病例 1 影像图

病例 2　男，30 岁，左侧甲状腺乳头状癌，T1bN1bM0，如图 3-2。

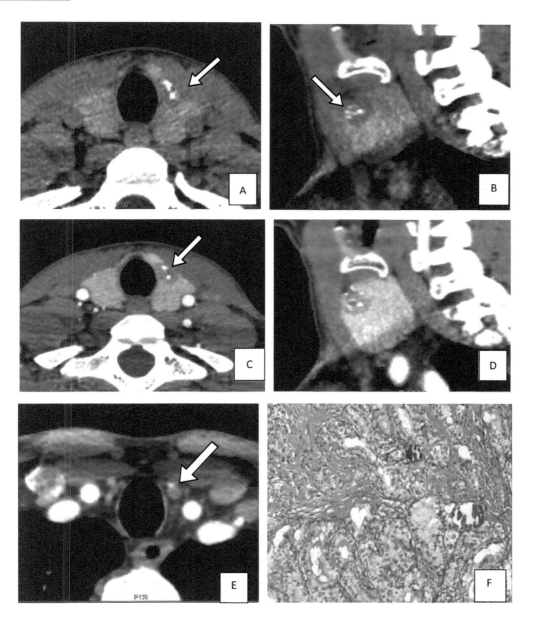

A—B.CT平扫轴位及矢状位：主要展示肿块内钙化。甲状腺左叶低密度肿块，内见钙化灶，边界可辨，大小 1.0 cm×1.2 cm×1.5 cm；C—D.CT增强扫描可见明显强化，出现"残边征"，未突破甲状腺包膜，邻近组织界限清晰，未见受侵征象；E.箭头所示中央区（Ⅵ区）肿大淋巴结，术后病理证实有转移；F.病理：（左侧甲状腺）甲状腺乳头状癌，肿瘤最大径1.3 cm。免疫组化：CK（++）、CK7（++）、CK19（++）、TTF-1（++）、TG（+）、34βE12（+）、Galectin-3（+）、CD56（-）、CyclinD1（+）、Ki-67（＜10%+）、D2-40（-）、CD34（-）。

图 3-2 病例 2 影像图

 病例 3 男，36 岁，右侧甲状腺癌，T2N1aM0，如图 3-3。

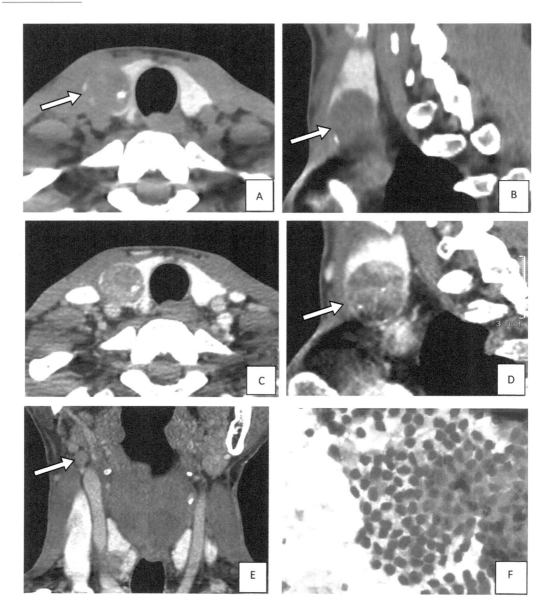

　　A—B.CT平扫：甲状腺右叶低密度占位，肿瘤大小2—4 cm，与周围组织分界清楚，内可见钙化及囊变灶；C—D.CT增强：病灶不均匀强化，囊变区见乳头状突起，呈"半岛征"，强化边缘不连续呈"残边征"，未侵犯周围组织；E.箭头所示为ⅡA区淋巴结，病理提示外周淋巴结转移；F.病理涂片：镜下滤泡上皮呈片状、乳头状排列，细胞核拥挤、重叠，部分可见核沟。

图3-3　病例3影像图

病例4　男，56岁，右侧甲状腺癌，T3aN0M0，如图3-4。

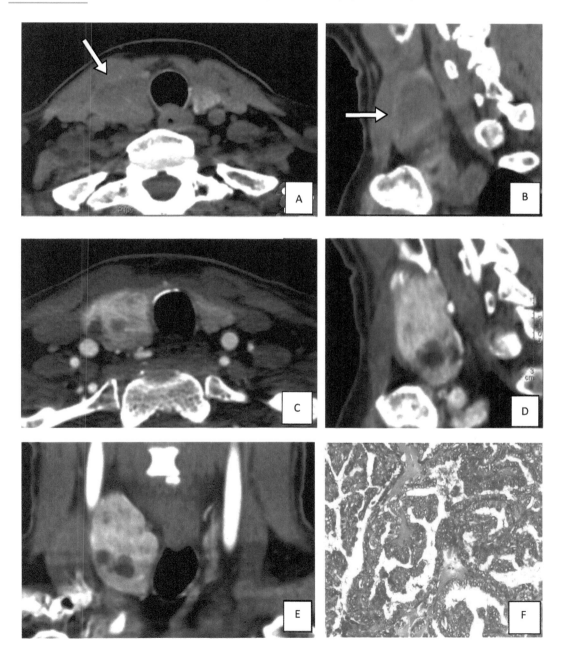

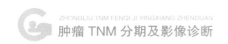

　　A—B.CT 平扫：甲状腺右叶低密度肿块，边界可辨，与胸锁乳突肌分界清，肿瘤＞4 cm，内部密度欠均匀，未见钙化；C—E.CT 增强：肿块呈不均匀强化，内有不强化囊变区，肿块未突破包膜；F.病理：（右侧甲状腺肿物）甲状腺乳头状癌，见血管内癌栓。免疫组化：CD56（－）、CK19（＋）、CyclinD1（＋）、Ki-67（＋，8%）、34βe12（＋）、CK（＋）、S-100（－）、TTF-1（＋）、CD34（－）、EGFR（－）、TG（＋）、NSE（－）。

图 3-4　病例 4 影像图

病例 5　女性，47 岁，左侧甲状腺癌，T3bN1aM0，如图 3-5。

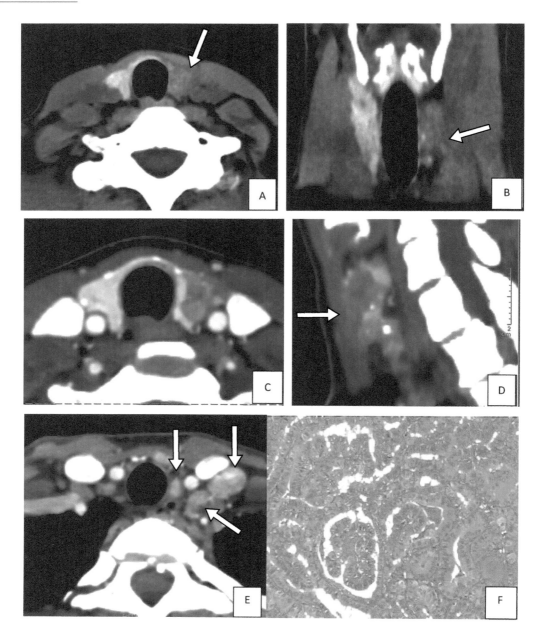

　　A—B.CT 平扫：甲状腺左叶见不规则稍低密度肿块，与毗邻带状肌分界不清，内无钙化；C—D.CT 增强："半岛征""残边征"，左侧带状肌肿胀、模糊；E.箭头示中央区多发淋巴结转移；F.病理：（左侧甲状腺肿物）甲状腺乳头状癌。免疫组化：CK19（+）、TG（+）、34 β E12（+）、Galectin-3（+）、CD56（－）、CyclinD1（+）；（右侧甲状腺肿物）结节性甲状腺肿，未见有癌组织。

图 3-5　病例 5 影像图

 病例 6　女性，40 岁，左侧甲状腺癌，T4N1aM0，如图 3-6。

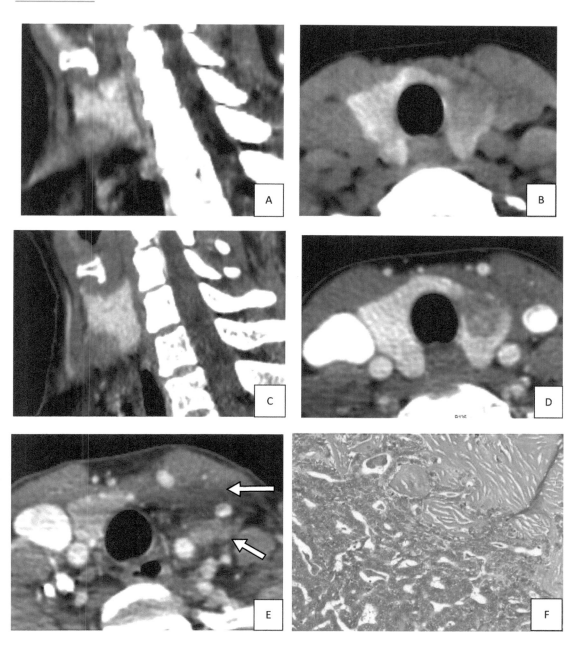

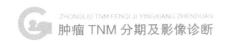

A—B.CT平扫：甲状腺左叶稍低密度肿块，无钙化，邻近皮下软组织受侵肿胀，密度减低；C—D.CT增强：肿块不均匀强化，与邻近肿胀软组织分界不清；E.左颈部皮下软组织受侵肿胀（长白箭），中央区多发淋巴结肿大融合（短白箭），术后证实淋巴结转移；F.病理：（左）甲状腺乳头状癌，癌组织侵犯神经、血管，见小静脉内癌栓，侵犯横纹肌。免疫组化：CK19（+++）、34βe12（+++）、TTF-1（+++）、CD56（-）、TG（++）、P53（-）、EGFR（+++）、CD34（-）、Galectin-3（+++）、Ki-67（+，7%）。

图 3-6　病例 6 影像图

四、结构式诊断报告

目前认为结构式报告不仅可以规范和提高影像诊断报告的效率和质量，尤其是能帮助初级医师全面观察肿瘤，避免漏诊，解决临床所关心的问题，同时能为以后的数据整理和研究提供参考。

目前甲状腺癌的影像诊断报告尚无结构式报告发布，甲状腺癌的治疗除了 I^{131} 治疗外，最主要的治疗方式仍是手术及术后 I^{131} 辅助治疗。而手术治疗需要术前准确的 TNM 分期以进行评估。虽然超声检查作为甲状腺癌的一线影像学诊断方式，但其也存在局限性，比如在对甲状腺癌肿块本身的空间位置、与周围组织的关系、转移淋巴结的评估等整体观察不如 CT 和 MRI 检查，无法整体进行 TNM 分期和预后评估。现以 TNM 分期的要求，结合《CSCO 持续／复发及转移性分化型甲状腺癌诊疗指南 2019》中的外科治疗部分为参考，整理出甲状腺癌的 CT 结构式报告参考模板如下（MRI 亦可参照）。

1. 影像所见

①肿瘤部位：位于甲状腺左叶／右叶／峡部。

②肿瘤形态：圆形／类圆形／不规则形，结节／肿块。

③肿瘤大小：＿＿＿ cm×＿＿＿ cm×＿＿＿ cm。

④肿块密度、壁及内部结构：

低密度／混杂密度／稍高密度，壁或边缘光整／不清，内部结节状突出／钙化／囊变／出血。

⑤增强扫描：均匀／不均匀强化，明显／轻中度强化，肿块壁连续／不连续。

⑥甲状腺包膜：未突破包膜／突破包膜。

⑦与毗邻组织关系：

皮下脂肪和肌肉组织　未受侵犯／受侵犯＿＿＿＿＿＿。

带状肌　未受侵犯／侵犯＿＿＿＿＿＿。

气管　不受压 / 受压，未受侵犯 / 受侵犯_____。

食管　不受累 / 受累_____。

颈部血管　不受累 / 受累_____。

椎前筋膜　不受侵犯 / 受侵犯_____。

⑧淋巴结情况：

中央淋巴结（Ⅶ、Ⅷ）以 0.8 cm 为界：超过 / 不超过，明显 / 轻度强化，均匀 /不均匀强化。

外周淋巴结：不肿大 / 肿大（____ cm×____ cm×____ cm），明显 / 轻度强化，均匀 / 不均匀强化。

⑨远处转移：无 / 有远处转移_____。

2. 影像诊断

甲状腺右叶 / 左叶 / 峡部占位，考虑甲状腺癌，T____N____M____。

参考文献

［1］AMIN M B, EDGE S, GREENE F, et al. 2017 AJCC Cancer Staging Manual [M]. Eighth ed. New York：Springer, 2017.

［2］李兴睿，徐涛 . 美国癌症联合委员会第 8 版分化型甲状腺癌 TNM 分期更新解读 [J]. 临床外科杂志 . 2019, 27（1）：33-35.

第四章

肺癌 TNM 分期及影像诊断

一、概述

2015 年 9 月，国际肺癌研究协会（The International Association For The Study Of Lung Cancer，IASLC）对肺癌分期系统进行更新修订，纳入了自 1999 年至 2010 年间全球范围内 94708 例肺癌患者（亚洲占比 79 %），公布了最新版本的第八版肺癌 TNM 分期系统，并于 2017 年 1 月 1 日正式执行。新版本反映了近些年来世界各国在肺癌诊疗方面所取得的长足进展，具有更高的权威性、实用性和价值性。本文主要介绍肺癌术前解剖学分期及相关影像病例展示，并为规范肺癌影像报告书写生成结构式报告，以供大家参考。

二、TNM 分期

对于原发肿瘤（T），第八版做了较大改动和进一步细化：对不同 T 分期的肿瘤大小做了新的界定；删除了阻塞性肺不张 / 肺炎的范围、主支气管受累距隆突距离及纵隔胸膜受累的因素，将膈肌受累由原有的 T3 升级为 T4；pT 分期要求病灶的最大径由实性成分决定（1 mm，肺窗）。对于区域淋巴结（N），第八版仍沿用第七版 N 分期原则：基于淋巴结转移部位而非淋巴结转移数目来决定。对于远处转移（M），将原有的 M1b（远处器官转移）进一步细化为转移的器官和转移的病灶是单发还是多发。根据 IASLC 第八版肺癌 TNM 分期系统，肺癌分期如下。

1. T 分期

Tx：未发现原发肿瘤，或通过痰细胞学或支气管灌洗发现癌细胞，但影像学及支气管镜无法发现。

T0：无原发肿瘤证据。

Tis：原位癌。

T1：肿瘤最大径≤ 3 cm，周围包绕肺组织及脏层胸膜，支气管镜见肿瘤侵及叶支气管，未侵及主支气管。

  T1a（mi）　微小浸润性腺癌。

  T1a　肿瘤最大径≤ 1 cm。

  T1b　1 cm ＜肿瘤最大径≤ 2 cm。

  T1c　2 cm ＜肿瘤最大径≤ 3 cm。

T2：符合以下任何一个条件即归为 T2。

  ① 3 cm ＜肿瘤最大径≤ 5 cm。

  ② 侵犯主支气管（不常见的表浅扩散型肿瘤，不论体积大小，侵犯限于支气管壁时，虽可能侵犯主支气管，仍为 T1），但未侵及隆突。

  ③ 侵及脏胸膜。

  ④ 有阻塞性肺炎或者部分肺不张。

  T2a　3 cm ＜肿瘤最大径≤ 4 cm。

  T2b　4 cm ＜肿瘤最大径≤ 5 cm。

T3：符合以下任何一个条件即归为 T3。

  ① 5 cm ＜肿瘤最大径≤ 7 cm。

  ②直接侵犯以下任何一个器官，包括：胸壁（包含肺上沟瘤）、膈神经、心色。

  ③同一肺叶出现孤立性癌结节。

T4：符合以下任何一个条件即归为 T4。

  ①肿瘤最大径＞ 7 cm。

  ②无论大小，侵及以下任何一个器官，包括：纵隔、心脏、大血管、隆突、喉返神经、主气管、食管、椎体、膈肌。

  ③同侧不同肺叶内孤立癌结节。

2. N 分期

Nx：无法评估区域淋巴结。

N0：无区域淋巴结转移。

N1：同侧支气管周围及（或）同侧肺门淋巴结以及肺内淋巴结有转移，包括直接侵犯而累及的。

N2：同侧纵隔内及（或）隆突下淋巴结转移。

N3：对侧纵隔、对侧肺门、同侧或对侧前斜角肌及锁骨上淋巴结转移。

3. M 分期

Mx：远处转移不能被判定。

M0：无远处转移。

M1：有远处转移。

M1a　局限于胸腔内，包括胸膜播散（恶性胸腔积液、心包积液或胸膜结节）以及对侧肺叶出现癌结节。

M1b　远处器官单发转移灶。

M1c　多个或单个器官多处转移。

三、影像病例展示

病例 1　男性，51 岁，右肺上叶尖段周围型肺癌，T1acN0M0，ⅠA1 期，如图 4-1。

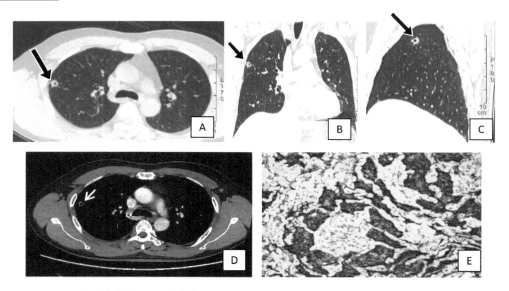

A—C.CT 平扫肺窗轴位及冠矢状位，右肺上叶胸膜下结节伴空洞（黑箭），最大径 ≤ 1cm；D.CT 增强扫描静脉期，结节中度不均匀强化（白箭）；E.手术切除病理：（右上肺结节）肺的浸润性腺癌，未见黏液生成，未见脉管侵犯，切缘端未见肿瘤残留，周围肺组织有微灶性间质性肺炎表现。肺叶、肺门无肿大淋巴结。免疫组化：TTF-1（+）、Napsin-A（+）、CK7（+）、CK5/6（-）、P40（-）、AACT（-）、P53（+，> 80%）、CyclinD1（+）、HER-2（+，微弱不完整膜阳）、P63（+）、CEA（+）、EGFR（+）、VEGF（-）、Ki-67 阳性率大于 45%。

图 4-1　病例 1 影像图

病例 2 男性，71 岁，右肺下叶背段周围型肺癌，T1bN0M0，ⅠA2 期，如图 4-2。

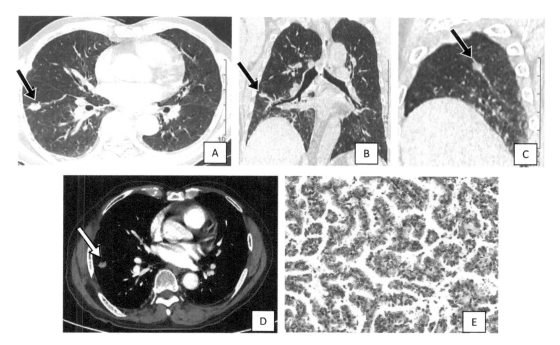

A—C.CT 平扫肺窗轴位及冠矢状位，右肺下叶背段结节（黑箭），1 cm＜最大径≤2 cm；D.CT 增强扫描动脉期，结节不均匀明显强化（白箭）；E.手术切除病理：肺的浸润性乳头状腺癌，局部浸润血管外壁，未见脉管内癌栓，切缘端未见肿瘤残留。免疫组化：TTF-1（＋）、Napsin-A（＋）、CK（＋）、CK7（＋）、CK5/6（－）、P40（－）、P63（－）、CD56（－）、CgA（－）、SYN（－）、Calretinin（＋）、EGFR（－）、CEA（＋）、Ki-67 阳性率约 15%。

图 4-2 病例 2 影像图

 病例 3 女性，55 岁，左肺上叶舌段周围型肺癌，T2aN0M0，ⅠB 期，如图 4-3。

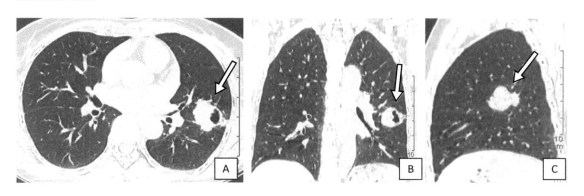

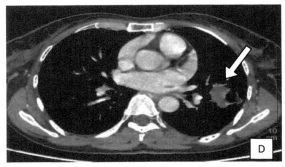
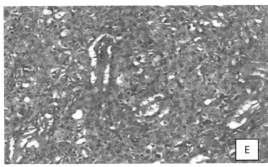

　　A—C.CT 平扫肺窗轴位及冠矢状位，左肺肿块伴空洞（箭），3 cm＜最大径≤ 4 cm；D.CT 增强扫描静脉期，肿块不均匀轻度强化（白箭）；E.手术切除病理：（左肺肿物）肺的低分化鳞状细胞癌，与胸壁无粘连，局部见明显出血、坏死，累及细支气管、脉管，气管残端未见癌累及。免疫组化：E-CA（＋）、CK（＋）、CK7（＋）、P40（＋）、CK5/6（－）、NapsinA（－）、TTF-1（－）、EGFR（＋）、Ki-67（＋，80%）、P53（＋）、CR（－）、CD34（－）；（第 10 组淋巴结）淋巴结反应性增生（3 个）；（第 6 组淋巴结）淋巴结反应性增生（1 个）；（第 9 组淋巴结）淋巴结反应性增生（1 个）；（第 11 组淋巴结）淋巴结反应性增生（1 个）；（第 5 组淋巴结）淋巴结反应性增生（2 个）。

图 4-3　病例 3 影像图

　　病例 4　女性，46 岁，右肺下叶后基底段周围型肺癌，T2aN1M0，ⅡB 期，如图4-4。

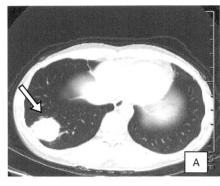
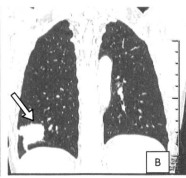
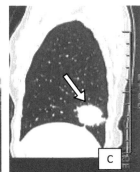
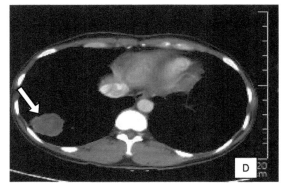
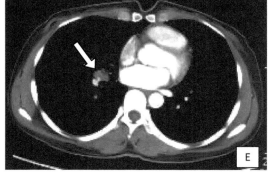

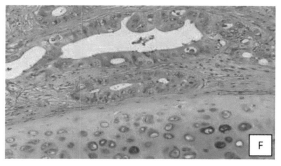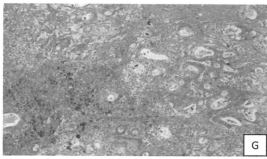

　　A—C.CT 平扫肺窗轴位及冠、矢状位，右肺下叶后基底段肿块（箭），3 cm＜最大径≤ 4 cm；D.CT 增强扫描静脉期，肿块不均匀轻度强化（箭）；E.CT 增强扫描动脉期，右肺门淋巴结肿大（箭）；F—G. 手术切除病理：（右肺下叶肿物）肺浸润性腺癌，中－低分化，伴黏液形成，累及血管，坏死明显。免疫组化：TTF-1（++），CK7（+++），EGFR（+++），P-40（－），NapsinA（++），NSE（－），D2-40（－），P53（++），CEA（+++），Ki-67 阳性率约 70%。（右下肺叶）部分肺组织缺损，周围见局灶性间质性肺炎，肺泡间见出血；肺门处支气管残端未见肿瘤累及。（右肺第 11 组淋巴结）淋巴结转移性腺癌（1/4）。（第 12 组、第 10 组、第 7 组、第 9 组、第 8 组淋巴结）淋巴结反应性增生（0/3、0/2、0/10、0/1、0/1）。

图 4-4　病例 4 影像图

 病例 5　男性，58 岁，右肺上叶后段周围型肺癌，T2bN0M0，ⅡA 期，如图 4-5。

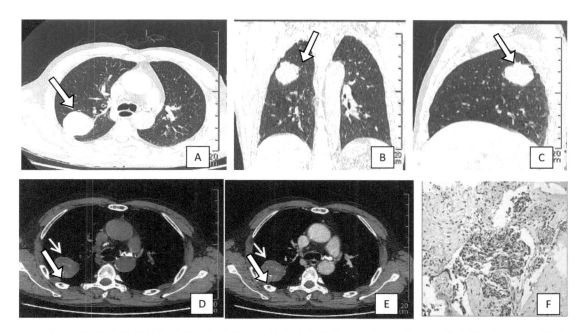

　　A—C.CT 平扫肺窗轴位及冠、矢状位，右肺上叶后段肿块（箭），4 cm＜最大径≤ 5 cm；D.CT 平扫纵隔窗，肿块内可见多发沙砾样钙化灶（箭）；E.CT 增强扫描静脉期，肿块不均匀轻度强化（箭）；F.穿刺病理：（右肺部肿物）恶性肿瘤，符合低分化腺癌。免疫组化：CK（+）、CD45（－）、CK7（+）、CK20（－）、CEA（+）、NapsinA（散在 +）、TTF-1（++）、CK5/6（－）、P63（散在 +）、P40（－）、Syn（－）、

CgA（－）、NSE（－）、CD56（－）。

图 4-5　病例 5 影像图

 病例 6　男性，70 岁，右肺上叶前段周围型肺癌，T2bNxM0，如图 4-6。

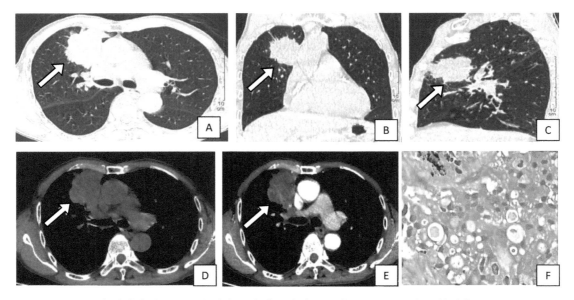

A—C.CT 平扫肺窗轴位及冠、矢状位，右肺上叶前段肿块，可见分叶和毛刺（箭），4 cm＜最大径≤5 cm；D—E.CT 平扫及增强扫描动脉期，肿块不均匀明显强化（箭）；F.穿刺病理：（右肺肿物）浸润性低分化腺癌，实性为主型。免疫组化：CK5/6（－）、CD45（－）、CK7（＋）、TTF-1（＋）、CK（＋）、NapsinA（－）、P63（－）、CgA（－）。

图 4-6　病例 6 影像图

 病例 7　男性，52 岁，左肺下叶周围型肺癌，T3N3M0，Ⅲ A 期，如图 4-7。

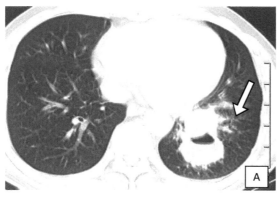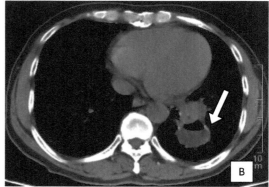

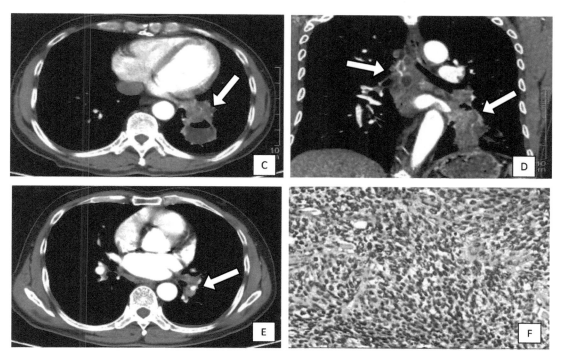

　　A.CT 平扫肺窗轴位，左肺下叶肿块伴空洞形成（箭），5 cm＜最大径≤7 cm；B—D.CT 平扫及增强
扫描动脉期，肿块不均匀明显强化，左肺门可见肿大淋巴结；E.两侧肺门及纵隔淋巴结肿大，部分融合；
F.手术切除病理：（左下肺叶肿物）中－低分化鳞状细胞癌，累及支气管软骨组织，支气管残端有癌残留，
支气管旁见淋巴结 2/2，有癌转移。免疫组化：CK（＋＋＋）、CK14（－）、P40（＋＋＋）、NapsinA（－）、
TTF-1（－）、ALK（－）、EGFR（＋＋＋）、Ki-67 阳性率大于 55%。（左肺韧带）淋巴结 0/1、（肺门）
淋巴结 0/4、（主动脉弓下）淋巴结 0/1，有癌转移。

图 4-7　病例 7 影像图

 病例 8　男性，61 岁，右肺上叶中央型肺癌，T4N3M0，Ⅲ C 期，如图 4-8。

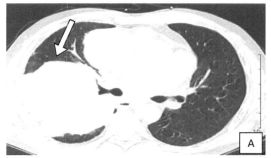
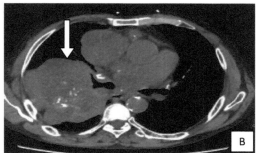

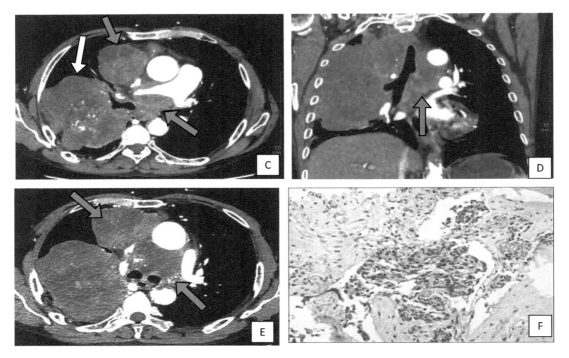

A.CT 平扫肺窗轴位，右肺上叶肿块伴尖、后段支气管闭塞（白箭），最大径＞7 cm；B.CT 平扫及增强扫描动脉期，肿块多发沙砾样钙化，动脉期不均匀轻中度强化（白箭）；C—E.两侧纵隔淋巴结肿大并融合成团（红箭）；F.穿刺病理：（右肺部肿物）恶性肿瘤，符合低分化腺癌。免疫组化：CK（＋）、CD45（－）、CK7（＋）、CK20（－）、CEA（＋）、NapsinA（散在＋）、TTF-1（＋＋）、CK5/6（－）、P63（散在＋）、P40（－）、Syn（－）、CgA（－）、NSE（－）、CD56（－）。

图 4-8　病例 8 影像图

 病例 9　女性，57 岁，右肺上叶前段周围型肺癌，T1cNxM1b，如图 4-9。

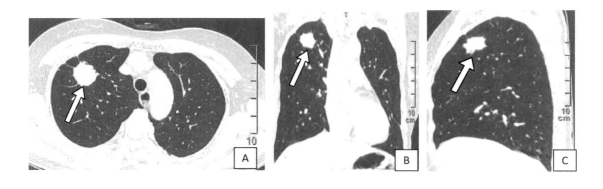

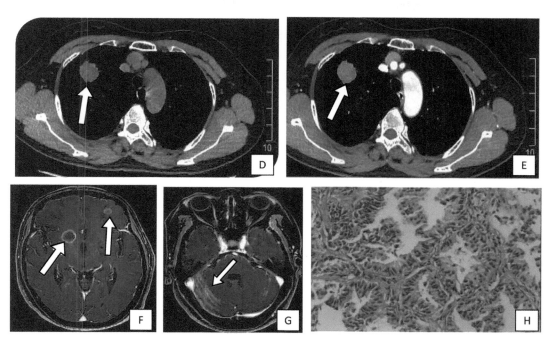

A—C.CT 平扫肺窗轴位及冠、矢状位，右肺上叶前段肿块（白箭），可见分叶和毛刺，2 cm＜最大径≤3 cm；D—E.CT 平扫及增强扫描，动脉期呈不均匀明显强化（白箭）；F—G.MRI 增强扫描，颅内及小脑脑膜多发转移瘤（白箭）；H.穿刺病理：（右肺）腺癌。免疫组化：CK7（++）、CK20（－）、CEA（++）、TTF-1（++）、NapsinA（++）、P40（－）、P63（－）、P53（散在弱+，约 30%）。

图 4-9　病例 9 影像图

病例 10　女性，63 岁，左肺上叶尖后段周围型肺癌，T3cN3M1c，Ⅳ B 期，如图 4-10。

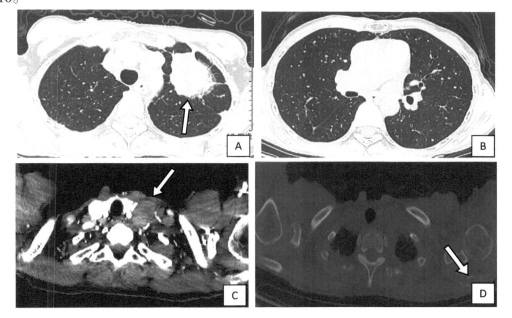

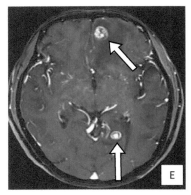
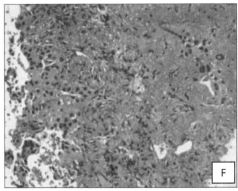

A.CT 平扫肺窗轴位，左肺上叶尖后段肿块，可见分叶和毛刺（白箭），5 cm ＜最大径 ≤ 7 cm；B.CT 平扫肺窗轴位，两肺多发转移瘤；C.CT 增强扫描动脉期，同侧锁骨上窝淋巴结肿大并融合成团（白箭）；D.CT 平扫骨窗，左侧肩胛岗骨质破坏（白箭）；E.MRI 增强扫描，左侧额叶及海马多发转移瘤（白箭）；F. 穿刺病理：（左肺肿物）浸润性低分化腺癌。免疫组化：TTF-1（＋）、Napsin-A（＋）、CK7（＋）、CK5/6（－）、CK20（－）、Villin（+/-）、CgA（－）、Ki-67（＋，15%），特染 Ag、PAS 未见特殊。

图 4-10　病例 10 影像图

病例 11　男性，63 岁，左肺上叶中央型肺癌，T4NxM1b，如图 4-11。

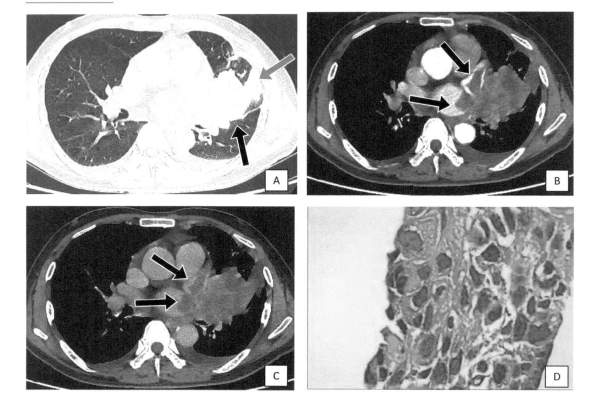

A.CT 平扫肺窗轴位，左肺上叶肿块（黑箭），最大径＞7 cm，伴左肺上叶舌段节段性肺不张（红箭）；B—C.CT 增强扫描动脉期及静脉期轴位，肿块侵犯左心房、左心室（黑箭）；D.穿刺病理：（左肺）镜下为片状的肿瘤样坏死，周围见少量的异型鳞状上皮巢。免疫组化：CK5/6（＋）、CEA（－）、P63（＋）、TTF-1（－）、P53（＋，野生型表达）、EGFR（＋＋＋）。

图 4-11　病例 11 影像图

四、结构式诊断报告

对于肺癌的诊断、分期、疗效评估、高危人群筛查等，CT 是近年来应用最广泛的影像学手段之一。目前，肺癌 CT 诊断报告书写规范尚无统一标准，一般参考 IASLC（国际肺癌研究协会）第八版肺癌 TNM 分期，主要描述病变的重要征象、与周围组织结构的关系等，用规范的术语及逻辑顺序来帮助临床明确分期，判断肿瘤是否可切及选择手术术式。因此，为尽可能地增加临床医师制订治疗方案的信心，规范书写报告格式及内容，提高影像报告书写效率，编者参照 IASLC 第八版肺癌 TNM 分期，使用规范化的肺癌影像报告术语，对肺癌进行标准化评估，同时参考国内其他大型三甲医院报告模板，生成以下结构式报告参考模板。

（一）临床评估

与影像诊断相关的临床信息如下。

①吸烟史：____包年。

②最近一次肺穿刺活检（有 / 无），穿刺结果_____。

③最近一次镜检 / 活检（支气管镜检 /EBUS 引导下穿刺活检 / 外周淋巴结活检），穿刺结果_____。

（二）检查技术评估

☐呼吸运动伪影大

☐图像信噪比差

☐扫描时相错误

（三）影像所见

1. 病灶评估

部位：☐左肺（上叶____段或下叶____段）

　　　☐右肺（上叶____段或中叶____段 / 或下叶____段）

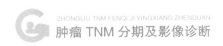

形态：□球形或卵圆形　□不规则形

最大径线：＿＿ cm

边缘：□光滑　□分叶　□毛刺　□晕征

内部结构：□密度（均匀／不均匀）　□支气管充气征　□血管穿行　□支气管内肿块伴狭窄

周围伴随征象：□阻塞性肺气肿　□阻塞性肺不张　□阻塞性肺炎　□胸膜凹陷征　□周围结构集中征　□支气管黏液栓　□卫星灶（同一肺叶多发结节）

增强扫描及强化特征：平扫＿＿HU；动脉期＿＿HU；静脉期＿＿HU；□轻度强化（＜20 HU）□中度强化（20—40 HU）□明显强化（＞40 HU）□血管样强化□未见强化　□均匀强化　□不均匀强化　□环形强化

局部侵犯：　□气管　□主支气管　□气管隆突　□脏层胸膜　□胸壁　□纵隔
　　　　　　□心包　□心脏　　□大血管　□食管　　□椎体　□膈肌

同一肺叶孤立癌结节（有／无）；同侧不同肺叶孤立癌结节（有／无）

2. 转移淋巴结

□有（部位＿＿；最大者短径＿＿ cm）

□无

3. 整体评估

①余两肺支气管血管束分布走行：未见异常／异常（　　　　　　　）

②段及以上支气管：通畅／异常（　　　　　　　）

③心脏：形态未见异常／异常（　　　　　　　）

④心包：未见积液／异常（　　　　　　　）

⑤胸腔积液：无／有（少量／中等量／大量）。

⑥远处转移：□胸腔内　□上腹部（　　　　　）　□骨　□其他（　　　　　　）

（四）诊断印象

左／右肺（肺门区／上叶／中叶／下叶）占位，考虑（周围型／中央型）肺癌（TxNxMx）可能。

参考文献

［1］RAMI-PORTA R, BOLEJACK V, CROWLEY, et al. The IASLC Lung Cancer Staging Project：Proposals for the Revisions of the T Descriptors in the Forthcoming Eighth Edition of the TNM Classification for Lung Cancer[J]. J Thorac Oncol, 2015, 10（7）：990-1003.

［2］刘佳，王霄英.基于 IASLC 第 8 版肺癌 TNM 分期的结构式报告的构建 [J].放射学实践，2019，34（8）：920-924.

［3］王鑫，支修益.国际肺癌研究协会（IASLC）第八版肺癌 TNM 分期解读 [J].中华胸部外科电子杂志，2016，3（2）：70-76.

第五章

乳腺癌 TNM 分期及影像诊断

一、概述

美国癌症联合委员会对乳腺癌 TNM 分期系统的标准化，使医生能够使用规范化的语言对乳腺癌患者进行评估。随着诊断和治疗手段的不断进步，此分期手册每 6—8 年更新一次，目前最新版本为 AJCC 2018 年 1 月 1 日正式通过的第八版乳腺癌 TNM 分期系统。与前几版不同的是，第八版在进行解剖学分期的同时，将解剖分期与肿瘤组织学分级、生物标志物（ER、PR 和 HER-2）、多基因检测信息相结合，增加了预后分期。解剖学分期包括原发肿瘤大小（T）、区域淋巴结状态（N）和远处转移（M），影像学检查是乳腺癌解剖分期的基础，对肿瘤的分期评估及后续治疗方面起着至关重要的作用。本文主要介绍乳腺癌术前解剖学分期以及相关影像病例展示，并简要说明乳腺癌 MRI 结构式诊断报告。

二、TNM 分期

对于原发肿瘤大小（T），第八版分期系统明确了对于多灶性或多中心性病灶，其分期由最大的病灶决定，小的卫星病灶不会增加肿瘤的大小；认为 LCIS（小叶原位癌）是良性病变，不再视为 Tis，若同时存在 DCIS（导管原位癌）和 LCIS，可归入 Tis。对于区域淋巴结（N），cNx 只在区域淋巴结已被切除，且无法通过影像学或临床检查检出的情况下使用；区域淋巴结分期包括临床分期（cN）和病理分期（pN），临床分期是基于对淋巴结的影像或临床检查评估，病理分期则是基于外科手术标本所得到的受累淋巴结数量。对于远处转移（M），颈部淋巴结、对侧腋窝淋巴结、对侧锁骨上淋巴结和对侧内乳淋巴结转移归为 M1。乳腺癌的 TNM 解剖学分期如下。

1. T 分期

Tx：原发肿瘤无法评估。

T0：无原发肿瘤证据。

Tis（DCIS）：导管原位癌。

Tis（Paget）：乳头 Paget 病（湿疹样癌），乳腺实质中无浸润癌和（或）原位癌；伴有 Paget 病的乳腺实质肿瘤应根据实质病变的大小和特征进行分期，并对 paget 病加以注明。

T1：肿瘤最大径 ≤ 20 mm。

　　T1mi　微小浸润癌，肿瘤最大径 ≤ 1 mm。

　　T1a　1 mm ＜肿瘤最大径 ≤ 5 mm。

　　T1b　5 mm ＜肿瘤最大径 ≤ 10 mm。

　　T1c　10 mm ＜肿瘤最大径 ≤ 20 mm。

T2：20 mm ＜肿瘤最大径 ≤ 50 mm。

T3：肿瘤最大径 ＞ 50 mm。

T4：任何肿瘤大小，侵犯胸壁或皮肤。

　　T4a　侵犯胸壁，但不包括胸肌粘连或侵犯。

　　T4b　肉眼可见的皮肤溃疡、卫星结节和（或）水肿（包括橘皮样变），没有达到炎性乳癌的诊断标准。

　　T4c　同时符合 T4a 和 T4b。

　　T4d　炎性乳腺癌。

2. cN 分期

Nx：区域淋巴结无法评估（如曾行手术切除）。

N0：无区域淋巴结转移。

N1：腋窝淋巴结转移但可活动。

N2：同侧腋窝淋巴结转移融合或固定，或临床提示明显的同侧内乳淋巴结转移，但无腋窝淋巴结转移。

　　N2a　同侧腋窝淋巴结相互融合或固定。

　　N2b　仅临床提示明显的同侧内乳淋巴结转移但无腋窝淋巴结转移。

N3：同侧锁骨下淋巴结转移伴或不伴腋窝淋巴结转移，或临床提示明显的同侧内

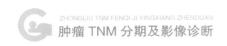

乳淋巴结转移伴腋窝淋巴结转移，或同侧锁骨上淋巴结转移伴或不伴腋窝或内乳淋巴结转移。

  N3a 同侧锁骨下淋巴结转移。

  N3b 同侧内乳淋巴结转移和腋窝淋巴结转移。

  N3c 同侧锁骨上淋巴结转移。

  注：“临床上明显的”是指影像学检查发现、临床检查或大体病理标本可见。

3. pN 分期

pNx：区域淋巴结无法评估（先行切除或未切除）。

pN0：无区域淋巴结转移证据或者只有孤立的肿瘤细胞群（ITCs）。

  pN0（i+） 区域淋巴结中可见孤立的肿瘤细胞群（ITCs $\leqslant 0.2$ mm）。

  pN0（mol+） 无 ITCs，但 PCR 阳性（RT–PCR）。

pN1：pN1mi 微转移（最大直径 > 0.2 mm，或单个淋巴结单张组织切片中肿瘤细胞数量超过 200 个，但最大直径 $\leqslant 2$ mm）。

  pN1a 1—3 枚腋窝淋巴结转移，至少 1 处转移灶 > 2 mm。

  pN1b 内乳淋巴结转移（包括微转移）。

  pN1c 同时符合 pN1a 和 pN1b。

pN2：4—9 个患侧腋窝淋巴结转移，或临床上发现患侧内乳淋巴结转移而无腋窝淋巴结转移。

  pN2a 4—9 个患侧腋窝淋巴结转移，至少 1 处转移灶 > 2 mm。

  pN2b 有临床转移征象的同侧内乳淋巴结转移，但无腋窝淋巴结转移。

pN3：10 个或 10 个以上患侧腋窝淋巴结转移，或锁骨下淋巴结转移，或临床表现有患侧内乳淋巴结转移伴 1 个以上腋窝淋巴结转移，或 3 个以上腋窝淋巴结转移伴无临床表现的镜下内乳淋巴结转移，或锁骨上淋巴结转移。

  pN3a 10 个或 10 个以上同侧腋窝淋巴结转移（至少 1 处转移灶 > 2 mm）或锁骨下淋巴结（Ⅲ区腋窝淋巴结）转移。

  pN3b 有临床征象的同侧内乳淋巴结转移，并伴 1 个以上腋窝淋巴结转移；或 3 个以上腋窝淋巴结转移，通过前哨淋巴结活检发现内乳淋巴结转移，但无临床征象。

  pN3c 同侧锁骨上淋巴结转移。

4. M 分期

M0 ：临床或者影像学检查未见转移。

cM0（i+）　无转移的症状和体征，无临床或者影像学转移证据，但是通过分子检测手段，在外周循环血液、骨髓或非区域淋巴结组织中发现≤ 0.2 mm 的转移灶。

M1：临床或影像学检查发现有转移征象，或组织学证实转移灶大于 0.2 mm。

三、影像病例展示

 病例 1　女性，62 岁，右侧乳腺癌，TxcN3cM0，如图 5-1。

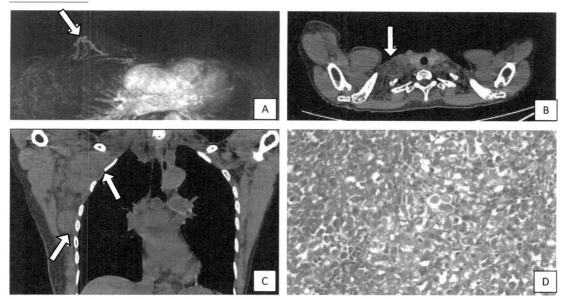

A. 乳腺 MRI-MIP，右乳外上象限血管影增多增粗（箭），原发肿瘤未见明确显示；B.CT 平扫轴位，右侧锁骨上窝多发肿大淋巴结（箭）；C.CT 平扫冠状位，右侧锁骨下窝及右侧腋窝多发肿大融合淋巴结（箭）；D.右侧锁骨上窝淋巴结穿刺活检病理：考虑乳腺癌淋巴结转移。免疫组化：CK（+++）、CK8（+++）、CK5/6（−）、CD45（−）、Vimentin（−）、ER（−）、HER-2（3+,阳性）、CEA（++）、PR（−）、TTF-1（−）。

图 5-1　病例 1 影像图

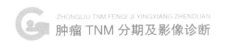

病例2 女性，34 岁，左侧乳腺癌，T1bpN0M0，如图 5-2。

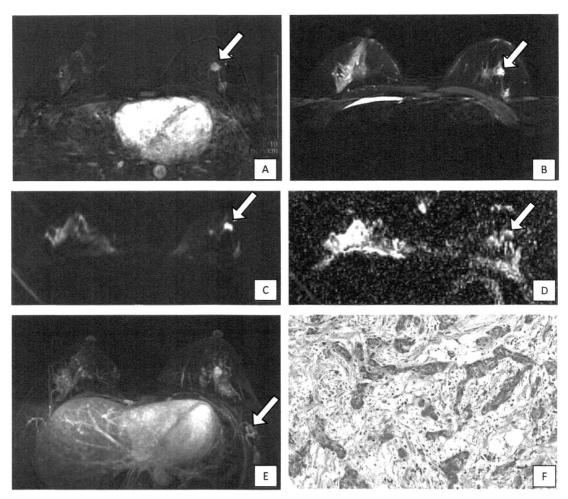

A.乳腺 FS-T1WI +C 剪影序列，左乳外上象限圆形强化肿块（箭），内部不均匀强化，边缘毛刺，5 mm ＜最大径 ≤ 10 mm；B.FS-T2WI 序列，肿块呈高信号（箭）；C.DWI 序列呈高信号（箭）；D.ADC 图病变信号减低（箭），平均 ADC 值约 $0.787×10^{-3}$ mm²/s；E.MRI-MIP，显示肿块周围供血血管及左侧腋窝淋巴结（箭）；F.手术病理：左侧乳腺浸润性导管癌，Ⅰ级，高分化，伴导管原位癌（约占 40%，呈低级别导管原位癌）。免疫组化：ER（+，强，80%）、PR（+，中 - 强，70%）、HER-2（-，阴性）、Ki-67（+，＜5%）、SMA（+，部分）、CD10（+，部分）、E-cadhrin（++）、EGFR（-）、34β E12（+++）、P63（+，部分），前哨淋巴结未见癌转移。

图 5-2 病例 2 影像图

病例3　女性，55 岁，右侧乳腺癌，T1cpN0M0，如图 5-3。

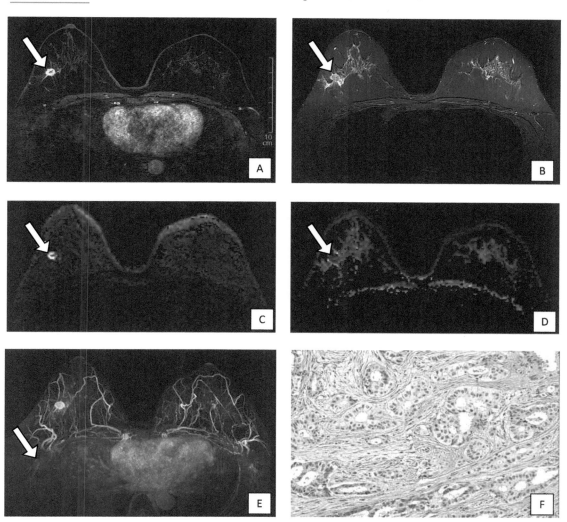

A.乳腺 FS-T1WI +C 序列，右乳外侧 9 点钟方向圆形强化肿块（箭），环形强化，边缘毛刺，10 mm＜最大径≤ 20 mm；B.FS-T2WI 序列，肿块呈稍高信号（箭），周围腺体水肿；C.DWI 序列呈高信号（箭）；D.ADC 图病变信号减低（箭），平均 ADC 值约 0.943×10⁻³ mm²/s；E.MRI-MIP，显示肿块周围供血血管及右侧腋窝淋巴结（箭）；F.手术病理：右侧乳腺非特殊型浸润性导管癌Ⅰ级（腺管形成 1 分、核多形性 2 分、核分裂象 1 分，共 4 分），脉管内未见癌栓，未侵犯神经束。免疫组化：ER（中等阳－强阳，约 70%）、PR（中度阳，约 40%）、Her-2（0，－）、Ki-67（约，20%+）、E-Cad（＋）、P-120（膜＋）、CK5/6（－）、SMA（－）、P63（－）、CD10（－）、D2-40（－）、CD34（－）；前哨淋巴结均为反应性增生，未见癌转移。

图 5-3　病例 3 影像图

病例 4　女性，53 岁，左侧乳腺癌，T1ccN2aM0，如图 5-4。

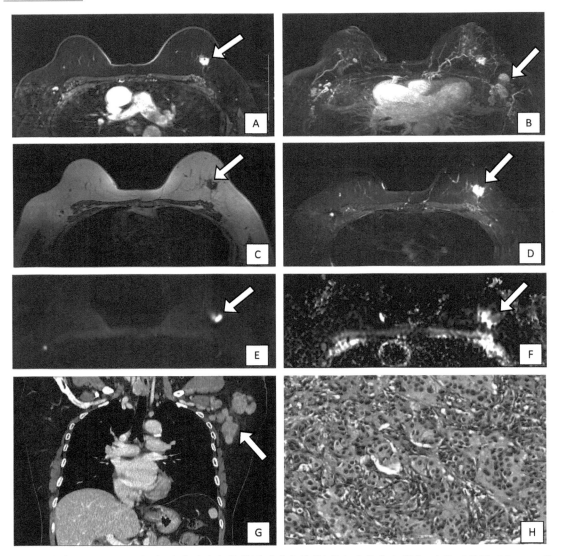

　　A.乳腺 FS-T1WI +C 序列，左乳外上象限椭圆形强化肿块（箭），内部均匀强化，边缘不规则，10 mm＜最大径≤ 20 mm；B.MRI-MIP，肿块周围供血血管及左侧腋窝肿大淋巴结（箭）；C.T1WI 序列，肿块呈低信号（箭）；D.FS-T2WI 序列，肿块呈高信号（箭）；E.DWI 序列，病变呈高信号（箭）；F.ADC 图信号明显减低（箭），平均 ADC 值约 0.695×10⁻³ mm²/s；G.CT 增强冠状位，左侧腋窝多发肿大淋巴结融合固定（箭）；H. 穿刺活检病理：左侧乳腺非特殊型浸润性导管癌。免疫组化：ER（中等阳－强阳，约 70%）、PR（强阳，约 50%）、Her-2（2+，不确定）、Ki-67（约 40%+）、E-Cad（＋）、P120（膜＋）、CK5/6（－）、P63（－）、CD10（－）、SMA（－），左侧腋窝淋巴结可见癌转移。

图 5-4　病例 4 影像图

病例 5　女性，55 岁，右侧乳腺癌，T2pN0M0，如图 5-5。

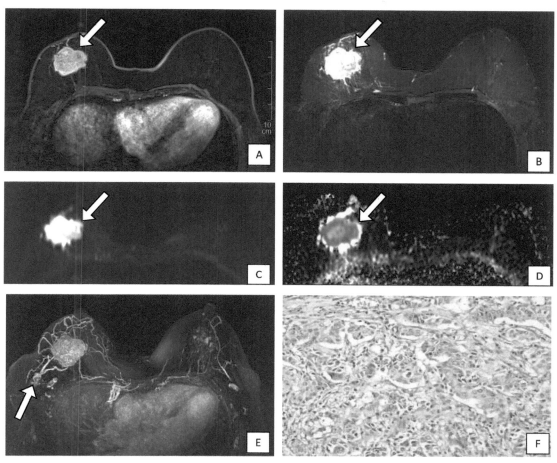

A. 乳腺 FS-T1WI +C 序列，右乳外下象限不规则形强化肿块（箭），内部不均匀强化，边缘不规则，20 mm＜最大径≤50 mm；B.FS-T2WI 序列，肿块呈高信号（箭）；C.DWI 序列，病变呈高信号（箭）；D.ADC 图信号减低（箭），平均 ADC 值约 0.836×10^{-3} mm^2/s；E.MRI-MIP，可见肿块周围供血血管及右侧腋窝淋巴结（箭）；F. 手术病理：右侧乳腺浸润性导管癌，非特殊型，Ⅱ级。免疫组化：ER（－）、PR（－）、C-erbB-2（+++）、E-cadhrin（+）、Ki-67（+，5%-10%），右侧腋窝淋巴结均为慢性淋巴结炎。

图 5-5　病例 5 影像图

病例 6　女性，60 岁，左侧乳腺癌，T2pN1aM0，如图 5-6。

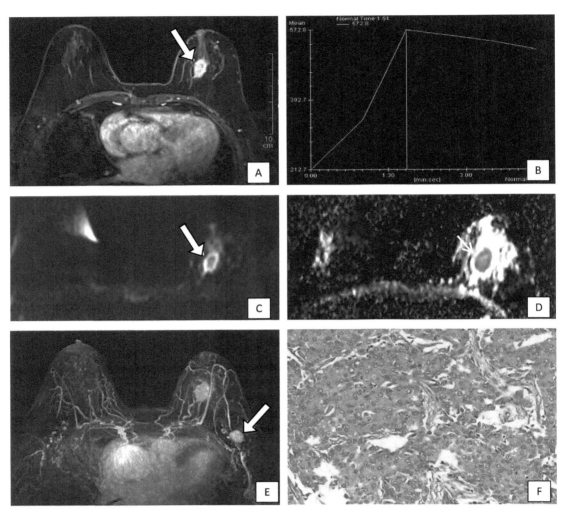

A.乳腺 FS-T1WI +C 序列，左侧乳腺中央区椭圆形强化肿块（箭），内部不均匀强化，边缘不规则，20 mm ＜最大径≤ 50 mm；B.TIC 曲线呈流出型（Ⅲ型）；C.DWI 序列，病变呈高信号（箭）；D.ADC 图病变信号减低（箭），平均 ADC 值约 0.952×10^{-3} mm^2/s；E.MRI-MIP，显示肿块周围供血血管及右侧腋窝肿大淋巴结（箭）；F.手术病理：左侧乳腺非特殊型浸润性癌，Ⅱ级（腺管形成 3 分 + 核异形 2 分 + 核分裂 2 分 =7 分）。免疫组化：ER（-）、PR（-）、C-erbB-2（-）、P53（-）、P63（+，少许）、CK5/6（+，少许）、CK（+）、E-ca（+）、Vimentin（-）、34βE12（+）、CK19（+）、Ki-67 阳性率大于 25%，左侧腋窝淋巴结 1/20 个见转移性癌灶。

图 5-6　病例 6 影像图

病例 7　女性，62 岁，右侧乳腺癌，T2cN2aM0，如图 5-7。

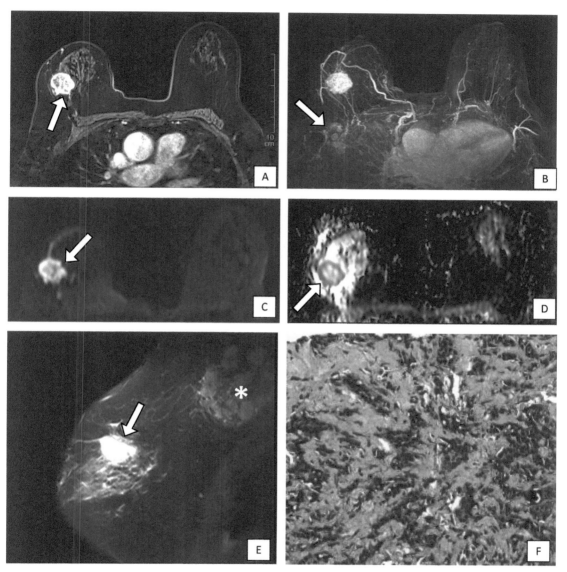

A.乳腺 FS-T1WI +C 序列,右乳外上不规则形强化肿块(箭),内部不均匀强化,边缘不规则,20 mm＜最大径≤ 50 mm；B.MRI-MIP, 显示肿块周围供血血管及右侧腋窝多发肿大淋巴结（箭）；C.DWI 序列, 病变呈高信号（箭）；D.ADC 图病变信号减低（箭）, 平均 ADC 值约 0.881×10^{-3} mm²/s；E.FS-T2WI 序列, 肿块呈高信号（箭）, 右侧腋窝淋巴结相互融合固定（*）；F. 穿刺活检病理：右侧乳腺浸润性导管癌, 非特殊类型。免疫组化：P63（－）、Actin（－）；右腋窝淋巴结为浸润性或转移性癌, 形态上符合乳腺浸润性导管癌, CK（＋）、CD45（－）。

图 5-7　病例 7 影像图

病例 8　女性，63 岁，左侧乳腺癌，T3cN0M0，如图 5-8。

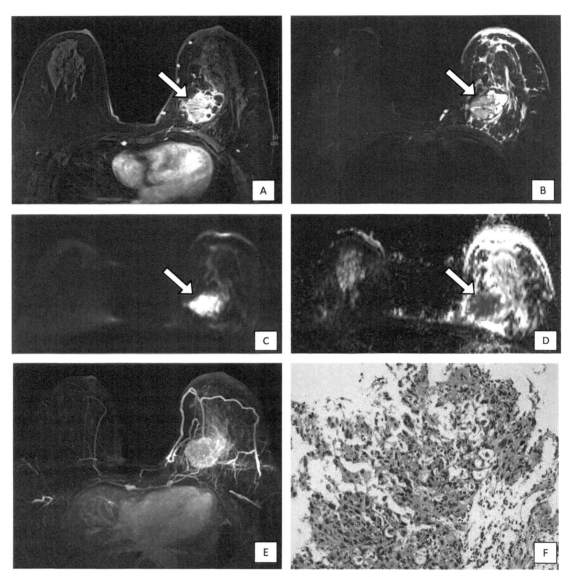

A. 乳腺 FS-T1WI +C 序列，左乳内上象限椭圆形强化肿块（箭），内部不均匀强化，边缘不规则，最大径＞50 mm；B.FS-T2WI 序列，肿块呈高、稍高混杂信号（箭）；C.DWI 序列，病变呈高信号（箭）；D.ADC 图，病变信号减低（箭），平均 ADC 值约 0.739×10^{-3} mm²/s；E.MRI-MIP，显示肿块周围供血血管；F. 穿刺活检病理：左侧乳腺非特殊型浸润性导管癌。免疫组化：ER（－）、PR（－）、CK（＋）、E-ca（＋）、HER-2（－）、Ki-67 阳性率约 65%；左侧腋窝淋巴结为反应性增生，未见肿瘤。

图 5-8　病例 8 影像图

病例 9 女性，47 岁，右侧乳腺癌，T3cN1M0，如图 5-9。

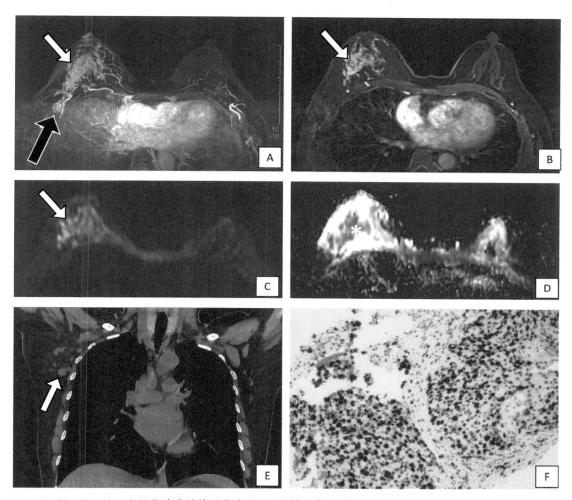

A.MRI-MIP，显示右侧乳腺非肿块强化病变，呈段样分布（白箭），最大径＞50 mm，周围供血血管增多、增粗，右侧腋窝肿大淋巴结（黑箭）；B.乳腺 FS-T1WI +C 序列，非肿块强化病变内部不均匀强化（箭）；C.DWI 序列，病变呈稍高信号（箭）；D.ADC 图，病变信号减低（*），平均 ADC 值约 $1.025×10^{-3}$ mm²/s；E.CT 平扫冠状位，右侧腋窝淋巴结肿大但可活动（箭）；F.穿刺活检病理：右侧乳腺浸润性导管癌，非特殊型，Ⅱ级。免疫组化：ER（-）、PR（-）、HER-2 阳性（3+）、E-ca（+）、CK5/6（+，少许）、P53（-）、P63（+，少许）、P120（+，胞膜）、EGFR（+）、Ki-67 阳性率大于 45%，右侧腋窝淋巴结为转移性浸润性导管癌。

图 5-9 病例 9 影像图

病例 10 女性，36 岁，右侧乳腺癌，T3cN2aM1，如图 5-10。

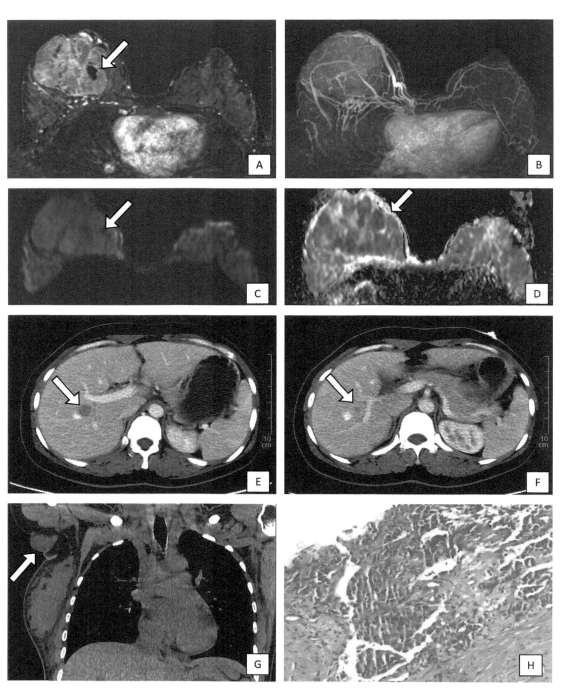

A.乳腺 FS-T1WI +C 序列，右侧乳腺巨大椭圆形强化肿块（箭），内部不均匀强化，边缘光整，最大径＞ 50 mm；B.MRI-MIP，显示肿块周围供血血管增多、增粗；C.DWI 序列，病变呈等信号（箭）；D.ADC图，病变信号减低（箭），平均 ADC 值约 0.910×10^{-3} mm²/s；E.CT 增强，肝脏右叶类圆形转移灶（箭），

边缘轻度强化；F.新辅助化疗一周期后复查 CT（增强），肝脏右叶转移灶明显缩小（箭）；G.CT 平扫冠状位，右侧腋窝肿大淋巴结融合固定（箭）；H.穿刺活检病理：右侧乳腺浸润性癌，非特殊类型，Ⅱ级。免疫组化：ER（+，强）、PR（弱阳，＜3%）、E-ca（+）、HER-2 阳性（3+）、CK（+）、P53（-）、Hep（-）、Ki-67 阳性率小于 2%，右侧腋窝淋巴结可见癌转移。

图 5-10　病例 10 影像图

病例 11　女性，67 岁，左侧乳腺癌，T4bcN0M0，如图 5-11。

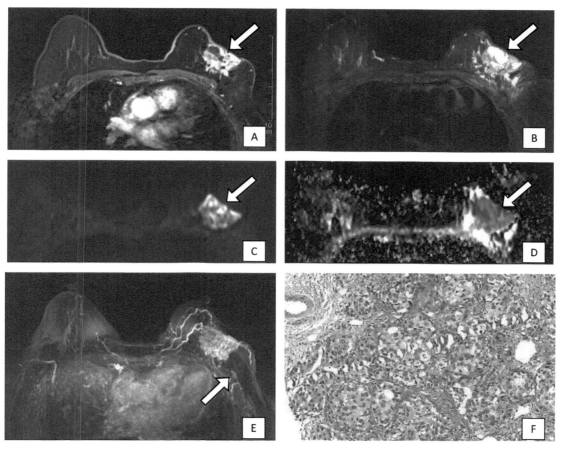

A.乳腺 FS-T1WI +C 序列，左侧乳腺不规则形强化肿块，内部不均匀强化，边缘不规则，侵犯皮肤并溃疡形成（箭）；B.FS-T2WI 序列，肿块呈高、稍高混杂信号（箭）；C.DWI 序列，病变呈高信号（箭）；D. ADC 图，病变信号减低（箭），平均 ADC 值约 $0.746×10^{-3}$ mm^2/s；E.MRI-MIP，显示肿块周围供血血管及左侧腋窝淋巴结（箭）；F.穿刺活检病理：左侧乳腺浸润性导管癌，非特殊类型。免疫组化：HER-2（2+，不确定）、ER（阳性，中-强，80%）、PR（阴性）、SMA（-）、CD10（-），左侧腋窝淋巴结未见恶性肿瘤细胞。

图 5-11　病例 11 影像图

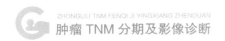
病例 12　女性，48 岁，右侧乳腺癌，T4bcN3bM0，如图 5-12。

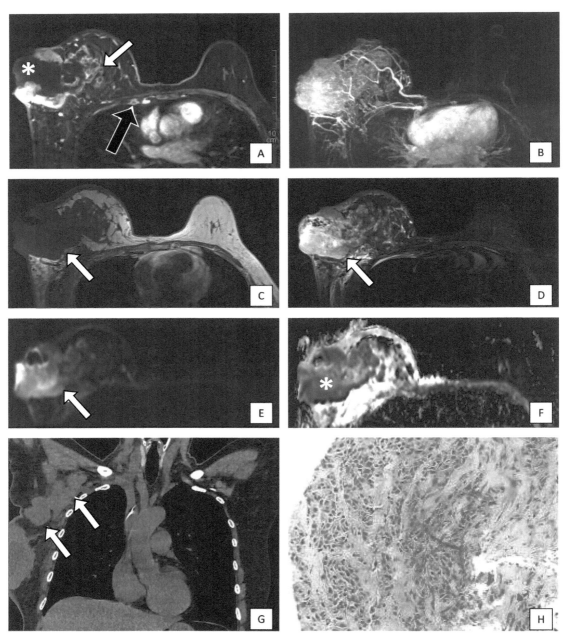

A.乳腺 FS-T1WI +C 序列，右侧乳腺不规则形强化肿块伴周围多发环形强化小肿块（白箭），内部
不均匀强化，边缘不规则，侵犯皮肤并巨大溃疡形成（*），右侧内乳淋巴结肿大并环形强化（黑箭）；
B.MRI-MIP，显示肿块周围供血血管增多、增粗；C.T1WI 序列，肿块呈稍低信号（白箭）；D.FS-T2WI 序列，
肿块呈高、稍高混杂信号（白箭）；E.DWI 序列，病变呈高信号（白箭）；F.ADC 图，病变信号减低（*），
平均 ADC 值约 0.851×10⁻³ mm²/s；G.CT 平扫冠状位，右侧腋窝及右侧锁骨下多发肿大融合淋巴结（白

箭）；H. 穿刺活检病理：右侧乳腺非特殊类型浸润性导管癌。免疫组化：ER（－）、PR（－）、HER-2（－）、CK（＋）、Calponin（－）、P120（＋）、P63（－）、P16（＋）、Ki-67（＋，10%）、EGFR（＋）、E-CA（＋）。

图 5-12　病例 12 影像图

 病例 13　女性，47 岁，右侧乳腺癌，T4ccN2aM1，如图 5-13。

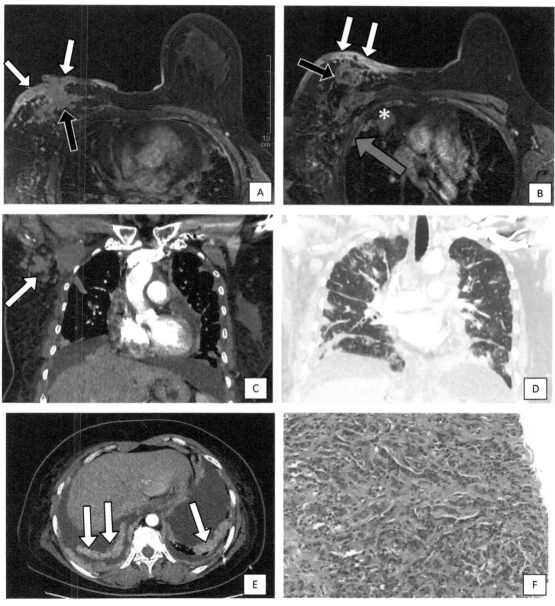

A—B. 乳腺 FS-T1WI ＋C 序列，右侧乳腺弥漫性强化肿块伴非肿块强化（黑箭），内部不均匀强化，边缘不规则，侵犯右侧乳头、皮肤（白箭），侵犯右侧胸壁（红箭），右肺转移灶（*）；C.CT 增强冠状位，右侧腋窝多发肿大淋巴结融合固定（白箭）；D. 胸部 CT 平扫冠状位，两肺多发转移灶；E. 两侧胸

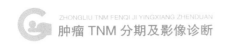

膜多发转移灶（白箭）；F.穿刺活检病理：右侧乳腺非特殊型浸润性导管癌。免疫组化：ER（强阳，约 70%）、PR（强阳，约 60%）、Her-2（0，-）、Ki-67（约 40%+）、P120（膜 +）、E-Cad（+）、CK5/6（-）、P63（-）、MLH1（++）、MSH2（+）、MSH6（+++）、PMS2（+）。

图 5-13　病例 13 影像图

四、结构式诊断报告

由于 MRI 对乳腺病灶的检出具有较高的敏感性和特异性，近年来被越来越广泛应用于乳腺癌的诊断、分期、疗效评估及高危人群的筛查等。目前，乳腺磁共振诊断报告书写规范参照美国放射学会 2013 版乳腺影像报告和数据系统（Breast Imaging Reporting and Data System，BI-RADS），需要描述病灶的形态学特征、内部强化方式、时间信号强度曲线、DWI 和相应 ADC 值。随着影像技术的快速发展和大数据时代的到来，业界普遍认为结构式报告更有助于影像科医师进行全面、规范和准确地书写影像诊断报告，不仅能提高书写的效率、报告的质量和诊断的信心，还能广泛应用于临床教学和科研工作中，从而有效地利用信息数据。因此，编者按照 2013 版 BI-RADS MRI 要求，使用规范化的影像报告术语，对乳腺病变进行标准化评估及分类，同时参照国内其他大型三甲医院报告模板，生成以下结构式报告参考模板。

1. 临床病史

□高危人群筛查

□诊断性检查

（1）既往影像检查

□超声

□X 线

□MRI

（2）月经史：□绝经　绝经年龄_____

　　　　　　　□未绝经　末次月经时间_____

既往史及家族史：_____

2. 检查技术评估

□未包括病灶

□未包括腋窝区

□图像伪影

□图像信噪比差

□ DCE 扫描时相错误

3. 影像所见

（1）整体评估

双乳纤维腺体组织数量呈：□脂肪型　□散在腺体型　□不均匀腺体型

　　　　　　　　　　　　□致密型

背景实质强化：□极少　□轻度　□中度　□重度

对称性：□对称　□不对称　□双乳未见异常强化灶，腋窝未见肿大淋巴结

（2）病灶评估

部位：□左侧　□右侧

位置：□外上　□外下　□内上　□内下　□中上　□中下　□外侧

　　　□内侧　□乳晕后区　□中央区　□尾叶区

征象：□肿块　□非肿块样强化　□点状强化

①肿块：□单发　□多发

　　　　大小：（　）cm×（　）cm×（　）cm

形态：□圆形　□卵圆形　□不规则形

边缘：□光滑　□不规则　□毛刺

增强：□均匀强化　□不均匀强化　□环形强化　□内部暗分隔

TIC 曲线：□流入型　□平台型　□流出型

DWI：□高信号　□低信号　□等信号　□伪影严重，无法评价

ADC 值：（　）×10^{-3} mm^2/s

周围卫星灶：□未见　□可见

②非肿块样强化

范围：（　）cm×（　）cm×（　）cm

分布：□局灶性　□线性　□段样　□区域性　□多区域性　□弥漫性

增强：□均匀强化　□不均匀强化　□集群样强化　□簇状环形强化

TIC 曲线：□流入型　□平台型　□流出型

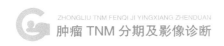

DWI：□高信号　□低信号　□等信号　□伪影严重，无法评价

ADC 值：（　）×10^{-3} mm²/s

③点状强化：□单发　□多发

T2WI：□明显高信号　□未见明显高信号

TIC 曲线：□流入型　□平台型　□流出型

（3）伴随征象

□病灶侵犯：□乳头　□皮肤　□胸肌　□胸壁　□乳头凹陷

□皮肤：□增厚　□凹陷

□淋巴结：

　　　□腋窝肿大淋巴结

　　　　　□单发　□多发　短径（　）cm

　　　□内乳淋巴结

　　　　　□单发　□多发　短径（　）cm

　　　□周围结构扭曲

（4）BI-RADS 评估分类

□0 需结合其他影像检查

□1 阴性

□2 良性病变

□3 可能良性

□4 可疑恶性

□5 高度可疑恶性

□6 病理证实为恶性

（5）其他发现

□非强化病变：

　　　□增强前 T1WI 导管内高信号

　　　□囊肿

　　　□术后血肿

　　　□术后积液

　　　　□治疗后皮肤增厚，小梁增厚

　　　　□非强化肿块

　　　　□结构扭曲

　□含脂肪病变：

　　　　□淋巴结

　　　　□脂肪坏死

　　　　□错构瘤

　　　　□术后含脂肪血肿 / 血清肿

参考文献

［1］AMIN M B, EDGE S, GREENE F, et al. AJCC Cancer Staging Manual[M]. 8th ed. New York：Springer, 2017.

［2］TEICHGRAEBER D C, GUIRGUIS M S, WHITMAN G J.Breast Cancer Staging： Updates in the AJCC Cancer Staging Manual 8th Edition and Current Challenges for Radiologists, From the AJR Special Series on Cancer Staging[J].AJR, 2021, 217（2）：278-290.

［3］邵志敏，沈镇宙，徐兵河，等 .乳腺肿瘤学 [M].第 2 版 .上海：复旦大学出版社, 2018.

［4］中国抗癌协会乳腺癌专业委员会 .中国抗癌协会乳腺癌诊治指南与规范 （2021 年版） [J].中国癌症杂志, 2021, 31（10）：954-1040.

［5］韩超，曹敏，马帅，等 .基于结构式报告的 MR BI-RADS 培训研究 [J].实用放射学杂志, 2018, 34（5）：795-797, 808.

第六章

食管癌 TNM 分期及影像诊断

一、概述

美国癌症联合会与国际抗癌联盟联合发布的第八版食管及食管胃交界部癌 TNM 分期于 2017 年 1 月 1 日开始实行，相对于之前的版本，主要变化在于：①调整了胃食管结合部癌发生部位的划分，肿瘤侵犯胃食管结合部但中心位于胃食管交界线以下 2 cm 以外区域或肿瘤中心位于胃食管交界线以下 2cm 以内但未侵及胃食管交界线的，都应按照胃癌标准进行分期；肿瘤侵及胃食管交界线且中心位于胃食管交界以下 2 cm 以内，则应按照食管癌标准进行分期。②单一分期系统更改为综合分期系统，除了病理分期（pTNM），增加了治疗前的临床分期（cTNM）及新辅助治疗后的病理分期（ypTNM）。③细致划分淋巴结分组，将 N3 分为 N3a、N3b。这些更新对于临床治疗具有重要指导意义。

食管癌确诊靠内镜活检，但内镜无法观察癌灶累及深度及腔外情况。影像学在食管癌分期中起重要作用，CT 为其最主要的检查手段，CT 增强可观察肿瘤浸润深度、与周围结构及器官的关系、区域淋巴结转移及周围血管侵犯。对于 CT 无法判别肿瘤与周围结构、器官的关系时，MRI 可提供有价值的补充信息。但对于早期食管癌病灶较小者，CT 显示不佳，甚至可无阳性发现。上消化道气钡双重造影对于早期细小食管癌发现要优于 CT，是食管癌的首选影像学检查方法，其对病变有直观、全面的显示，可清楚地观察病灶的具体范围。

二、TNM 分期

1. T 分期

Tis：重度不典型增生（HGD）。

T1：肿瘤侵犯黏膜固有层、黏膜肌层或者黏膜下层。

  T1a 肿瘤侵犯黏膜固有层或黏膜肌层。

  T1b 肿瘤侵犯黏膜下层。

T2：肿瘤侵犯食管固有肌层。

T3：肿瘤侵犯食管外膜。

T4：肿瘤侵犯邻近组织。

  T4a 肿瘤侵犯食管周围组织，如胸膜、心包、奇静脉、膈肌或腹膜。

  T4b 肿瘤侵犯重要周围结构，如主动脉、椎体或气管。

2. N 分期

Nx：区域淋巴结转移不能确定。

N0：无区域淋巴结转移。

N1：1—2 枚区域淋巴结转移。

N2：3—6 枚区域淋巴结转移。

N3：≥ 7 枚区域淋巴结转移。

3. M 分期

M0：无远处转移。

M1：有远处转移。

三、影像病例展示

病例 1 男性，52 岁，大便发现肝吸虫卵入院，入院后行胃镜检查意外发现食管黏膜病变，活检病理提示食管鳞状细胞癌，T1N0M0，如图 6-1。

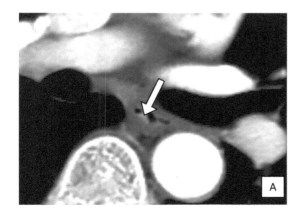
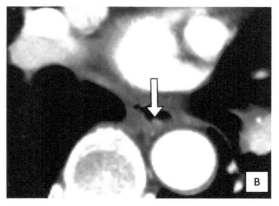

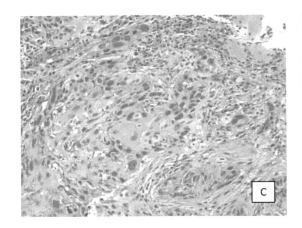
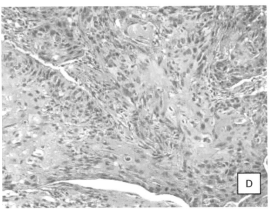

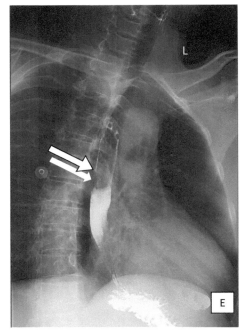

A—B.胸部 CT 增强示食管胸段（胸 6 椎体水平）后壁局部黏膜不规则稍增厚，增强呈不均匀明显强化，密度明显高于肌层，病灶未累及肌层；C—D.病理：（食管）鳞状细胞癌；E 食管吞钡造影示食管胸段（T6 椎体水平）后壁局部黏膜破坏，壁僵硬。免疫组化：CK（＋）、CK5/6（＋）、CK7（－）、CK8（小灶状＋）、P63（＋＋）、34βE12（＋）、Vimentin（－）、Ki-67（约 70%＋）。癌灶未累及肌层。

图 6-1　病例 1 影像图

病例 2　男性，62 岁，食管鳞状细胞癌，T2N0M0，如图 6-2。

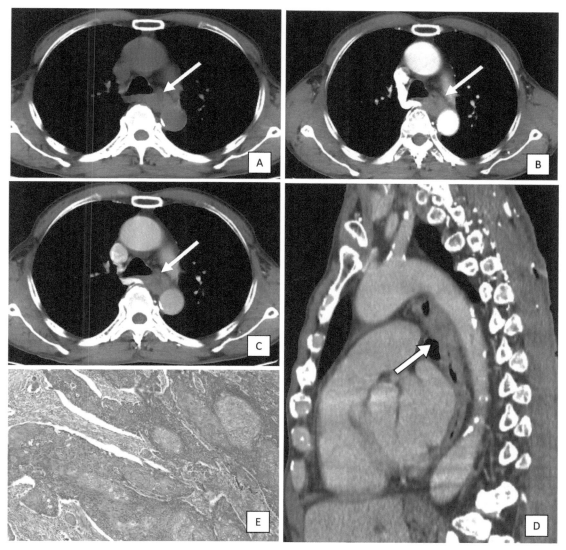

A.CT 平扫示食管胸段不规则增厚，管腔向心性狭窄；B—C.CT 增强可见轻－中度强化，肿瘤侵犯食管肌层，食管外缘尚光整；D.病变累及长度约 5.0 cm；E.病理：（食管肿物）鳞状细胞癌，中分化。癌细胞核大、异型，呈巢状结构，浸润肌层。免疫组化：CK（++）、CK20（－）、CK5/6（++）、34βE12（++）、Vimentin（－）；无区域性淋巴结转移；（两侧切缘）黏膜慢性炎。

图 6-2　病例 2 影像图

病例 3　男性，67 岁，食管鳞状细胞癌，T3N0M0，如图 6-3。

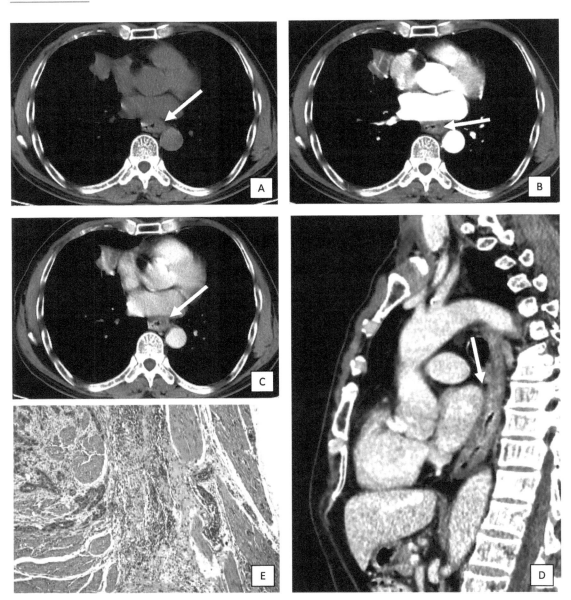

A.CT 平扫示食管胸段不规则增厚，较厚处约 1.0 cm，相应区域管腔稍变窄；B—C.CT 增强肿瘤呈不均匀强化，局部食管壁外侧缘不光整（箭）；D.CT 增强矢状位重建，可见食管外缘不光整（箭），考虑肿瘤侵犯食管外膜；E.病理：食管低分化鳞状细胞癌，浸润管壁全层，累及血管、淋巴管及神经束，见脉管内癌栓形成；切缘端均未见肿瘤残留。免疫组化：CK（+）、CK5/6（+）、CK14（+）、CEA（-）、P53（-）、Her-2（-）、CgA（-）、CD34（+，脉管）、S-100（+，神经束）、Ki-67 阳性率大于25%。

图 6-3　病例 3 影像图

病例 4　男性，67 岁，食管鳞状细胞癌，T4aN2Mx，如图 6-4。

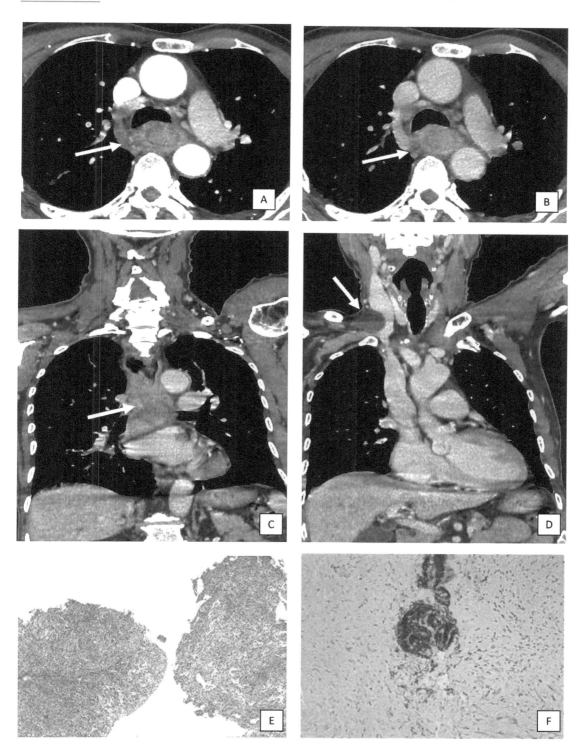

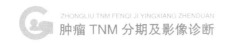
A—C.CT 增强示食管胸段管壁不规则增厚，累及长度约 8.0 cm，肿瘤突破食管外膜，周围脂肪间隙受侵，局部侵犯奇静脉，增强呈不均匀强化；D.右侧锁骨上窝见轻度强化的肿大融合淋巴结；E.病理：（食管肿物）中－低分化鳞状细胞癌，免疫组化：P63（++）、CK7（+++）、CK5/6（++）、P53（－）；F.（右锁骨上窝淋巴结）纤维组织内浸润性或转移性非角化型鳞状细胞癌（中－低分化），免疫组化：CK（+++）、P63（+++）、P16（++）、CEA（+++）、TTF-1（－）、CK5/6（+++）、EGFR（+++）、Ki-67（+，70%）。原位杂交：EBER（－），特殊染色 Ag、PAS 支持诊断。

图 6-4　病例 4 影像图

病例 5　男性，65 岁，食管鳞状细胞癌，T4bN2Mx，如图 6-5。

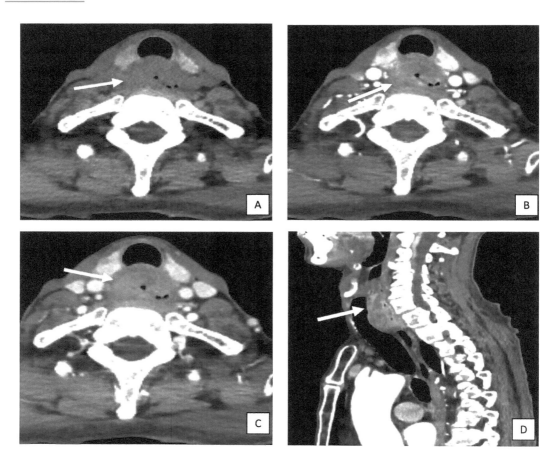

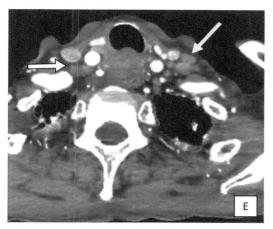
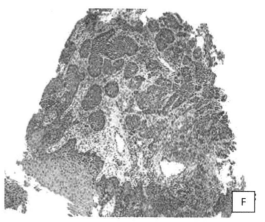

A.CT 平扫示食管颈段至胸上段管壁不规则增厚，相应管腔变窄，较厚处约 2.0cm；B—D.CT 增强扫描病变呈不均匀明显强化，食管外缘毛糙，周边脂肪间隙及小血管受侵，气管后壁局部与肿瘤分界不清；E.两侧锁骨上窝见多发肿大淋巴结；F.送检病理切片（HE），送检 3 点，其中 1 点为鳞状细胞癌，中分化；另 2 点为黏膜慢性炎，鳞状上皮单纯性增生。

图 6-5 病例 5 影像图

 病例 6 男性，48 岁，中－低分化鳞状细胞癌，T4bN3M0，如图 6-6。

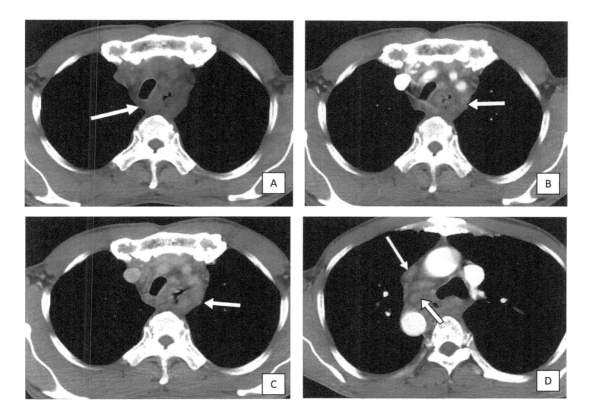

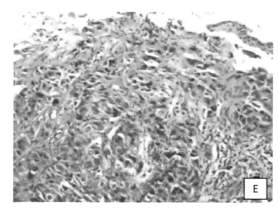

A.CT 平扫，食管胸段管壁明显不规则增厚，累及长度约 9 cm，相应管腔明显变窄；B—C.CT 增强肿瘤侵犯食管外膜周围结构，肿瘤局部与气管左右壁、左侧纵隔胸膜分界不清；D.食管周围及前、中纵隔见多发肿大淋巴结，术后诊断淋巴结转移（＞ 7 枚）；E.符合中－低分化鳞状细胞癌。

图 6-6　病例 6 影像图

四、结构式诊断报告

　　影像报告是在患者治疗过程中对疾病的证据记录，准确的影像学报告和良好的图像质量是影像医生与临床医生沟通的桥梁，影像报告必须及时、准确地回答临床问题，使得临床医生更好、更精准地为患者提供治疗方案，可以说影像报告是衡量放射科质控质量的指标。结构化报告是基于普遍词汇、语言的标准化表达，有利于提高影像报告的质量。以下是根据食管癌 TNM 分期整理出结构式报告参考模板。

1. 影像表现

①肿瘤部位及范围

肿瘤部位：□食管颈段　　□食管胸段　　□食管腹段；

病变形态：圆形 / 类圆形 / 不规则形，结节 / 肿块；

肿瘤范围：长约_____ cm，最厚约_____ cm；

肿瘤侵犯贲门：无 / 有贲门侵犯_____。

②CT 平扫：等 / 稍低 / 稍高密度，密度均匀 / 不均匀，CT 值_____HU。

③CT 增强扫描：轻中度 / 显著强化，均匀 / 不均匀强化，动脉期 CT 值_____HU，静脉期 CT 值_____HU。

④关于 T 分期描述：

□肿瘤侵犯黏膜固有层或黏膜肌层；

□肿瘤侵犯黏膜下层；

□肿瘤侵犯食管固有肌层；

□肿瘤侵犯食管外膜；

□无 / □有邻近组织侵犯

　　　□胸膜　□心包　□奇静脉　□膈肌　□腹膜

　　　□主动脉　□椎体　□气管

⑤关于 N 分期描述：

□无区域淋巴结肿大；

□有区域淋巴结肿大　□1—2 枚　□3—6 枚　□≥ 7 枚；

□不能确定。

⑥关于 M 分期描述：□无远处转移；

　　　　　　　　　□有远处转移＿＿＿＿＿＿。

2. 影像诊断

颈段 / 胸段 / 腹段食管癌，T＿＿＿＿N＿＿＿＿M＿＿＿＿。

参考文献

［1］陈天武，曹金明. 食管和食管－胃交界部癌 AJCC 第八版 TNM 分期指南更新解读 [J]. 西部医学，2021，33（4）：473-477.

［2］方文涛. 通过食管癌 TNM 新分期（第八版）解读 2017 年 NCCN 食管鳞癌诊疗指南 [J]. 中华胃肠外科杂志，2017，20（10）：1122-1126.

［3］GANESHAN D，DUONG P T，PROBYN L，LENCHIK L，MCARTHUR T A，RETROUVEY M，GHOBADI E H，DESOUCHES S L，PASTEL D，FRANCIS I R. Structured Reporting in Radiology [J]. Acad Radiol. 2018 Jan;25（1）：66-73.

第七章

胃癌 TNM 分期及影像诊断

一、概述

胃癌在我国城市恶性肿瘤中总发病率位居第二位、总死亡率位居第三位，是消化道常见的恶性肿瘤之一，AJCC 和 UICC 的胃癌 TNM 分期是国际通用的胃癌分期系统，是临床制定胃癌治疗方案、评估预后的重要依据和参考标准。2016 年 10 月，国际抗癌联盟发布了第八版肿瘤分期手册，其中胃癌 TNM 分期部分较前做了如下更新要点。

一是新增加了临床分期（cTNM），旧版是将病理分期标准用于临床分期，存在一定的局限性，新增临床分期为治疗前临床评估制定个体化治疗方案提供了更精准的参考依据。

二是新增加了新辅助化疗后分期（ypTNM），旧版对于患者新辅助化疗后无分期标准，第八版分期标准新定义了新辅助化疗后分期，弥补了这一临床应用的空白。

三是对原Ⅲ期胃癌部分亚组的重新划分，基于第八版分期标准新的预后数据，N3a、N3b 患者的生存期存在显著差异性，故将 N3a、N3b 两个亚组单独进行分期，原Ⅲ期部分亚组分期上升：T1N3bM0 由ⅡB 期上升至ⅢB 期、T2N3bM0 由ⅢA 上升至ⅢB 期、T3N3bM0 由ⅢB 期上升至ⅢC 期，原部分 T4 亚组分期下降：T4aN2M0 由ⅢB 下降至ⅢA，T4aN3aM0 由ⅢC 下降至ⅢB、T4bN0M0 由ⅢB 下降至ⅢA、T4bN2M0 由ⅢC 下降至ⅢB 期。

四是对胃食管结合部肿瘤解剖位重新进行如下界定：①肿瘤侵犯胃食管结合部但中心位于胃食管交界线以下 2 cm 以外区域按胃癌标准进行分期；②肿瘤中心位于胃食

管交界线以下 2 cm 以内但未侵及胃食管交界线的，按照胃癌标准进行分期；③肿瘤侵及胃食管交界线且中心位于胃食管交界线以下 2 cm 以内的，按照食管癌标准进行分期。

五是对区域淋巴结的相关定义进行修改，第八版分期标准将检获淋巴结的数量由旧版的至少 16 枚修改为最好大于 30 枚。

内镜病理活检是胃癌的确诊依据，也是发现胃早癌的最重要手段，但内镜无法观察病变侵犯深度及腔外情况。影像学在胃癌分期当中起着重要作用，其中 CT 为最主要检查手段。CT 增强可观察肿瘤浸润深度、与周围结构及器官的关系、区域淋巴结转移。但对于早期胃癌病灶较小者，CT 显示不佳，甚至可无阳性发现，难以发现 T1 及以下分期病灶。因此在实践中，CT 常与胃镜配合、互补。

二、TNM 分期

1.T 分期

Tx：原发肿瘤无法评估。

T0：无原发肿瘤的证据。

Tis：原位癌，上皮内肿瘤未侵犯黏膜固有层，高级别不典型增生。

T1：肿瘤侵犯黏膜固有层，黏膜肌层或黏膜下层。

　　T1a　肿瘤侵犯黏膜固有层或黏膜肌层。

　　T1b　肿瘤侵犯黏膜下层。

T2：肿瘤侵犯固有肌层。

T3：肿瘤穿透浆膜下结缔组织，但未侵犯脏层腹膜或邻近结构。

T4：肿瘤侵犯浆膜（脏层腹膜）或邻近结构。

　　T4a　肿瘤侵犯浆膜（脏层腹膜）。

　　T4b　肿瘤侵犯邻近结构。

2.N 分期

Nx：区域淋巴结转移无法评估。

N0：无区域淋巴结转移。

N1：1—2 枚区域淋巴结转移。

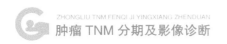
N2：3—6 枚区域淋巴结转移。

N3：≥ 7 枚区域淋巴结转移。

N3a　7—15 枚区域淋巴结转移。

N3b　≥ 16 枚区域淋巴结转移。

3.M 分期

M0：无远处转移。

M1：有远处转移。

* 远隔（非区域）淋巴结的转移定义为远处转移（M1），而不属于 N 分期，包括胰后、胰十二指肠、胰周、肠系膜上、中结肠、腹主动脉旁及腹膜后淋巴结。

三、影像病例展示

 病例 1　女性，52 岁，胃低分化腺癌，pT1bN1M0，Ⅰ 期，如图 7-1。

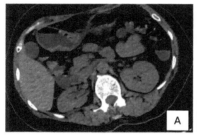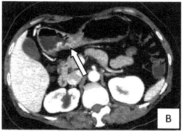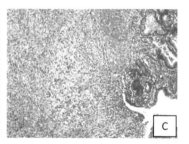

A.CT 平扫，胃角局部胃壁稍增厚。B.CT 增强，相应区域黏膜不均匀增厚，强化密度明显高于肌层，肌层完整，胃壁僵硬（－）。C.手术病理：胃角低分化腺癌（G3 级），Laurén 分型弥漫型；癌灶范围 0.8 cm×0.6 cm，大部分为黏膜内癌，局部累及黏膜下层（SM1，≤ 500 μm）；未见脉管侵犯及癌栓；周围胃组织呈灶性重度慢性萎缩性胃炎表现；胃壁上大、小弯侧未找到残留淋巴结；切缘端均未见肿瘤残留。免疫组化：CK（＋）、CK20（＋，少量）、CDx2（＋，弱）、CEA（＋）、PMS2（＋）、MLH1（＋）、MSH2（＋）、MSH6（＋）、Her-2（－）、EGFR（＋）、D2-40（－）、CD34（－）、P53（＋）、Ki-67 阳性率约 60%；（第四组）淋巴结 1/2 个见转移性腺癌；（第六组、第八组）淋巴结共 5+13=18 个，均未见转移性肿瘤。

图 7-1　病例 1 影像图

病例 2　男性，43 岁，胃低分化腺癌，T2N2Mx，如图 7-2。

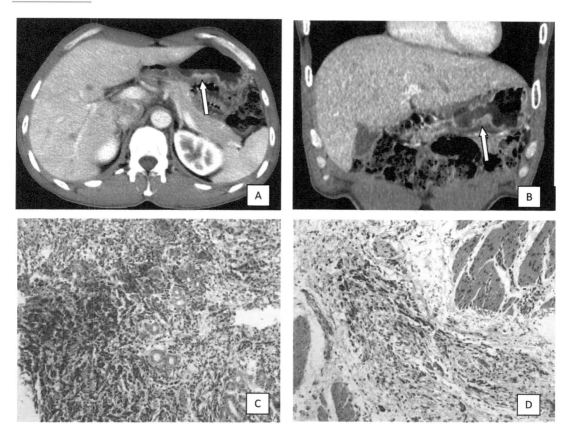

A.CT 增强，胃体局部胃壁黏膜增厚，动脉期呈明显强化，肌层连续未见中断，局部受侵犯。B.CT 增强冠状位，病灶处肌层连续未见中断，局部受侵犯，外缘光整。C—D.手术病理：浸润胃壁浅肌层。免疫组化：CK（+++）、CEA（++）、CD45（-）、Vimentin（-）、Villin（+++）、CK7（+）、CK20（-）、Ki-67 阳性率约 30%；胃两侧切缘无癌残留；肿物周围胃壁上找到淋巴结 4/10 枚有转移。

图 7-2　病例 2 影像图

病例 3　女性，62 岁，胃高 - 中分化腺癌，T2N2M0，如图 7-3。

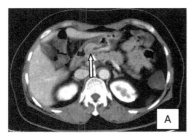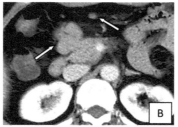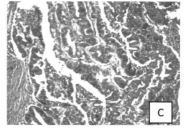

A.CT 增强，胃窦部胃壁黏膜增厚，强化明显，累及肌层，相应胃壁外缘光整。B.CT 增强，胰头前方

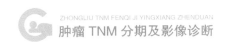
多发肿大淋巴结，部分相融合、均匀强化。C.手术病理：胃窦高－中分化腺癌，溃疡型，浸润胃壁肌层（大于肌层 1/2，小于肌层 2/3）。免疫组化：CK（+）、CEA（+++）、CK7（－）、CK20（+）、Villin（+++）、CerbB-2（+++）、P53（+++）、E-Ca（+++）、Ki-67 阳性率约 40%；胃上、下切缘未见有肿瘤残留；大网膜无明显特殊；胃旁第四组淋巴结 1/2、第五组淋巴结 3/5、第七组淋巴结 0/1、第八组淋巴结 0/2、第十二组淋巴结 0/1，有癌转移。

图 7-3　病例 3 影像图

　病例 4　男性，51 岁，胃低分化腺癌，T4aN2Mx，如图 7-4。

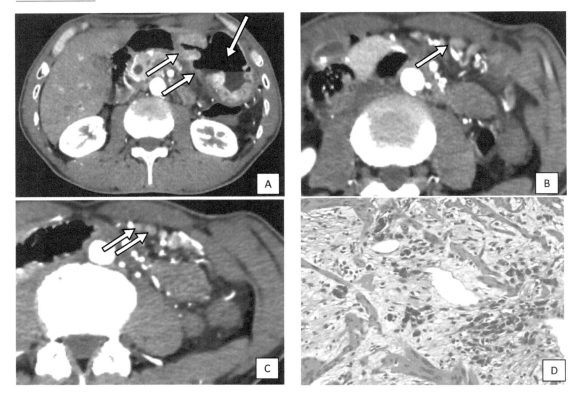

A.胃窦－体部胃壁局部不规则增厚向胃腔凸起，强化明显，局部凹陷溃疡形成，相应胃壁外缘毛糙（白箭），脂肪间隙模糊不清，考虑侵犯胃壁浆膜（脏层腹膜）及周围脂肪。B—C.大网膜左侧区域多发淋巴结显示。D.手术病理：（胃窦）低分化腺癌，侵及浆膜层内脂肪组织，脉管内见癌栓，侵犯神经束。免疫组化：CK（+++）、CK7（++）、CK20（－）、CEA（－）、Her-2（+）、Ki-67（约 50%+）、P53（++）、CD34（+）、D2-40（+）、S-100（+）、MSH2（++）、MSH6（++）、MLH1（+）、PMS2（+）。上切缘及下切缘均未见癌累及；送检大网膜未见癌累及；淋巴结有癌转移（5/29）（胃周淋巴结 5/22、自查肿物旁淋巴结 0/7）。

图 7-4　病例 4 影像图

病例 5 女性，57 岁，胃小细胞癌，pT4bN3Mx，如图 7-5。

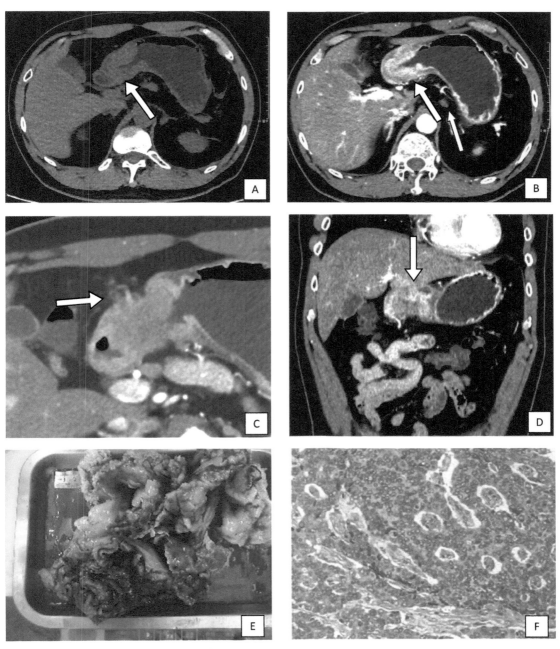

A.全腹部 CT 平扫，胃窦部胃壁不规则增厚并凸向胃腔，相应区域胃腔变窄，累及长度约 3.9 cm。B.CT 增强动脉期，病灶不均匀明显强化，局部可见黏膜不规则增厚，胃小弯后方见淋巴结。C—D.CT 增强动脉期，病变区局部胃壁外缘毛糙，邻近脂肪斑片状密度增高（图 7-5C 白箭），肝脏局部受累强化（图 7-5D 白箭）。E—F.手术切除标本及病理：（胃窦）低分化神经内分泌肿瘤，符合小细胞癌，Laurén 分型为不确定型，浸润胃壁全层并累及胃周脂肪组织、肝脏，可见有血管、淋巴管及神经浸润；两端切缘未见

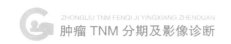
癌累及。免疫组化：CK（+）、CK7（++）、CEA（++）、CD34（+）、D2-40（−）、S-100（+）、P53（−）、MSH2（+）、MSH6（+）、PMS2（弱+）、MLH1（+）、Her-2（−）、Ki-67（约60%+）；原位杂交 EBER（−）、Syn（+）、CgA（+）、CD56（+）。特殊染色 Ag、PAS 支持诊断；淋巴结有癌转移（第3组淋巴结1/2，另可见1枚纤维脂肪组织癌结节；第4组淋巴结0/5；第5组淋巴结2/4，第6组淋巴结2/3，另可见1枚纤维脂肪组织癌结节；第7、8、9组淋巴结0/3，第12组淋巴结0/2，另可见1枚纤维脂肪组织癌结节）。

图 7-5　病例 5 影像图

 病例 6　男性，63 岁，胃低分化腺癌，T4bN2M0，如图 7-6。

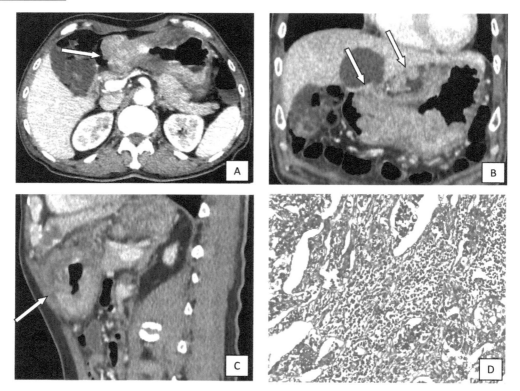

A.CT 增强门静脉期轴位，增厚胃窦壁呈不均匀明显强化。B.CT 增强门脉期冠状位，病灶局部侵犯相邻肝脏，胃周多发肿大淋巴结。C.CT 增强矢状位，病变侵犯相邻前腹壁。D.手术病理：（胃肿瘤）胃低分化腺癌，Laurén 分型弥漫型，局部见黏液湖形成，浸润胃壁肌层，侵犯脉管，见血管内癌栓，周围胃组织可见纤维化反应及淋巴细胞浸润；两端切缘未见癌残留。胃壁上找到淋巴结12个，其中1个见转移性癌灶。免疫组化：MLH1（++），MSH6（++），MSH2（++），PMS2（++），CK7（+）Villin（+），CDX-2（++），HER-2（−），EGFR（+），CEA（−），CK20（+），P53（+），CD34（−），Ki-67（+，50%）；（胃周淋巴结）淋巴结19个，其中5个淋巴结见转移性癌灶，淋巴结局部见治疗后的纤维反应；纤维脂肪的小血管内见癌栓。

图 7-6　病例 6 影像图

四、结构式诊断报告

目前，胃癌的治疗方式主要取决于 TNM 分期。CT 增强检查是提供临床诊断、是否适合手术治疗、评估手术范围及患者预后的重要影像学检查，具有重要的指导意义。然而在实际工作中，CT 在胃癌 T1 期与 T2 期的鉴别仍然存在难度，目前临床上主要通过超声内镜检查进行鉴别。随着每天的影像报告书写量增大，报告书写细节及完整性会受到影像诊断医师个人差异的影响，从而影响诊断报告质量。结构式报告可以将肿瘤的影像学评估更加规范化、全面化，不仅节约了影像诊断医生的时间成本，更提高了与临床医生的沟通价值，当影像报告提供了更全面的肿瘤信息时，临床医生将更精准地为患者提供临床治疗方案。以下是根据 TNM 分期整理出的结构式报告参考模板。

1. 影像所见

①胃腔充盈情况：□良好　□欠佳　□不良

②肿瘤发生部位：

胃贲门部 / 胃底 / 胃体 / 胃窦部，胃小弯 / 胃大弯；

胃贲门部肿瘤无 / 有侵袭食管（侵袭食管的范围_____ ）。

③病变形态：圆形 / 类圆形 / 不规则形，结节 / 肿块。

④肿瘤大小：____cm×____cm×____cm。

⑤ CT 平扫：等 / 稍低 / 稍高密度，密度均匀 / 不均匀（有 / 无出血、坏死），肿瘤实质区 CT 值_____HU。

⑥ CT 增强扫描：轻中度 / 显著强化，均匀 / 不均匀强化，动脉期 CT 值_____HU，静脉期 CT 值_____HU，无 / 有肿瘤溃疡形成。

⑦ T 分期评估：

□肿瘤侵犯胃黏膜固有层，黏膜肌层或黏膜下层沉；

□肿瘤侵犯胃壁固有肌层；

□肿瘤穿透浆膜下结缔组织，但未侵犯脏层腹膜或邻近结构；

□肿瘤侵犯浆膜（脏层腹膜）或邻近结构_____。

⑧ N 分期评估：

□无区域淋巴结肿大；

□有区域淋巴结肿大　□ 1—2 枚　□ 3—6 枚　□ ≥ 7 枚；

□不能确定。

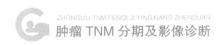

⑨ M 分期评估：

□无远处转移；

□有远处转移

　　□远隔（非区域）淋巴结转移，□其他脏器转移_____。

2. 影像诊断

胃贲门部 / 胃底 / 胃体 / 胃窦部胃癌，T_____N_____M_____。

参考文献

［1］陕飞，李子禹，张连海，等 . 国际抗癌联盟及美国肿瘤联合会胃癌 TNM 分期系统（第八版）
　　简介及解读［J］. 中国实用外科杂志，2017, 37（1）：15-17.

［2］刘婧，王可，秦乃姗，等 . 胃癌增强 CT 术前分期结构式报告可行性研究［J］. 实用放射学
　　杂志，2021（5）.

［3］DOBRANOWSKI J, SOMMER W. Structured Radiology Reporting: Addressing the
　　Communication Quality Gap［J］. SN Comprehensive Clinical Medicine, 2019, 1（6）：
　　397-407.

第八章

小肠癌 TNM 分期及影像诊断

一、概述

2016 年，AJCC 和 UICC 联合发布了第八版小肠癌分期系统，并于 2018 年 1 月 1 日在全球启动执行，指导临床医生制定个体化小肠癌诊治策略。小肠肿瘤的 TNM 分期分类规则适用于小肠癌肿，不适用于壶腹癌。疾病必须有组织学检查证实。解剖分区包括十二指肠、空肠、回肠（不包括回盲瓣）。十二指肠的区域淋巴结包括胰十二指肠淋巴结、幽门淋巴结、肝淋巴结（胆总管周围淋巴结、胆囊淋巴结、肝门部淋巴结）、肠系膜上淋巴结。空肠和回肠的区域淋巴结包括肠系膜淋巴结、肠系膜上淋巴结。对于回肠末端，其区域淋巴结为包括盲肠后淋巴结的回结肠淋巴结。

二、TNM 分期

1.T 分期

Tx：原发肿瘤无法评估。

T0：无原发肿瘤证据。

Tis：原位癌。

T1：肿瘤侵犯黏膜固有层，黏膜下层。

  T1a 肿瘤侵犯黏膜固有层。

  T1b 肿瘤侵犯黏膜下层。

T2：肿瘤侵犯固有肌层。

T3：肿瘤穿过肌层侵及浆膜下层或无腹膜覆盖组织（肠系膜或腹膜后）。

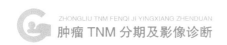

T4：肿瘤穿透腹膜或直接侵及其他器官或结构［包括其他小肠袢、肠系膜、腹膜后、经浆膜侵及胰腺或胆管（仅对十二指肠而言）］。

2.N 分期

Nx：区域淋巴结无法评估。

N0：无区域淋巴结转移。

N1：1—2 枚区域淋巴结转移。

N2：≥ 3 枚区域淋巴结转移。

3.M 分期

M0：无远处转移。

M1：有远处转移。

小肠癌 AJCC 第八版分期系统

分期	T	N	M
0 期	Tis	N0	M0
I	T1—2	N0	M0
II A 期	T3	N0	M0
II B 期	T4	N0	M0
III A 期	AnyT	N1	M0
III B 期	AnyT	N2	M0
IV 期	AnyT	AnyN	M1

三、影像病例展示

 病例1 女性，81岁，十二指肠癌 T1bN0M0，如图8-1。

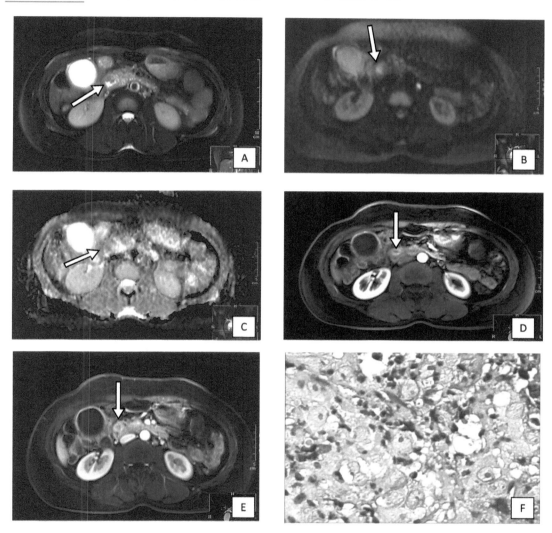

A.T2WI，十二指肠乳头区肠黏膜下见结节状病灶，病变为等/稍低信号。B—C.磁共振 DWI 高 b 值（b=1000）病灶呈稍高信号，相应 ADC 图呈低信号。D—E.MRI 增强动脉晚期和静脉期，病变呈均匀轻度强化。F.手术病理：十二指肠乳头黏膜符合腺癌，部分黏膜结构破坏，其间散在核大、异型的上皮细胞。免疫组化：CK（++）、CK20（+）、CK7 灶性（+）、CEA 灶性（+）。十二指肠乳头部中分化腺癌，浸润黏膜下，未见明确脉管及神经侵犯。免疫组化：CDX2（+）、CK20（+）、CK7（+）、Villin（+）；胆囊、胆总管及胰腺组织未见癌累及；十二指肠两端切缘组织（−）；胆总管旁无肿大淋巴结（−），胰腺旁肿大淋巴结无转移癌（0/2）；（第8组淋巴结）淋巴结反应性增生，无癌（0/2）。

图8-1　病例1影像图

病例 2　男性，69 岁，十二指肠降段癌，T2N0M0，如图 8-2。

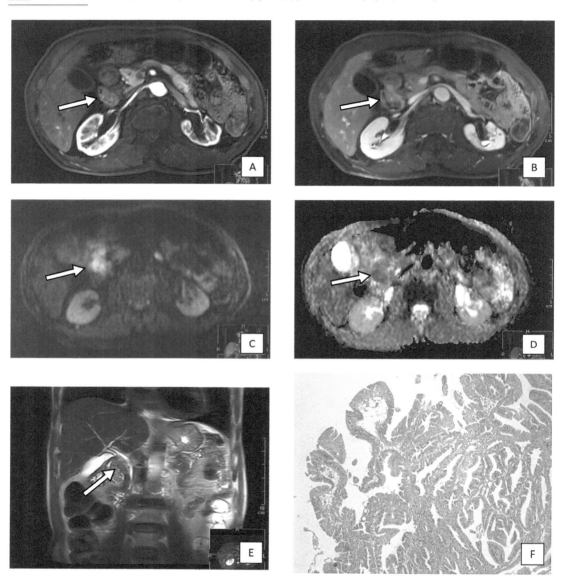

A—B.磁共振增强扫描动脉期和门脉期，十二指肠降段内侧壁局部增厚（白箭），增强扫描呈较均匀明显强化。C—D.DWI 高 b 值（b=1000）增厚肠壁呈高信号，相应 ADC 图呈低信号。E.T2WI 冠状位十二指肠降段内侧壁局部呈稍高信号。F.手术病理：（十二指肠肿物）高分化腺癌，镜下腺体呈绒毛状、管状，小区见有筛状结构，肿瘤绝大部分位于黏膜内，仅小区累及浅肌层，切缘黏膜结构与形态均较好。免疫组化：CK（+++）、CEA（++）、CA19-9（++）、Villin（++）、Actin（-）、Ki-67 阳性率约 30%。

图 8-2　病例 2 影像图

病例 3　男性，62 岁，十二指肠癌，T2N0M0，如图 8-3。

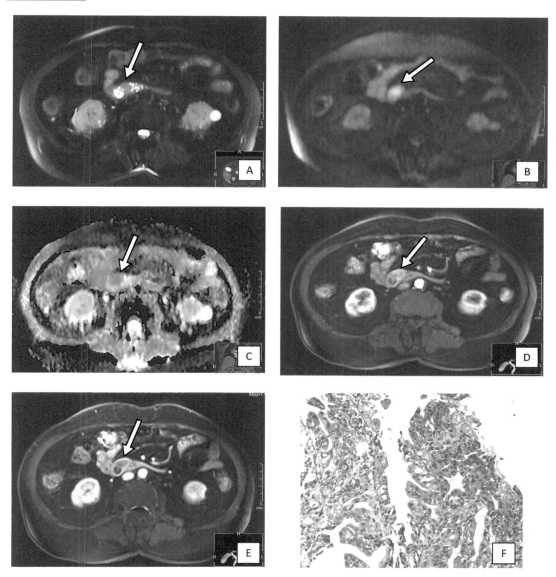

A.T2WI-FS，十二指肠病变呈结节状稍高信号。B—C.DWI 高 b 值（b=1000）病变呈高信号，相应 ADC 图呈低信号。D—E.磁共振增强扫描动脉期及门脉期，病灶呈轻度均匀强化，病变肠壁外缘光整，周边脂肪组织结构清晰。F.手术病理：十二指肠高分化腺癌，肿瘤未穿过肌层侵及浆膜。

图 8-3　病例 3 影像图

病例 4 男性，39 岁，十二指肠癌，T4N1M0，如图 8-4。

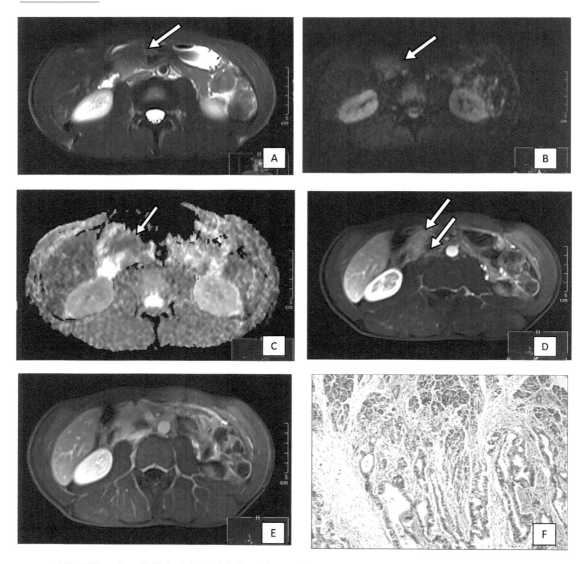

A.MR-T2WI，十二指肠水平部见稍高信号软组织肿块影（箭），邻近组织受侵，结构欠清。B—C.磁共振 DWI，高 b 值（b=1000）肿块呈稍高信号，相应 ADC 图呈低信号，提示病变扩散受限（箭）。D—E.磁共振增强扫描动脉晚期和静脉期，肿块呈均匀中度强化，边缘不规则，邻近组织结构模糊。F.手术病理：十二指肠壶腹高 – 中分化腺癌，浸润肠壁全层，并累及胰腺部分组织，可见有脉管内浸润。免疫组化：CK19（+++）、CK7（+++）、CK20（+++）、Villin（+++）、CEA（++）、CDX-2（+）、Ki-67 阳性率约 30%；肿物周围肠壁上找到淋巴结 1/2，有癌转移；胃切缘、下切缘及胰腺切缘均未见有肿瘤残留；（上腹部第 15 组）淋巴结 0/2 有癌转移；（上腹部第 8 组）淋巴结 0/11 有癌转移。

图 8-4 病例 4 影像图

四、结构式诊断报告

小肠癌推荐按照 CT 小肠造影或 MRI 小肠造影检查前准备及扫描方案。

（一）检查准备

①患者于检查前一天低渣饮食，避免服食豆制品等产气较多的食物。晚餐后禁食，晚餐后半小时左右口服缓泻剂（聚己二醇电解质散）。

②检查当日早上禁食，检查前将 20% 甘露醇 250 mL 加 1250 mL 温水配成 1500 mL 2.5% 等渗溶液，在 1～1.5 小时内分次匀速喝下，如：一次喝下 300 mL，每隔 15 分钟喝一次，75 分钟即可喝下 1500 mL。扫描前 10 min 注射山莨菪碱 10 mg，有利于小肠充分充盈扩张并减少蠕动。

③对于儿童和老年人等耐受能力差者，可酌情减少饮用对比剂。

④完全肠梗阻的患者不能清肠及口服对比剂。

⑤前列腺肥大、青光眼和心律不齐等患者禁注山莨菪碱。

（二）CT 或 MRI 报告推荐模板

1. 影像所见

病变部位：□十二指肠　□空肠　□回肠（不包括回盲瓣）

病变形态：□结节　　　□肿块　□不规则形

病变大小：结节 / 肿块大小＿＿ cm ×＿＿ cm ×＿＿ cm。

　　　　　　肠壁浸润型　肿瘤范围＿＿ cm，最厚层面＿＿ cm。

平扫密度 / 信号：无 / 有 CT（等 / 稍高 / 稍低密度，密度均匀 / 不均匀）；无 / 有 MRI（T1WI 呈＿＿信号、T2WI 呈＿＿信号，信号均匀 / 不均匀，DWI 无 / 有扩散受限，ADC 值约＿＿ × 10^{-3} mm^2/s）。

增强扫描：轻中度 / 显著强化，均匀 / 不均匀强化，强化特点＿＿＿＿＿＿。

T 分期　□ T1：肿瘤侵犯黏膜固有层

　　　　　　　　□ T1a　肿瘤侵犯黏膜固有层

　　　　　　　　□ T1b　肿瘤侵犯黏膜下层

　　　　　　□ T2：肿瘤侵犯固有肌层

　　　　　　□ T3：肿瘤穿过肌层侵及浆膜下层或无腹膜覆盖组织（肠系膜或腹膜后）

　　　　　　□ T4：肿瘤穿透腹膜或直接侵及其他器官或结构（包括其他小肠袢、肠

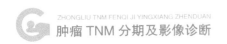

系膜、腹膜后、经浆膜侵及胰腺或胆管（仅对十二指肠而言）

N 分期　□区域可疑阳性淋巴结数量____枚　　最大短径____ cm

M 分期　□ M0：无远处转移　□ M1：有远处转移（转移脏器：_____）

其他征象：_____。

2. 诊断意见

□十二指肠癌 / □空肠癌 / □回肠癌，T（　）N（　）M（　）。

第九章

结直肠癌 TNM 分期及影像诊断

一、概述

2016 年，AJCC 和 UICC 联合发布了第八版结直肠癌 TNM 分期系统，于 2018 年 1 月 1 日在全球启动执行，并指导临床医生制订个体化结直肠癌诊治策略。第八版结直肠癌 TNM 分期系统仍然以病理解剖学分期为基础。其中，针对第七版分期中的原发肿瘤（T）、区域淋巴结（N）、远隔部位转移（M）均有一些更新及补充。

T 分期变更：第八版 T 分期相对于前一版本暂无更新内容。

N 分期变更：第八版结直肠癌 TNM 分期系统更加明确了大部分肿瘤种植结节（tumor deposit，TD）来源于淋巴及血管的浸润，其数量、形态、大小不改变原发肿瘤 T 分期和阳性淋巴结数。本次更新重申了血管淋巴管浸润（lymphovascular invasion，LVI）概念，将 LVI 定义为在任何病灶发现血管壁或其残留物可以认定存在血管淋巴管浸润，并认为 LVI 是重要的预后相关因素，值得临床关注。

M 分期变更：第八版结直肠癌 TNM 分期系统进一步细化了远处转移（metastasis，M），根据患者预后情况，将预后更差的腹膜播散与单纯内脏转移进行细分，把结直肠癌伴随腹膜转移定义为 M1c，将 M1b 的定义修改为"转移灶超出一个器官或部位，但不伴有腹膜转移"。

二、TNM 分期

1.T（原发肿瘤）分期

Tx：原发肿瘤无法评估。

T0：无原发肿瘤的证据。

Tis：原位癌，局限于上皮内或侵犯黏膜固有层。

T1：肿瘤侵犯黏膜下层。

T2：肿瘤侵犯固有肌层。

T3：肿瘤穿透固有肌层到达浆膜下层，或侵犯无腹膜覆盖的结直肠旁组织。

T4：

    T4a   肿瘤穿透腹膜脏层。

    T4b   肿瘤直接侵犯或粘连于其他器官或结构。

2.N（区域淋巴结）分期

Nx：区域淋巴结无法评估。

N0：无区域淋巴结转移。

N1：有 1—3 枚区域淋巴结转移。

    N1a   有 1 枚区域淋巴结转移。

    N1b   有 2—3 枚区域淋巴结转移。

    N1c   浆膜下、肠系膜、无腹膜覆盖结肠 / 直肠周围组织内有肿瘤种植（TD），无区域淋巴结转移。

N2：有 4 枚以上区域淋巴结转移。

    N2a   4—6 枚区域淋巴结转移。

    N2b   7 枚及更多区域淋巴结转移。

3.M（远处转移）分期

M0：无远处转移。

M1：有远处转移。

    M1a   远处转移局限于单个器官（如肝、肺、卵巢、非区域淋巴结），但没有腹膜转移。

    M1b   远处转移分布于一个以上的器官。

    M1c   腹膜转移有或没有其他器官转移。

三、影像病例展示

（一）结肠癌

 病例 1 女性，63 岁，升结肠腺癌，T2N0Mx，如图 9-1。

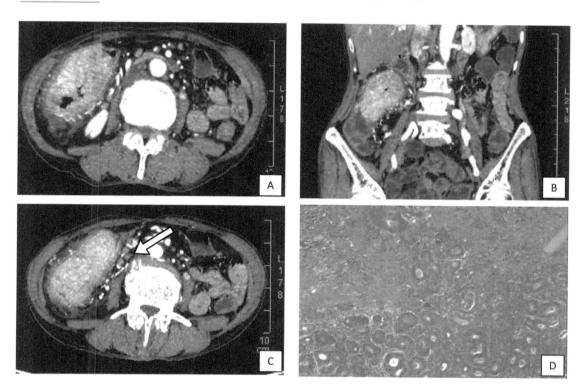

A—B.上腹部 CT 增强动脉期，升结肠肠壁不规则增厚，增强扫描强化明显，相应肠腔狭窄，肠壁相对低强化，浆膜层连续性完整。C.上腹部 CT 增强静脉期，肠旁数个反应性增生淋巴结（箭）。D.手术病理：升结肠中分化腺癌，隆起型，侵犯至浅肌层，脉管内未见癌栓，未见侵犯神经束，淋巴结无癌转移（0/26），（肠旁淋巴结 0/13、中间组淋巴结 0/5、中央组淋巴结 0/8）。免疫组化：CK（+）、CK7（-）、CK20（+）、Villin（++）、CEA（弱+）、P53（-）、Ki-67（约 60%+）、EGFR（-）、D2-40（-）、CD34（-）、MLH1（+）、MSH2（+）、MSH6（+）、PMS2（+）。

图 9-1 病例 1 影像图

病例 2 女性，82 岁，升结肠腺癌，T3N0M0，如图 9-2。

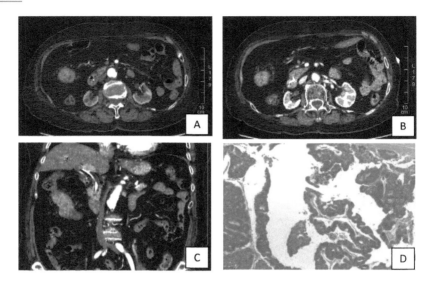

A—C.上腹部 CT 增强动脉期，升结肠肠壁不规则增厚、肠腔狭窄，相应肠壁浆膜面模糊伴外缘少许条索影，区域淋巴结未见明显增大。D.手术病理：升结肠中分化管状腺癌，癌组织浸润肠壁全层并累及浆膜下层，侵犯肌间神经，未见血管内癌栓；（肿瘤旁肠旁淋巴结）淋巴结 1 个，未见转移性癌；（肠系膜内淋巴结）淋巴结 2 个，未见转移性癌。免疫组化：PMS2（++）、MLH1（+++）、MSH6（+++）、MSH2（+++）、CEA（+++）、CK（+++）、CK20（+++）、HER-2（2+）、Ki-67（+，60%）、EGFR（+++）、CD34（-）、CDX-2（+++）、D2-40（-）。

图 9-2　病例 2 影像图

 病例 3 女性，38 岁，升结肠腺癌，T3N1aM0，如图 9-3。

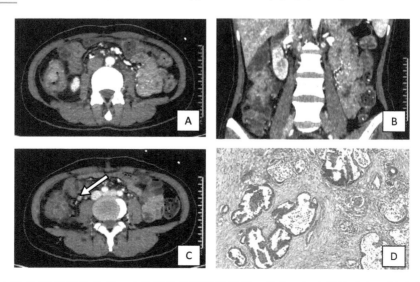

A—B.上腹部 CT 增强动脉期，升结肠肠壁不规则增厚、强化，相应肠腔狭窄，肠壁浆膜面模糊伴

浆膜层外缘少许条索影；C.上腹部 CT 增强静脉期，中间组反应性增生淋巴结（箭）；D.手术病理：升结肠肿物中分化腺癌，G2，肿瘤浸润穿过肌层至浆膜下层，可见脉管癌栓、神经束侵犯。1 颗淋巴结见转移癌（1/12），其中肠旁淋巴结（1/4）、中间淋巴结（0/4）、中央淋巴结（0/4）。病理分期：pT3N1Mx。免疫组化：MSH2（++）、PMS2（+）、MLH1（++）、MSH6（++）、CK20（+，小灶）、CK7（++）、S-100（+）、CD34（+）、CEA（+++）、Ki-67（+，70%）、D2-40（-）、Vimentin（-）、CK（+++）。

图 9-3　病例 3 影像图

病例 4　男性，39 岁，结肠脾曲腺癌，T3N1bM0，如图 9-4。

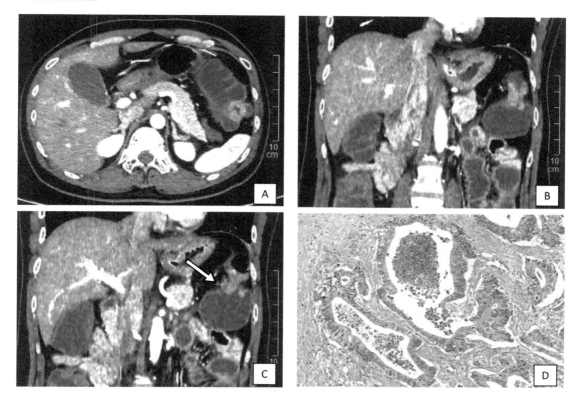

A—B.上腹部 CT 增强动脉期，结肠脾区肠壁不规则增厚，相应肠壁浆膜面稍模糊。C.上腹部 CT 增强静脉期冠状位，肠旁组转移性小淋巴结（箭），短径 3 mm。D.手术病理：结肠脾曲中分化腺癌，G2。肿物浸润穿过肌层侵及浆膜层，侵犯血管、神经束，见癌栓，区域见浸润癌组织。（中间淋巴结）5 颗，2 颗见转移癌（2/5）；（中央淋巴结）4 颗，未见转移癌（0/4）；（癌旁组织）2 颗淋巴结，1 颗见转移癌（1/2）。免疫组化：MSH2（++）、MSH6（++）、PMS2（++）、MLH1（+++）、Ki-67（+，60%）、CK7（-）、CK20（++）、S-100（+）、P53（++）、CA199（++）、CD34（+）、D-40（+）、CEA（++）、CA125（-）、Vimentin（-）。

图 9-4　病例 4 影像图

病例 5　男性，61 岁，降结肠腺癌，T4aN0M0，如图 9-5。

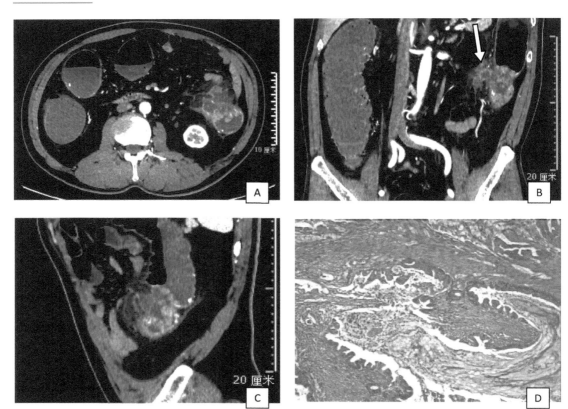

A—C.上腹部 CT 增强动脉期，降结肠见结节状软组织影凸入肠腔内，肿瘤突破肠壁外缘（箭），周围脂肪间隙模糊并见大量条索及结节影，区域淋巴结未见明显增大。D.手术病理：降结肠中分化腺癌，其中黏液腺癌约占 90%，管状腺癌约 10%，浸润肠壁全层并累及浆膜外脂肪组织；淋巴结 10 枚，均未见有癌转移（肠旁 0/3、中间组 0/2、中央组 0/5）。免疫组化：CK7（−）、CK20（+++）、CEA（+++）、Villin（+++）、MUC-2（++）、MUC-6（−）、CD34（−）、D2-40（−）、MSH2（+++）、MSH6（+++）、PMS2（+++）、MLH1（+++）、P53（弱阳，野生型表达）、Her-2（2+，不确定性）、Ki-67（+，40%）。

图 9-5　病例 5 影像图

病例 6 男性，40 岁，升结肠腺癌，T4aN1cM0，如图 9-6。

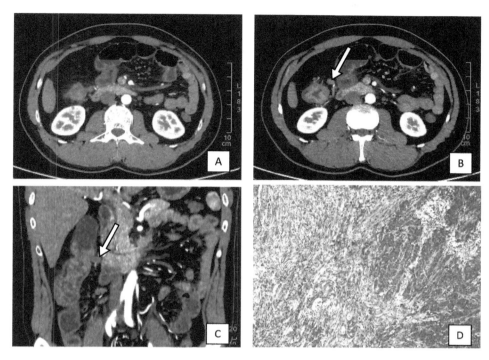

A.上腹部 CT 增强动脉期，升结肠肠壁不规则增厚、肠腔狭窄，相应肠壁外缘不规则，周围脂肪间隙模糊并见较多条索影。B—C.上腹部 CT 增强动脉期，中间组反应性淋巴结（箭）。D.手术病理：升结肠低分化腺癌（4 级），浸润肠壁全层并突破浆膜累及至周围脂肪组织；肿瘤侵犯肠壁血管、淋巴管及神经束，并形成肠壁上转移性卫星癌结节（最长径 2 cm）。（肠旁组、肠系膜、血管根部 LN）淋巴结共计 5+7+2=14 个，均未见转移性肿瘤。免疫组化：CK20（+）、CEA（+）、CDx2（+）、PMS2（-）、MLH1（+）、MSH2（+）、MSH6（+）、Her-2（+，< 25% 胞膜不完整阳性）、CD34（+，血管）、D2-40（+，淋巴管）、NSE（+，神经束）、P53（+）、EGFR（+）、Ki-67 阳性率＞ 75%。

图 9-6 病例 6 影像图

 病例 7 女性，75 岁，升结肠腺癌，T4aN2bM0，如图 9-7。

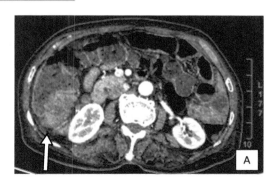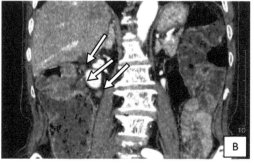

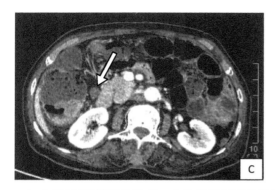
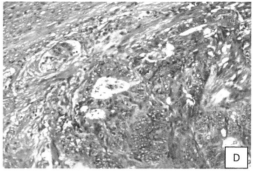

A.上腹部 CT 增强动脉期，升结肠肠壁不规则增厚、强化，相应肠腔狭窄，肠壁外缘不规则，并侵犯腹膜（箭），周围脂肪模糊并见少量密度增高影。B—C.上腹部 CT 增强动脉期，肠旁组多个转移性淋巴结（箭）。D.手术病理：升结肠多中心性或多发性腺癌。①近心端为结肠黏液腺癌，Ⅲ级，浸润肠壁全层并累及血管、淋巴管及神经束，可见脉管内癌栓形成；肿瘤周围肠壁上淋巴结广泛性癌转移（选取 88 个均见转移性癌灶），局部融合成癌结节，并累及周围脂肪组织。②远心端为结肠高分化管状腺癌，浸润肠壁黏膜下层，未见脉管侵犯及管内癌栓。（升结肠中央组、中间组、肠旁组）淋巴结 0/6+0/3+3/8=3/17 个见转移性黏液腺癌。免疫组化：CK（+）、CEA（+）、CDx2（+）、CK20（+）、HER-2（-）、P53（+，约 65%）、P63（-）、D2-40（+，淋巴管）、PMS2（+）、MLH1（+）、MSH2（+）、MSH6（+）、VEGF（-）、EGFR（+）、Ki-67 阳性率＞55%。

图 9-7　病例 7 影像图

　病例 8　男性，62 岁，升结肠腺癌，cT4aN2bM1b，如图 9-8。

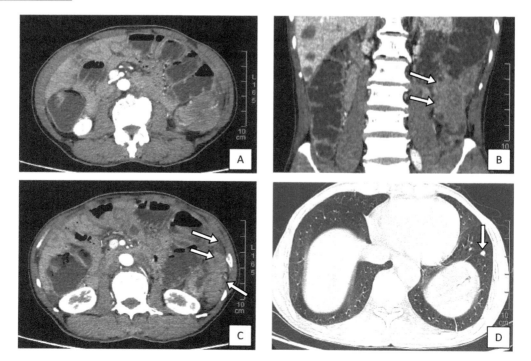

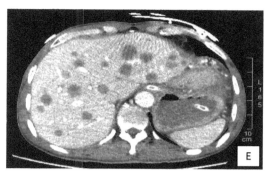
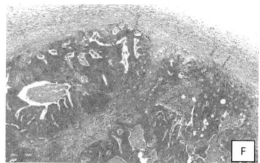

A—B.上腹部 CT 增强动脉期,降结肠肠壁不规则增厚,突破浆膜层,肠壁外缘不规则(箭)。C.上腹部 CT 增强动脉期,肠旁见数个结节影,部分融合,与肿块分界不清,强化方式与降结肠肿块类似。D.胸部 CT 肺窗,左肺下叶转移灶(箭)。E.上腹部 CT 增强静脉期,肝内多发转移瘤。F.肠旁结节病理:(腹腔肿瘤结节)转移或浸润性腺癌,可见癌栓。免疫组化:MSH6(+++)、MSH2(++)、MLH1(+++)、PMS2(++)、Ki-67(+,60%)、CK20(++)、CK19(+++)、CK7(-)。

图 9-8 病例 8 影像图

 病例 9 男性,59 岁,乙状结肠腺癌,T4bN0M0,如图 9-9。

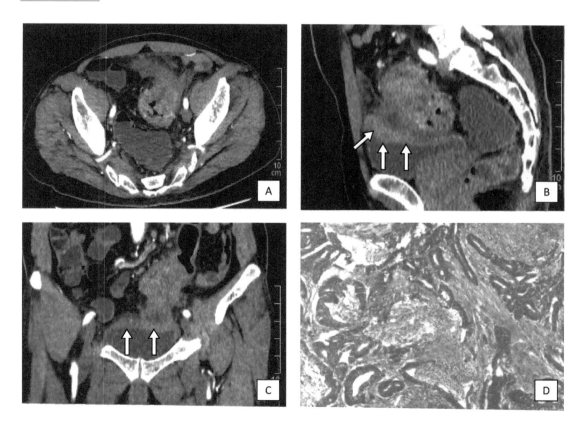

A—C.上腹部 CT 增强动脉期,乙状结肠局部肠壁不规则增厚、管腔狭窄,肿块与膀胱分界不清,相

邻膀胱壁明显增厚，区域淋巴结未见明显增大。D. 手术病理：乙状结肠中分化管状腺癌，癌组织浸润肠壁全层及脂肪，侵犯肠壁肌间神经，肿瘤穿透肠壁浆膜层累及膀胱壁，未见血管内癌栓；（肠旁淋巴结）淋巴结 4 个，无癌转移；（肠系膜中间淋巴结）淋巴结 14 个，无癌转移；（肠系膜血管根部淋巴结）淋巴结 9 个，无癌转移。免疫组化：PMS2（+++）、MLH1（+++）、MSH6（+++）、MSH2（+++）、D2-40（－）、CD34（－）、Ki-67（+，75%）、CDX-2（+++）、HER-2（－）、P53（－）、CK（+++）、EGFR（++）。

图 9-9　病例 9 影像图

病例 10　　男性，52 岁，升结肠腺癌，T4bN1bM0，如图 9-10。

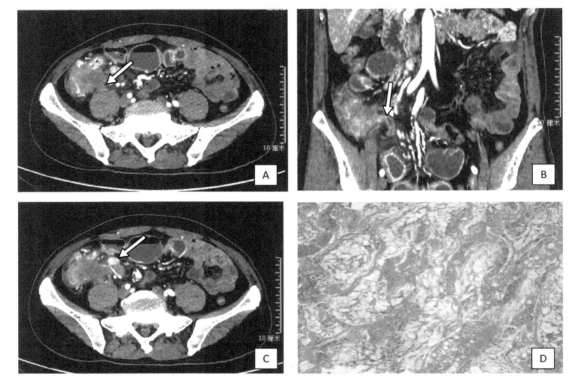

A. 上腹部 CT 增强动脉期，升结肠肠壁不规则增厚，相应肠壁不规则，可见肿块突出肠壁外（箭），周围脂肪间隙模糊。B. 上腹部增强动脉期冠状位：升结肠肿块与阑尾分界不清，相邻阑尾管壁增厚，增强扫描明显强化。C. 上腹部 CT 增强动脉期冠状位，肠旁淋巴结反应性增生。D. 手术病理：升结肠中分化管状腺癌，少部分为黏液腺癌（约占 10%），浸润肠壁全层并累及周围脂肪组织；可见有神经及淋巴管内浸润；阑尾根部可见有癌组织累及；（肠旁组）淋巴结 0/8、（中间组）淋巴结 1/6、（中央组）淋巴结 2/12，有癌转移。免疫组化：CK7（－）、CK20 灶性（+）、CEA（+++）、Villin（+++）、MUC-2（少个别 +）、CD34 血管（+）、D2-40 淋巴管（+）、P53（++，突变型表达）、MSH2（+++）、MSH6（+++）、PMS2（+++）、MLH1（+++）、Her-2（3+，阳性）、Ki-67（+，40%）。

图 9-10　病例 10 影像图

（二）直肠癌

 病例 11 男性，28 岁，下段直肠癌，T2N0M0，如图 9-11。

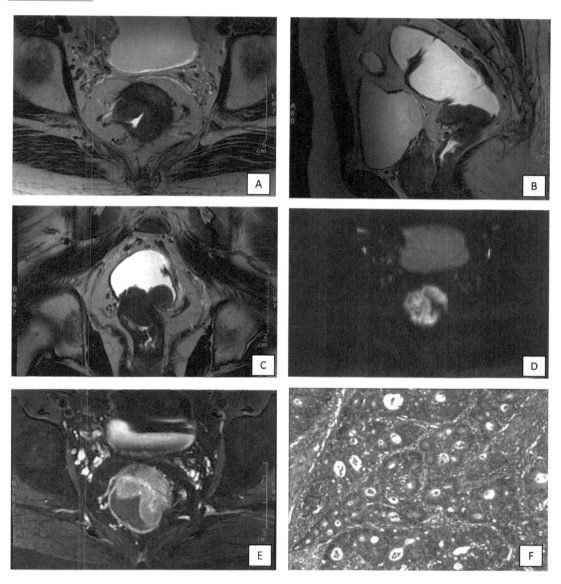

A—C.FS-T2WI 序列，直肠左前壁不均匀增厚，呈不规则软组织肿块影突向肠腔，呈稍高信号，低信号肌层连续，肠壁外缘光整。D.DWI 序列肿瘤呈高信号。E.FS-T1WI+C，肿块呈较均匀明显强化。F.手术病理：直肠中分化腺癌，浸润至深肌层，未突破浆膜层，脉管内未见癌栓，未见侵犯神经束；免疫组化：CK7（－）、CK20（－）、CEA（＋）、Villin（＋）、P53（弱 +，约 80%）、Ki-67（约 50%+）、EGFR（＋）、D2-40（－）、CD34（－）、MLH1（＋）、MSH2（＋）、MSH6（＋）、PMS2（＋）。上切缘及下切缘均未见癌累及。淋巴结无癌转移（0/19）（中央组淋巴结 0/4、中间组淋巴结 0/7、肠旁组淋巴结 0/8）。

图 9-11　病例 11 影像图

病例 12　　男性，57 岁，下段直肠癌，T3N0M0，如图 9-12。

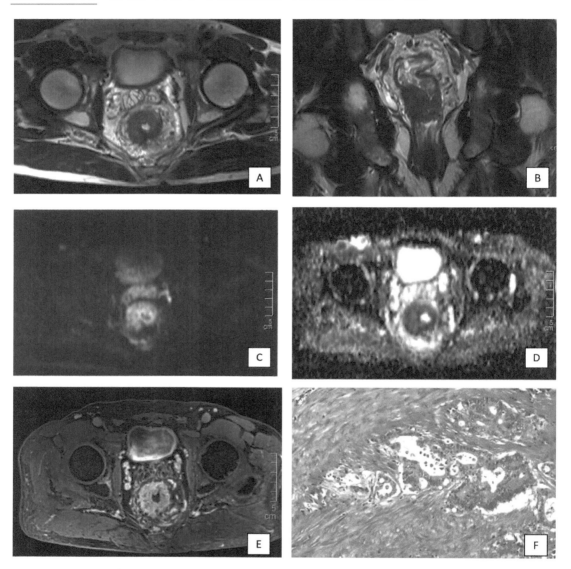

A—B.FS-T2WI 序列，直肠下段肠壁不均匀增厚，右侧壁固有肌层低信号中断，肠壁外侧缘毛糙，可见外突结节影形成。C—D.DWI-ADC 序列，DWI 呈高信号，相应 ADC 图呈低信号。E.FS-T1WI+C，肿块呈较均匀明显强化。F.手术病理：直肠肿物腺癌，中分化，G2。肿瘤穿透固有肌层侵及浆膜层，可见脉管及神经束侵犯，可见癌栓。免疫组化：MSH2（＋）、MSH6（＋）、MLH1（＋）、PMS2（＋）、S-100（＋＋）、CD34（＋/－）、CK20（＋＋）、CK7（－）、CEA（＋＋）、D2-40（－）、Vimentin（－）。（直肠旁周围淋巴结）约 17 枚，均未见转移癌（0/17）。

图 9-12　病例 12 影像图

病例 13 女性，49 岁，下段直肠黏液腺癌，T3N0Mx，如图 9-13。

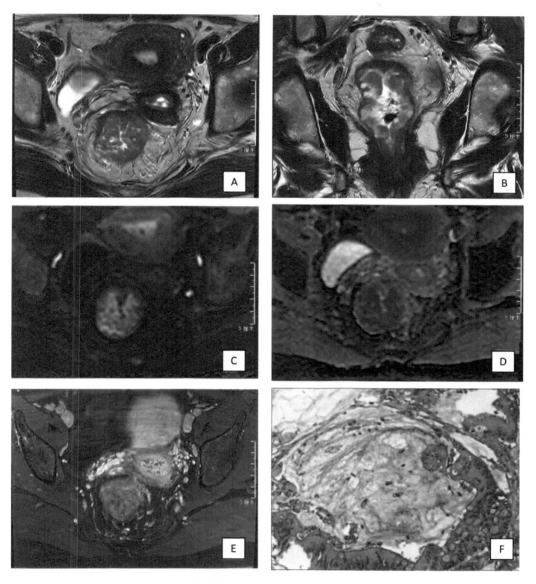

A—B.FS-T2WI 序列，直肠下段见菜花样肿块影，呈稍高信号，内信号不均匀、局部囊变，低信号肌层连续性中断，肠壁外缘毛糙。C—D.DWI-ADC 序列，DWI 呈高信号，相应 ADC 图呈低信号。E.FS-T1WI+C，肿块不均匀明显强化，肠壁外缘毛糙。F.手术病理：直肠黏液腺癌，侵及浆膜层外脂肪组织，脉管内未见癌栓，未见侵犯神经束。免疫组化：CK7（-）、CK20（+）、Villin（+）、P53（弱+，约 70%）、Ki-67（约 50%+）、EGFR（+）、Her-2（-）、MUC2（+++）、D2-40（-）、CD34（-）、MLH1（+）、MSH2（弱+）、MSH6（+）、PMS2（+）。淋巴结无癌转移（0/15）（中央组淋巴结 0/3、中间组淋巴结 0/4、肠旁组淋巴结 0/4、自查肿物旁淋巴结 0/4）。

图 9-13 病例 13 影像图

病例 14　男性，65 岁，下段直肠腺癌，T3N2bM1a，如图 9-14。

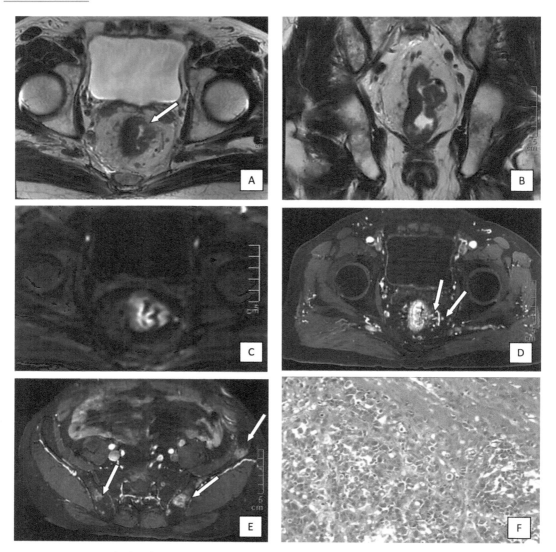

A—B.FS-T2WI 序列，直肠下段肿块，呈稍高信号，低信号肌层连续性中断（箭），肠壁外缘毛糙。C.DWI 序列，肿瘤呈高信号。D.MRI 增强，直肠系膜区多发淋巴结转移（箭）。E.FS-T1WI+C，骨盆多发转移瘤（箭）。F.手术病理：直肠低分化腺癌（菜花样肿物表面为中分化管状腺癌，但肿物下方为弥漫性浸润的低分化腺癌），浸润肠壁全层，可见有血管、淋巴管内浸润。免疫组化：CK7（−）、CK20（+++）、CEA（+++）、Villin（+++）、CD34 血管（+）、D2-40 淋巴管（+）、P53（+++，突变型表达）、MSH2（+++）、MSH6（+++）、PMS2（+++）、MLH1（+++）、Her-2（−）、Ki-67（+，活跃区 80%）；（肠旁）淋巴结 9/9，有癌转移；（中间）淋巴结 4/4，有癌转移；（中央）淋巴结 3/4，有癌转移。

图 9-14　病例 14 影像图

病例 15　男性，83 岁，上段直肠腺癌，T4aN0M1a，CRM（＋），如图 9-15。

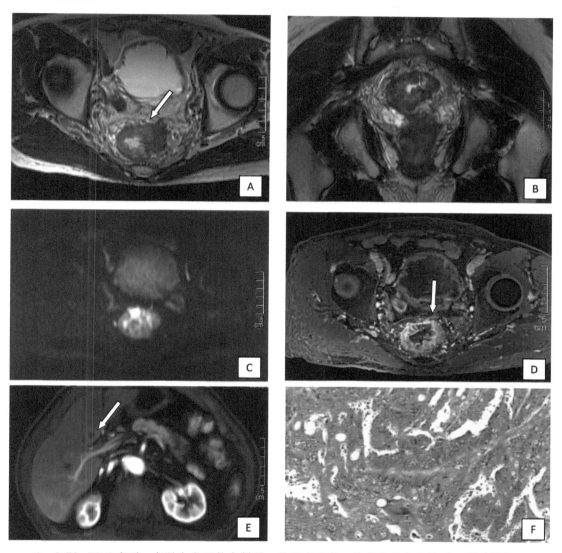

A—B.FS-T2WI 序列，直肠上段不均匀增厚，呈稍高信号，肿块局部侵犯腹膜反折（箭）。C.DWI
序列，肿瘤呈高信号。D.FS-T1WI+C，肿块呈较均匀明显强化，肿块距离系膜筋膜小于 1mm，前方直肠
系膜筋膜增厚并明显强化（箭），CRM（＋）。E.MRI 增强，肝 S4 转移瘤，增强扫描呈环形强化（箭）。
F.手术病理：直肠肿物中分化腺癌，G2，肿瘤穿过肌层侵及浆膜层，未见脉管及神经束浸润，脉管腔内
未见癌栓。免疫组化：MSH6（++）、MSH2（++）、MLH1（++）、PMS2（+）、Ki-67（+，60%）、CEA（++）、
CK7 灶性（+）、CK20（++）、CD34（-）、D2-40（-）、S-100（-）、Vimentin（-）。（肠旁淋巴结）
约 12 枚，均未见癌累及。

图 9-15　病例 15 影像图

病例 16　男性，50 岁，上段直肠腺癌，T4aN0M0，如图 9-16。

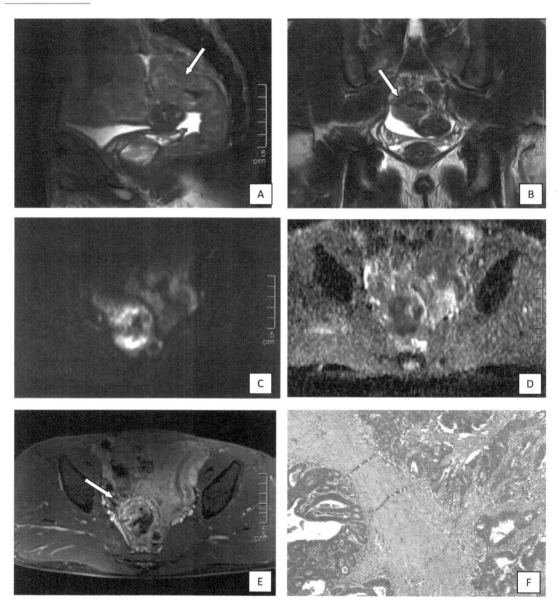

图 9-16　病例 16 影像图

A—B.FS-T2WI 序列，直肠上段肿块，位于腹膜反折上方，呈稍高信号，肿瘤侵犯肠壁全层。C—D.DWI-ADC 序列，DWI 肿块呈高信号，相应 ADC 图呈低信号。E.FS-T1WI+C，肿块强化明显，肠管外侧缘毛糙。F.手术病理：直肠中分化管状腺癌，浸润肠壁全层，累及肌间神经束，见脉管癌栓。免疫组化：CK（+++）、CK20（+）、CEA（+）、HER-2（-）、Ki-67（+，>15%）、CD34（-）、NSE（-）、CK7（-）、Villin（+）、P53（+）、CDX-2（++）、D2-40（-）、Mucin5（+）、Mucin2（++）。（直肠系膜第一组、第二组、第三组）直肠系膜第一组、第二组、第三组淋巴结分别为 6 个、5 个、3 个，均为反应性增生。

病例 17　女性，72 岁，上段直肠腺癌，T4bN2bM0，如图 9-17。

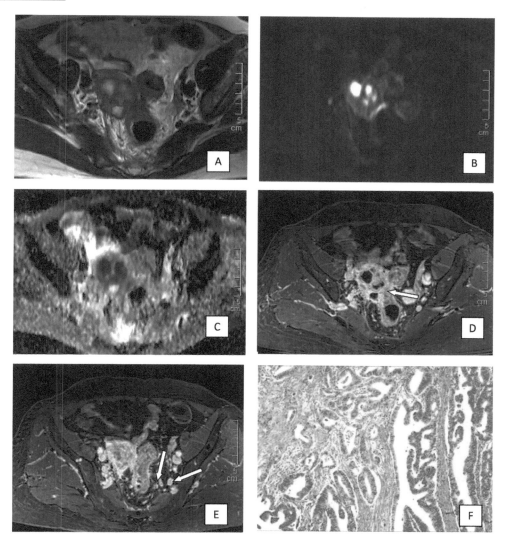

A.FS-T2WI 序列，直肠上段肿块，呈稍高信号，肿瘤侵犯右侧附件。B—C.DWI-ADC 序列，DWI 肿块及卵巢内见高信号，相应 ADC 图呈低信号。D.FS-T1WI+C，肿块强化明显，局部与右侧卵巢分界不清（箭），右卵巢内扩散受限区域未见强化，部分肠管壁外侧缘毛糙。E.肠旁多发转移性淋巴结，增强扫描呈环形强化（箭）。F.手术病理：直肠中分化管状腺癌（G2 级），浸润肠壁全层并突破浆膜层，累及肠壁周围纤维脂肪组织；肿瘤侵犯肠壁上血管、淋巴管及神经束，可见脉管内癌栓；肠壁上淋巴结 3/3 个见转移性癌灶；癌灶一侧肠壁上见囊状（右侧）附件黏附，镜下为卵巢、输卵管转移性中分化腺癌，并慢性化脓性炎性脓肿形成。免疫组化：CK20（＋）、CDx2（＋）、CEA（＋）、MLH1（＋）、PMS2（＋）、MSH2（＋）、MSH6（＋）、Her-2（＋）、EGFR（＋）、CD34（＋）、D2-40（＋）、P53（＋）、NSE（＋，神经束）、Ki-67 阳性率约 55%。（第一组、第二组、第三组）淋巴结共计 4/5+4/7+2/5=10/17 个见转移性癌灶。

图 9-17　病例 17 影像图

病例 18　男性，59 岁，下段直肠腺癌，cT4bN2bM0，如图 9-18。

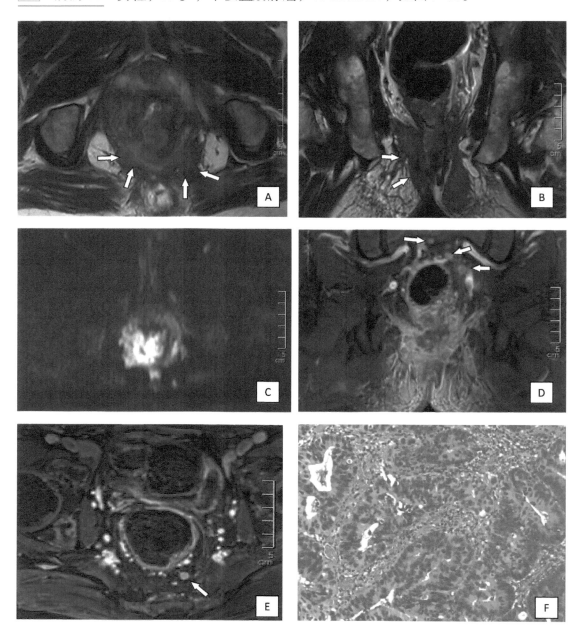

A—B.FS-T2WI 序列，直肠下段肿块，呈稍高信号，肿瘤侵犯肛周复合体（箭）。C.DWI 序列，肿块呈高信号。D—E.FS-T1WI+C，肿块呈不均匀明显强化，与肛周复合体分界不清，邻近软组织见大片状强化，肠旁见多发淋巴结显示，增强扫描呈环形强化。F.肠镜病理：（直肠）中分化腺癌。免疫组化：CK（+）、CEA（+）、CDX-2（+）、CK7（-）。

图 9-18　病例 18 影像图

四、结构式诊断报告

（一）结肠癌

结肠癌术前 TNM 分期推荐行全腹 + 盆腔 CT（平扫 + 增强）扫描，可以同时评估肿瘤本身及有无肝脏转移瘤。CT 报告需评价结肠癌 TNM 分期及有无壁外血管侵犯。推荐胸部 CT 检查用于肺转移瘤的筛查，全身转移瘤的筛查可行 PET–CT 检查。根据中国结直肠癌诊疗规范（2020 年版），结肠癌 CT 结构式报告参考模板如下。

姓名		性别	年龄	影像号	检查日期
检查项目：结肠 CT			临床诊断：		
肿瘤位置			□左半	□右半	□盲肠
			□升结肠	□结肠肝曲	□横结肠
			□结肠脾曲	□降结肠	□乙状结肠
肿瘤大小			肿块型		肿块大小：＿＿mm×＿＿mm
			肠壁浸润型		肿瘤最厚层面：＿＿mm
肿瘤侵犯腹膜后手术切缘（仅适用于升或降结肠）			□有		□无
T 分期			□T1：肿瘤侵犯至黏膜下层		
			□T2：肿瘤侵犯固有肌层，但未穿透固有肌层		
			□T3：肿瘤突破固有肌层＜5 mm □T3：肿瘤突破固有肌层≥3 mm		
			□T4：		
			□T4a：肿瘤侵犯超出腹膜覆盖的表面 　□T4b：肿瘤侵犯邻近器官		
N 分期			□区域可疑阳性淋巴结数量：		最大短径：＿＿mm
			□腹膜后可疑阳性淋巴结数量：		最大短径：＿＿mm
结肠壁外血管侵犯			□有		□无
M 分期			□肝转移		肺转移：□左肺　□右肺
			□腹膜种植转移		□其他转移病变
其他异常征象			□肿瘤穿孔		□肠梗阻
诊断意见：ctT＿＿ N＿＿ M＿＿，壁外血管侵犯（　　　）					

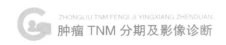
（二）直肠癌

直肠癌术前分期推荐行盆腔高分辨 MRI 平扫＋增强，MRI 报告需明确直肠癌的部位、TNM 分期、直肠系膜筋膜状态、有无壁外血管侵犯。推荐胸部 CT 检查用于肺转移瘤的筛查；肝脏转移瘤建议行肝脏 MRI 增强、CT 增强扫描或超声造影检查，如条件允许建议首选肝脏 MRI 增强；全身转移瘤筛查可行 PET–CT 检查。根据中国结直肠癌诊疗规范（2020 年版），直肠癌 MRI 结构式报告参考模板如下。

姓名	性别	年龄	影像号	检查日期
检查项目：直肠 MRI	临床诊断：			
T 分期				

病变定位	腹膜反折	□腹膜反折以上、未受累 □腹膜反折以下、未受累 □跨腹膜反折、未受累 □腹膜反折受累
	参照肿瘤下缘至肛缘距离定位	□上段直肠癌：10—＜ 15 cm □中段直肠癌：5—＜ 10 cm □下段直肠癌：＜ 5 cm
	肿瘤下缘距肛直肠环距离	＿＿＿ cm
大小	肿块型	斜轴位测量：＿＿＿ mm×＿＿＿ mm 矢状位测量（纵径）：＿＿＿ mm
	肠壁浸润型	斜轴位测量肠壁最厚：＿＿＿ mm 矢状位测量（纵径）：＿＿＿ mm
病变环绕肠周径	□＜ 1/4 周　　□ 1/4—＜ 1/2 周　　□ 1/2—＜ 3/4 周　　□ 3/4—1 周	
浸润程度	□T1：肿瘤侵犯至黏膜下层	
	□T2：肿瘤侵犯固有肌层，但未穿透固有肌层	
	□T3：肿瘤突破固有肌层外膜，到达直肠周围系膜脂肪内□ ＿＿＿ mm	
	□T3a：肿瘤突破肌层＜ 5 mm 　□T3b：肿瘤突破肌层 5—10 mm 　□T3c：肿瘤突破肌层＞ 10 mm	
	□T4：	
	□T4a：肿瘤侵透腹膜或浆膜（上段直肠） 　□T4b：肿瘤侵犯邻近器官	
备注：		

姓名	性别	年龄	影像号	检查日期
N 分期（需综合淋巴结边缘、形态、内部信号特征评价）					
□直肠上动脉周围淋巴结	可疑淋巴结数量：		最大短径：____mm	
□直肠系膜筋膜内淋巴结	可疑淋巴结数量：		最大短径：____mm	
□髂内血管旁淋巴结	可疑淋巴结数量：		最大短径：____mm	
侧方淋巴结				
□闭孔动脉旁淋巴结	可疑淋巴结数量：		最大短径：____mm	
□髂内血管旁淋巴结	可疑淋巴结数量：		最大短径：____mm	
备注：				
M 分期				
□腹股沟淋巴结	可疑淋巴结数量：		最大短径：____mm	
备注：				
直肠系膜筋膜状态	□阳性：前、后、左、右		阳性原因：肿瘤、淋巴结、癌结节、阳性壁外血管侵犯	
	□阴性			
备注：				
直肠壁外血管侵犯	□有：前、后、左、右		部位：□上段 □中段 □下段（参考肿瘤定位）	
	□无			
备注：				
其他异常征象	□提示黏液腺癌可能			
诊断意见：mrT____ N____ M____，直肠系膜筋膜（　），壁外血管侵犯（　）				

（三）结直肠癌肝转移瘤

对于腹部检查考虑肝转移的病例，可使用结直肠癌肝转移瘤 CT 结构式报告。根据中国结直肠癌诊疗规范（2020 年版），结直肠癌肝转移瘤 CT 结构式报告参考模板如下。

姓名	性别	年龄	影像号	检查时间

检查项目：肝转移瘤 CT	临床诊断			
1. 脂肪肝	☐有		☐无	
2. 肝转移瘤数目	☐ 1—3 个	☐ 4—7 个	☐ ≥ 8 个	
3. 肝转移瘤大小	最大病灶最大径：＿＿mm		位于肝脏＿＿段	
4. 病灶分布				
尾状叶	☐肝脏 1 段			
左叶	☐肝脏 2 段	☐肝脏 3 段	☐肝脏 4 段	
右叶	☐肝脏 5 段	☐肝脏 6 段	☐肝脏 7 段	☐肝脏 8 段
5. 与重要血管的关系				
门静脉右支主干	☐未见显示	☐推移移位	☐紧邻	☐分界清楚
门静脉右支分支	☐未见显示	☐推移移位	☐紧邻	☐分界清楚
门静脉左支主干	☐未见显示	☐推移移位	☐紧邻	☐分界清楚
门静脉左支分支	☐未见显示	☐推移移位	☐紧邻	☐分界清楚
肝右静脉	☐未见显示	☐推移移位	☐紧邻	☐分界清楚
肝中静脉	☐未见显示	☐推移移位	☐紧邻	☐分界清楚
肝左静脉	☐未见显示	☐推移移位	☐紧邻	☐分界清楚
下腔静脉	☐未见显示	☐推移移位	☐紧邻	☐分界清楚
6. 肝门区淋巴结	☐有	☐无	最大淋巴结大小：＿＿mm×＿＿mm	
7. 血管变异起源				
肝左动脉	☐肝固有动脉		☐胃左动脉	
肝右动脉	☐肝固有动脉		☐肠系膜上动脉	
肝总动脉	☐腹腔干		☐肠系膜上动脉	☐腹主动脉
8. 不确定转移灶	☐无		☐有	
9. 不确定转移灶位置分布				
尾状叶	☐肝脏 1 段			
左叶	☐肝脏 2 段	☐肝脏 3 段	☐肝脏 4 段	
右叶	☐肝脏 5 段	☐肝脏 6 段	☐肝脏 7 段	☐肝脏 8 段
建议：对于 CT 显示最大径＜10 mm 的病灶，除具有典型转移瘤表现时纳入转移灶，其他情况建议纳入不确定转移灶，进一步行肝脏增强 MRI 进行判断。				
10. 其他				

根据中国结直肠癌诊疗规范（2020 年版），结直肠癌肝转移瘤 MRI 结构式报告参考模板如下。

（仅适用于腹部增强 MRI 考虑肝转移的病例，肝转移治疗后的病例不适用）

姓名	性别	年龄	影像号	检查日期		
检查项目：肝转移瘤 MRI		临床诊断				
1. 肝转移瘤数目		□ 1—3 个	□ 4—7 个	□ ≥ 8 个		
2. 肝转移瘤大小		最大病灶最大径：____ mm		位于肝脏____ 段		
3. 病灶分布						
尾状叶		□ 肝脏 1 段				
左叶		□ 肝脏 2 段	□ 肝脏 3 段	□ 肝脏 4 段		
右叶		□ 肝脏 5 段	□ 肝脏 6 段	□ 肝脏 7 段	□ 肝脏 8 段	
4. 与重要血管的关系						
门静脉右支主干		□ 未见显示	□ 推移移位	□ 紧邻	□ 分界清楚	
门静脉右支分支		□ 未见显示	□ 推移移位	□ 紧邻	□ 分界清楚	
门静脉左支主干		□ 未见显示	□ 推移移位	□ 紧邻	□ 分界清楚	
门静脉左支分支		□ 未见显示	□ 推移移位	□ 紧邻	□ 分界清楚	
肝右静脉		□ 未见显示	□ 推移移位	□ 紧邻	□ 分界清楚	
肝中静脉		□ 未见显示	□ 推移移位	□ 紧邻	□ 分界清楚	
肝左静脉		□ 未见显示	□ 推移移位	□ 紧邻	□ 分界清楚	
下腔静脉		□ 未见显示	□ 推移移位	□ 紧邻	□ 分界清楚	
5. 肝门区淋巴结		□ 有	□ 无	最大淋巴结大小：____ mm × ____ mm		
6. 血管变异起源						
肝左动脉		□ 肝固有动脉		□ 胃左动脉		
肝右动脉		□ 肝固有动脉		□ 肠系膜上动脉		
肝总动脉		□ 腹腔干		□ 肠系膜上动脉	□ 腹主动脉	
7. 不确定转移灶		□ 无		□ 有		
8. 不确定转移灶位置分布						
尾状叶		□ 肝脏 1 段				
左叶		□ 肝脏 2 段	□ 肝脏 3 段	□ 肝脏 4 段		
右叶		□ 肝脏 5 段	□ 肝脏 6 段	□ 肝脏 7 段	□ 肝脏 8 段	
9. 其他						

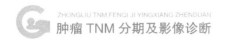

参考文献

［1］中国结直肠癌诊疗规范（2020 年版）［J］. 中华外科杂志，2020，58（8）：561-585.

［2］刘荫华，姚宏伟，周斌，辛灵. 美国肿瘤联合会结直肠癌分期系统（第八版）更新解读［J］. 中国实用外科杂志，2017，37（01）：6-9.

［3］梁长虹，胡道宇，张慧茅，等. 中华影像医学. 消化道卷［M］. 第 3 版. 北京：人民卫生出版社，2019.

第十章

肝细胞癌 TNM 分期及影像诊断

一、概述

原发性肝癌是我国最常见的恶性肿瘤之一，肝细胞癌（hepatocellular carcinoma，HCC）为原发性肝癌最常见的病理类型，肝细胞癌的术前分期对于治疗方案的选择、预后评估至关重要。AJCC 第八版肝细胞癌 TNM 分期系统对原发肿瘤（T）的定义进行了更新，并且对肿瘤的影像学及病理描述有了明确的规定。血管侵犯是指影像评估癌栓或术后病理微血管侵犯。主要血管侵犯是指侵犯门静脉右支或左支的主干（不包括二级和三级分支）、侵犯肝静脉主干、肝固有动脉以及肝左动脉和肝右动脉的主干。多发肿瘤包括卫星灶、多灶性肿瘤和肝内播散灶。

T 分期变更：AJCC 第八版肝癌 TNM 分期系统根据肿瘤大小和有无血管侵犯，将 T1 细分为 T1a 和 T1b。对于孤立肿瘤直径 > 2 cm 且伴有血管侵犯更新为 T2。AJCC 第八版将第七版的 T3a 定义为 T3，T3b 与 T4 合并成 T4。

N、M 分期变更：暂未进行更新。

二、TNM 分期

适用于肝细胞癌、纤维板层肝细胞癌，不包括肝内胆管细胞癌、混合肝细胞 – 肝内胆管细胞癌、肉瘤。

1. T 分期

Tx：原发肿瘤无法评估。

T0：无原发肿瘤的证据。

T1：

    T1a   孤立的肿瘤最大径 ≤ 2 cm。

    T1b   孤立的肿瘤最大径 > 2 cm，无血管侵犯。

T2：孤立的肿瘤最大径 > 2 cm，有血管侵犯；或者多发的肿瘤，无一最大径 > 5 cm。

T3：多发的肿瘤，至少有一个最大径 > 5 cm。

T4：任意大小的单发或多发肿瘤，累及门静脉的主要分支或者肝静脉；肿瘤直接侵及除胆囊外的邻近器官，或穿透腹膜。

2. N 分期

Nx：区域淋巴结无法评估。

N0：无区域淋巴结转移。

N1：区域淋巴结转移。

3. M 分期

M0：无远处转移。

M1：有远处转移。

三、影像病例展示

 病例 1   男性，37 岁，肝细胞癌，T1aN0Mx，如图 10-1。

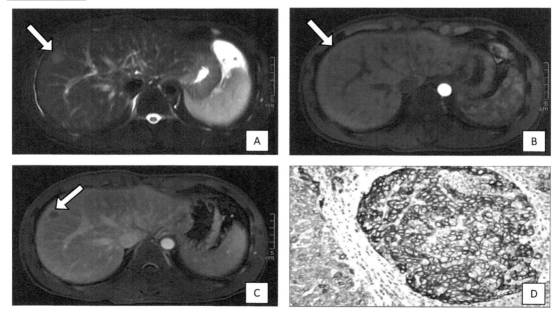

A.T2WI 序列，肝脏边缘轮廓欠规整，肝实质信号欠均匀，可见紊乱的细小网格状影，肝 S8 见稍高信号结节影，结节最大径 1.3 cm；B—C.肝脏 FS-T1WI-C 序列，动脉期结节内见斑片状强化（图 10-1B 箭），延迟期可见包膜环状强化（图 10-1C 箭）；D.手术病理：中分化的肝细胞性肝癌。免疫组化：Hep（+）、CK8（+）、CK19（-）、CEA（-）、CD34（+）、CA199（-）、Vimentin（-）、CgA（-）、HER2（-）、P53（-）、P63（-）、Ki-67 阳性率大于 20%。

图 10-1　病例 1 影像图

病例 2　男性，63 岁，肝细胞癌，T1bN0Mx，如图 10-2。

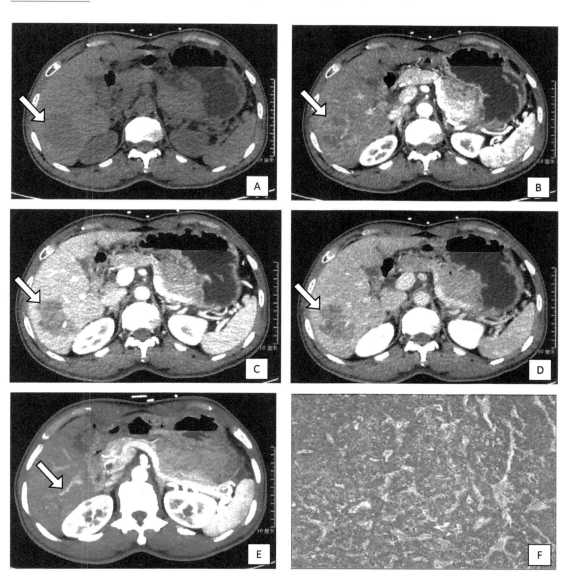

A—D.上腹部 CT 平扫＋增强，肝 S6 段不规则肿块，肿块最大径＞5 cm，无钙化，增强扫描动脉期肿块呈不均匀强化，静脉期及平衡期病变强化程度下降，边缘不规则；E.上腹部 CT 动脉期 MIP，可见肿瘤供血血管（箭）；F.手术病理：（右肝后叶）肝细胞性肝癌，II-III 级，中分化，镜下为梁状、假腺泡状、小片状实性，伴有片状的坏死，MVI 分组：M0（未见有微血管侵犯），周围肝组织呈慢性肝炎改变（G2S3）。免疫组化：CK（＋＋＋）、CK8（＋＋）、CK19（－）、Hep-1（－）、CD10 灶性（＋）、CEA（－）、CD34（＋）、D2-40（－）、P53（＋＋＋，突变型表达）、P16（－）、NM23（＋）、Ki-67（＋，70%）。

图 10-2　病例 2 影像图

 病例 3　男性，70 岁，肝细胞癌，T2N0Mx，如图 10-3。

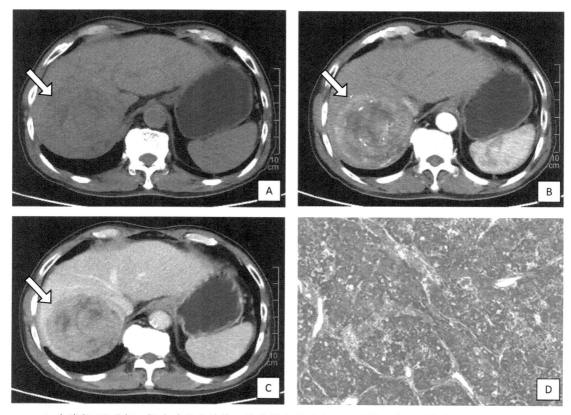

A.上腹部 CT 平扫，肝右叶巨大肿块，肿块最大径约 9 cm，边界不清，肿块中心可见更低密度，无钙化。B—C.上腹部 CT 增强，动脉期肿块呈不均匀明显强化，内见不规则畸形肿瘤血管影；平衡期病变强化程度下降，中央坏死区未见强化；肝静脉受压推移，未见充盈缺损。D.手术病理：右半肝低分化肝细胞性肝癌，巨块型；肿瘤细胞排列呈粗梁状、巢状，癌细胞多边形，坏死明显，周边有纤维包膜形成，但多处受侵破致癌与肝组织有延续；微血管癌栓（MVI）大于 5 个，危险评级 M2；癌灶内炎症反应及纤维化反应轻微，周围肝组织呈假小叶增生，小胆管增生。免疫组化：Hepato（＋＋）、CK8（＋）、CEA（－）、CK19（－）、CD34（＋）、CK7（－）、Ki-67（＋，70%）、S-100（－）、EGFR（弱阳）、P53（－）、CD31（＋）。

图 10-3　病例 3 影像图

病例 4　男性，71 岁，肝细胞癌，T2N0Mx，如图 10-4。

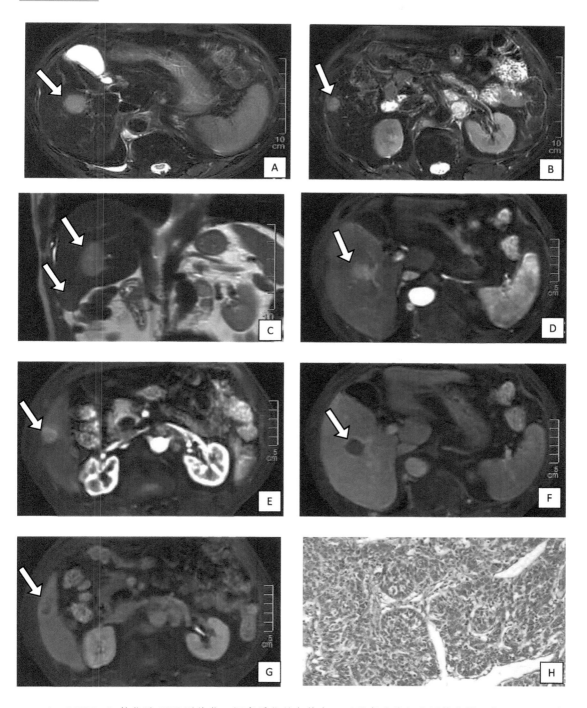

　　A—C.T2WI-fs 轴位及 T2WI 冠状位，肝实质信号欠均匀，可见紊乱的细小网格状影，肝 S5、S5/6 分别见稍高信号结节影，结节最大径＜5 cm；D—G.肝脏 FS-T1WI-C 序列，动脉期结节强化明显（图 10-4D、E 箭），延迟期可见包膜环状强化（图 10-4F、G 箭）；H.手术病理：肝细胞性肝癌，中分化，

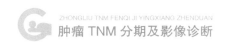
II-III 级，镜下为粗梁状、小区假腺泡状（两个肿物镜下形态较一致），MVI 分组：M1（低危组，见有 2 个微血管侵犯），可见有卫星结节，癌周围肝组织呈肝炎肝硬化改变。免疫组化：CK（+++）、CK8（++）、CK19（-）、Hep-1（-）、CD10（-）、CEA（-）、CD34 血管（+）、D2-40（-）、P53（++，两个肿物均突变型表达）、P16 两个肿物均（++）、NM23（+++）、Ki-67（+，活跃区 40%）。

图 10-4　病例 4 影像图

病例 5　男性，71 岁，肝细胞癌，cT3N0Mx，如图 10-5。

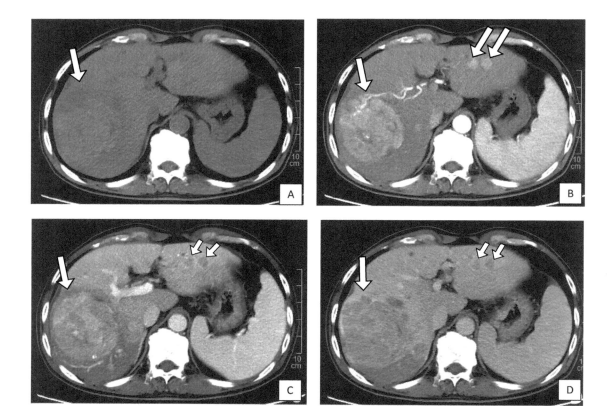

A.上腹部 CT 平扫，肝脏左右叶比例失调，轮廓不规则，边缘凹凸不平，肝内见多个团片状、结节状等 / 稍低密度肿块（肝硬化－脂肪肝背景），边界不清，密度欠均匀，肿块最大径＞ 5 cm；B—D.上腹部 CT 增强，动脉期病灶呈不均匀明显强化，较大病灶可见迂曲肝动脉供血，静脉期及平衡期病灶强化程度下降，呈"快进快出"强化方式。 实验室检查：天门冬氨酸氨基转移酶 213 U/L（参考值 15—40），丙氨酸氨基转移酶 221 U/L（参考值 9—50）。

图 10-5　病例 5 影像图

病例 6 男性，78 岁，肝细胞癌，T3N0Mx，如图 10-6。

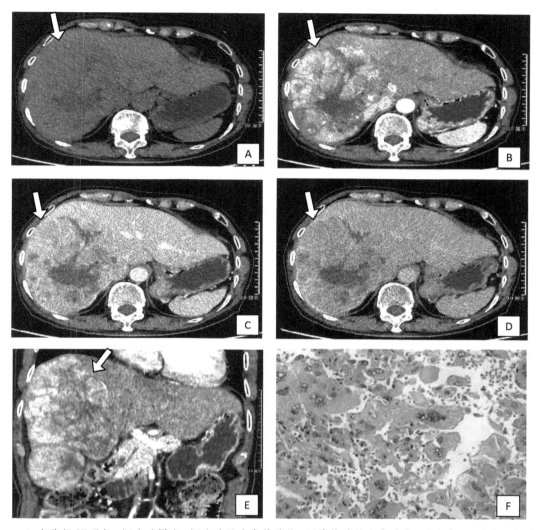

　　A.上腹部 CT 平扫，肝右叶增大，肝右叶见多发结节状、团片状稍低密度肿块，融合成团，边缘不规整，肿块最大径＞5 cm，肿块中心可见更低密度，无钙化。B—E.上腹部 CT 增强，动脉期肿块呈边缘不均匀明显强化，静脉期及平衡期病变呈强化程度下降，中央坏死区未见强化；多方位观察门静脉未受侵犯。F.手术病理：（右半肝）中分化肝细胞性肝癌，最大直径 14 cm，部分为透明细胞癌，约占 20%，肿瘤细胞排列呈粗梁状、腺样、巢状，区域癌细胞多边形，可见奇异的单核或多核巨细胞，伴有出血及坏死，癌灶内炎症反应、纤维化反应明显；微血管癌栓（MVI）大于 5 个，危险评级 M2；慢性肝炎及肝纤维化评级 G3S2。免疫组化：CK（灶状＋）、Hep-1（＋）、CK7（－）、CK19（－）、CEA（－）、Glypican-3（＋）、HBcAg（－）、HBsAg（－）、Ki-67（约 30%＋）、NM23（＋＋）、P53（＋，野生型表达）、VEGF（弱＋）、CD34（＋）、D2-40（－）。特殊染色 Ag、PAS 支持诊断。

图 10-6　病例 6 影像图

病例 7　男性，58 岁，肝细胞癌，T4N0Mx，如图 10-7。

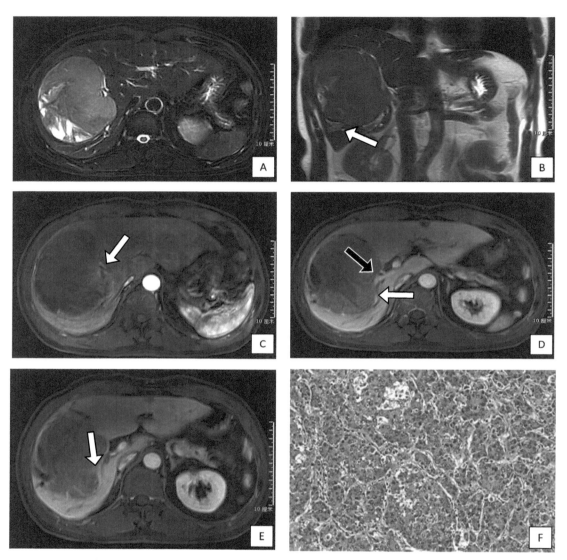

A—B.T2WI 序列，肝右叶类圆形巨大肿块影，信号不均，以稍高信号为主，其内见斑片状高信号，结节最大径＞5 cm，肝右叶部分肝内胆管受压、扩张；C.肝脏 FS-T1WI-C 序列，动脉期肿块内见斑片状强化，可见动脉供血（白箭）；D—E.肝脏 FS-T1WI-C 序列，门脉期、平衡期肿块强化减退，肿块内见斑片状无强化区，门脉右支受压推移，门脉右前支破坏截断（黑箭），右后支显示不清（白箭）；F.手术病理：（右半肝）中分化肝细胞癌，大部分为细梁索型，小部分为假腺样型；肿瘤间质中等量淋巴细胞浸润，少量纤维化，中央可见坏死；浸润性边界，无完整纤维包膜，未见卫星结节，未见神经束侵犯。MVI 分级：M1（3 个，位于近癌旁肝组织）。肝被膜及外科切缘未见癌累及。周围肝组织呈慢性肝炎：G1S1。Ishak 评分：炎症 2 分，纤维化 1 分。

图 10-7　病例 7 影像图

病例 8　男性，44 岁，肝细胞癌，T4N1Mx，如图 10-8。

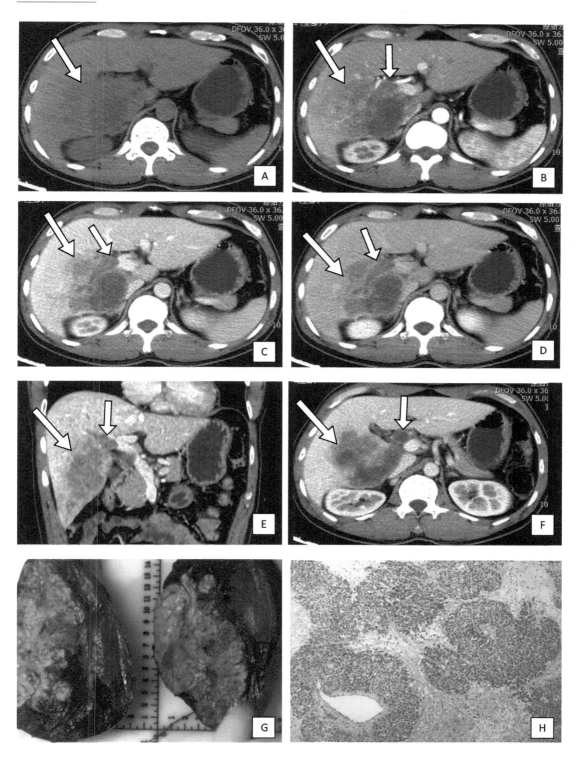

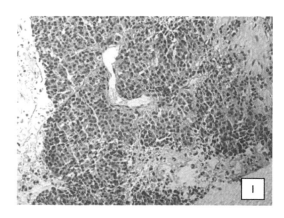
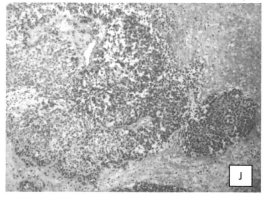

A.CT平扫,肝右叶见不规则形稍低密度占位病变(箭),大小约10.2 cm×7.9 cm×13.0 cm,边缘不清。B.CT增强动脉期:病灶呈不均匀明显强化,可见肝动脉供血。C—F.CT增强门脉期及平衡期,病灶强化减退,密度减低,呈"速升速降"型强化(长箭);门静脉右支及右后支见条片状充盈缺损(图10-8C、D、E短箭);肝门区见多发肿大淋巴结,较大者大小约1.7 cm×1.5 cm,增强扫描内可见坏死(图10-8F短箭)。G—J.手术病理:肝细胞癌,实性型,Ⅱ级;肿瘤内可见较多坏死,周围纤维增生并分割癌组织呈多结节状;可见多个卫星结节,未见神经侵犯,微血管侵犯(MVI)分级 =M1(可见1个MVI);肝被膜未见癌累及,肿瘤紧邻外科切缘;周围肝组织呈慢性炎改变G2S2;Ishak评分:炎症5分,纤维化3分。(门脉右支癌栓)镜下可见肝细胞癌,结合临床符合脉管癌栓。送检淋巴结共14枚,其中1枚可见癌转移(1/14枚):(7、8、9组淋巴结)0/6;(12组)1/2。

图 10-8 病例 8 影像图

四、结构式诊断报告

1. 影像所见

①肝脏背景:无 / 有肝硬化 _____。

②肿瘤情况:

部位_____;

数目(单发 / 多发);

形态(结节 / 肿块,圆形 / 类圆形 / 不规则形);

内部结构(实性 / 囊实性,无 / 有分隔、壁结节);

大小(_____ cm × _____ cm × _____ cm);

边缘(清楚 / 不清楚,有 / 无包膜);

无 / 有 CT(平扫呈等 / 稍高 / 稍低密度,密度均匀 / 不均匀);

无 / 有 MRI(T1WI 呈_____信号、T2WI 呈_____信号,信号均匀 / 不均匀,DWI

无 / 有扩散受限，ADC 值约_____ × 10⁻³mm²/s ）；

增强扫描（轻中度 / 显著强化，均匀 / 不均匀强化，动脉期_____，门脉期_____，平衡期 / 延迟期_____）；

无 / 有卫星灶_____。

③T 分期关键信息：

肿瘤最大径_____ cm，

无 / 有门静脉侵犯或癌栓（主干 / 右支 / 左支），

无 / 有肝静脉侵犯_____，

无 / 有肿瘤直接侵及除胆囊以外的邻近器官_____，

无 / 有穿透腹膜_____。

④肿瘤 N 分期评估：

无 / 有区域淋巴结增大（肝门区 / 门静脉旁 / 腹主动脉旁 / 肠系膜上动脉旁 / 其他_____）。

（5）肿瘤 M 分期评估：无 / 有远处转移_____。

（6）其他征象：无 / 有门静脉高压_____，其他_____。

2. 影像诊断

肝_____段肝细胞癌，T_____N_____M_____。

参考文献

［1］施杰毅，彭远飞，王晓颖，等 . 肝细胞癌 AJCC 第 8 版 TNM 分期中 T 分期的验证与修改建议［J］. 中国实用外科杂志，2018，38（03）：293-300.

［2］陆录，钦伦秀 . 美国癌症联合委员会肝癌分期系统（第 8 版）更新解读［J］. 中国实用外科杂志，2017，37（02）：141-145.

［3］原发性肝癌诊疗指南（2022 年版）［J］. 临床肝胆病杂志，2022，38（02）：288-303.

·第十一章·
肝内胆管细胞癌 TNM 分期及影像诊断

一、概述

肝内胆管细胞癌（intrahepatic cholangiocarcinoma，ICC）是第二大原发性肝癌，其发病率在近数十年来呈逐渐增多的趋势，其恶性程度高，患者预后差。ICC 起源于肝内二级胆管及其近侧小胆管的上皮细胞，根据病理类型主要分为腺癌、鳞癌和腺鳞癌三种，腺癌最常见，占比超过 90%。根据肿瘤形态特征分为肿块型、管周浸润型、管内生长型。由于其独特的解剖结构，极易发生淋巴结转移；目前，根治性手术切除是唯一可能治愈 ICC 的手段。

二、TNM 分期

美国癌症联合委员会 2010 年发布的第七版 TNM 分期系统正式将 ICC 作为独立的肝胆系统肿瘤进行分期。2017 年发布的第八版分期系统对 T 分期进行了一些重大修改：①根据肿瘤大小，将 T1 进一步分为 T1a（孤立肿瘤 ≤ 5 cm）和 T1b（孤立肿瘤 > 5 cm）；②血管侵犯和多发肿瘤被同等地归类为 T2；③胆管周围浸润被排除在 T4 类别之外；④穿透腹膜为 T3，且预后较 T2 差。TNM 解剖学分期如下所述。

1. T 分期

Tx：原发肿瘤无法评估。

T0：无原发肿瘤证据。

Tis：原位癌。

T1：

  T1a 孤立的肿瘤最大径 ≤ 5 cm，无血管侵犯。

T1b 孤立的肿瘤最大径 > 5 cm，无血管侵犯。

T2：孤立的肿瘤，有血管侵犯；或者多发的肿瘤，有（无）血管侵犯。

T3：肿瘤穿透脏层腹膜。

T4：肿瘤直接侵犯局部肝外结构。

2. N 分期

Nx：区域淋巴结无法评估。

N0：无区域淋巴结转移。

N1：区域淋巴结转移。

（区域淋巴结：包括肝十二指肠韧带淋巴结、十二指肠及胰腺周围淋巴结）

3. M 分期

M0：无远处转移。

M1：有远处转移。

三、影像病例展示

病例 1 男性，62 岁，因反复颈肩腰背疼痛 1 月入院，查肿瘤标志物 CA-199 123.50 U/mL，CEA 13.71 ng/mL，T1aN1M0，如图 11-1。

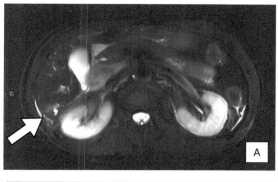
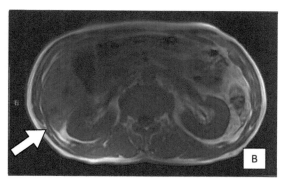
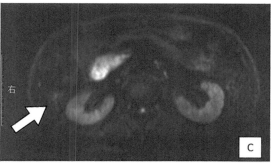
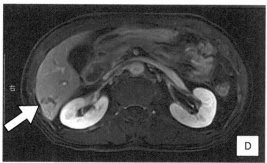

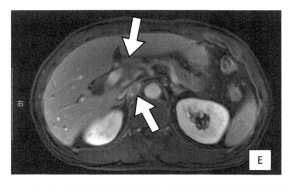
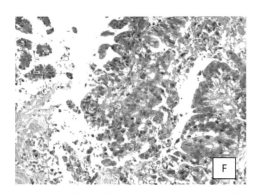

　　A—B.肝内胆管轻度扩张，S6 远端局部胆管扩张明显，胆管近端见结节状 T1WI 稍低、T2WI 高信号，边界不清；C.病灶 DWI 呈稍高信号；D.增强扫描门静脉期病灶中度强化，强化低于周围肝实质；E.肝门、门静脉后方见肿大淋巴结，呈周边环形强化；F.术后病理：肝 S6 肿块，肝内中分化的乳头状胆管细胞癌。免疫组化：CK7（＋）、CK19（＋）、CK20（＋）、CEA（＋）、Hep（－）、CA19-9 灶性阳、AFP（－）、Ki-67 阳性率大于 60%，肝内胆管见肝吸虫虫体及虫卵。

图 11-1　病例 1 影像图

　　病例 2　男性，39 岁，自觉右髋部疼痛 1 月余，疼痛加重伴活动受限 4 天入院，T2N0M1，如图 11-2。

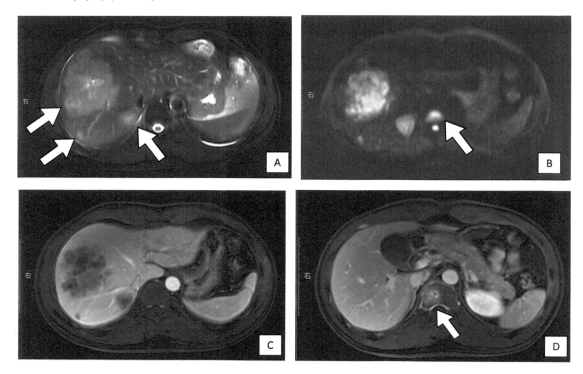

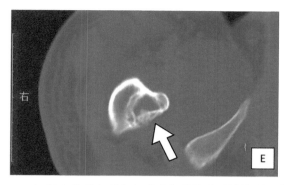
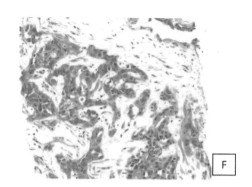

A.肝内见多个不均匀稍高信号结节及肿块影，信号不均匀，肿块边缘分叶状改变，未见突出肝外；B.病灶 DWI 呈稍高信号，扫及胸椎椎体内见结节状 DWI 高信号；C.增强扫描门静脉期病灶成周边环形轻度强化，强化低于周围肝实质；D.肝门、腹膜后未见见肿大淋巴结，椎体内病灶不均匀强化；E.右股骨可见转移灶；F.B 超肝脏肿块穿刺病理：B 超引导下穿刺肝脏病灶，肝脏肿物，中低分化腺癌。免疫组化：CEA（－）、Hep（－）、CK7（＋）、CK8（＋）、CK19（＋）、CD34（－）、CA19-9（＋）、TTF-1（－），提示肝内胆管细胞癌。

图 11-2　病例 2 影像图

病例 3　女性，41 岁，反复上腹疼痛 1 月，慢性病容，皮肤、巩膜无黄染，T2N1M0，如图 11-3。

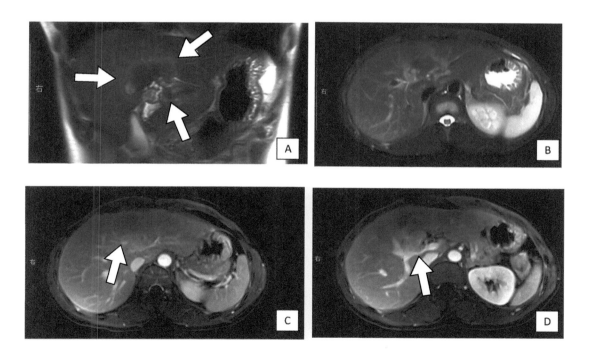

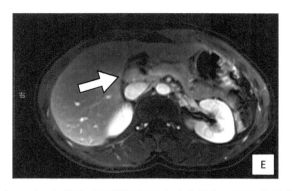
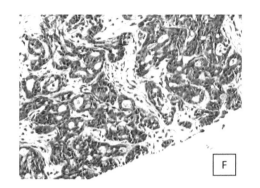

　　A—B.肝左叶近肝门区见分叶状肿块，T2WI 呈混杂信号，肝门部胆管及血管被包绕；B.增强扫描见肝左叶肿块包绕肝中静脉及肝左叶胆管；C.增强扫描见肝左叶肿块侵犯肝左、肝中静脉；D.肝门、腹膜后未见见肿大淋巴结，门静脉右支受侵犯（箭）；E.门静脉见肿大淋巴结；F.肝脏肿块穿刺病理，腺体结构紊乱、共壁，腺上皮大小不一，深染，间质明显纤维化。免疫组化：CK7（＋）、CK19（＋＋）、CK20（－）、CEA（－）、Hep-1（－）、Vimentin（－），考虑肝内胆管细胞癌。

图 11-3　病例 3 影像图

 病例 4　**女性，55 岁，体检发现肝占位，皮肤、巩膜无黄染，T3N1M0，如图 11-4。**

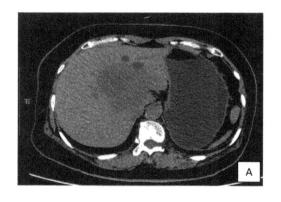
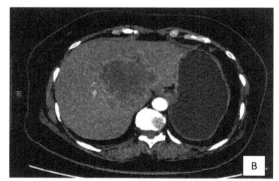

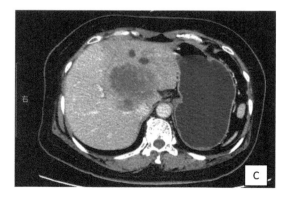
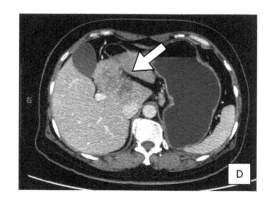

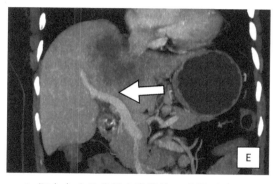
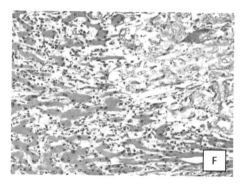

A.肝左内叶见稍低密度肿块，边界不清；B—C.增强扫描动脉期肿块边缘环形强化，门脉期强化进一步增高并向中心扩展；D.肝门区肝边缘脂肪间隙模糊，为肿瘤突破脏层腹膜（箭）；E.最大密度投影未见门静脉左支，为肿瘤侵犯后血管闭塞；F.手术切除后病理：中分化胆管细胞癌，癌细胞大小较一致，呈腺管结构。免疫组化：CK7（+）、CK19（++）、CK（++）、CK20（-）、Hep-1（-）、Vimentin（-）、P53（+）、P63（-）。

图 11-4　病例 4 影像图

病例 5　男性，50 岁，右上腹隐痛 3 个月，加重 1 天，皮肤、巩膜无黄染，T4N1M1，如图 11-5。

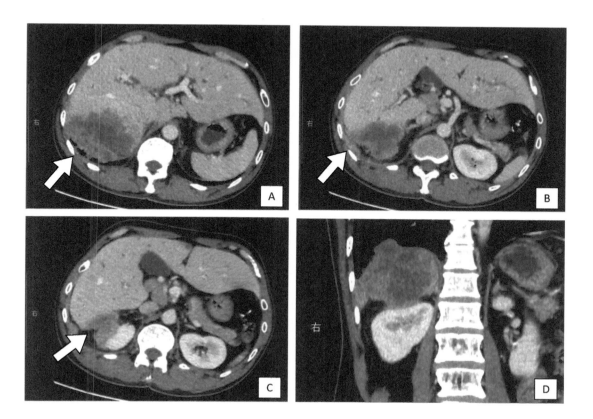

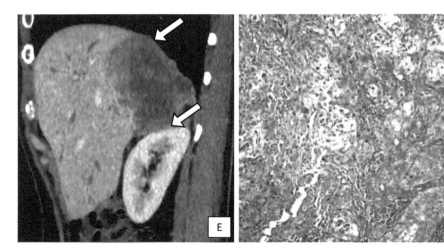

A—C.增强扫描门脉期见肝右后叶分叶状肿块，边缘环形强化，后缘突出肝脏轮廓之外并与膈肌、右肾上极分界不清，肝门区、门静脉旁见数个肿大淋巴结；D—E.冠、矢状位重建示肿瘤侵犯右侧膈肌及右肾上极；F.手术切除后病理：肝内胆管细胞癌，伴大量坏死。免疫组化：CK8（++）、CK19（+）、CEA（++）、Hep-1（-）、AFP（-），Ki-67 阳性率约 3%。

图 11-5　病例 5 影像图

四、结构式诊断报告

增强多层螺旋 CT 检查是诊断 ICC 极其重要的技术手段，定位及定性诊断准确性高，不仅在明确有无癌周浸润、血管胆管侵犯、淋巴结转移方面有明显优势，还可在术前进行多平面及三维重建，对于保障手术有效性和安全性具有重要指导意义。

MRI 对软组织分辨率高，也是诊断 ICC 的常用检查，主要用于辨别胆道有无狭窄并确定狭窄的部位和性质，在发现肝内小转移灶、是否有淋巴结转移及血管侵犯上比 CT 更具有优势。DWI 还可以反映组织的病理、生理变化，可以评价肿瘤血管生成及病理分级。DWI 对淋巴结敏感，ADC 值可以作为判断淋巴结和病灶良恶性的量化指标。磁共振胰胆管造影可无创性的显示肝内胆道分支、肿瘤阻塞部位及范围，对判断胆道梗阻有较强的敏感性，对于评价浸润性胆管癌纵向生长程度及范围具有独特价值。

ICC 影像学上的形态与其生长方式、分期、分子病理特征、侵袭性、复发等与临床治疗方案的选择有明显相关性，在影像诊断报告中应予以重视。此外，病灶部位、是否对邻近结构侵犯、区域淋巴结转移是肿瘤分期的重要依据，在影像诊断报告中也应体现。

ICC 的 CT 特征：多为边界不清的低密度结节或肿块，中心密度更低，无包膜、边界不清，邻近肝包膜皱缩，围绕胆管生长，相应部位胆管截断、远端胆管扩张，增强扫描为周边延迟强化，中心见渐进性强化。

ICC 的 MRI 特征：T1WI 多为混杂性低信号，T2WI 多为混杂性高信号，中心坏死、囊变、黏液及扩张的小胆管为明显的高信号，增强扫描 ICC 表现为周边强化、中心低强化，DWI 以周边环形高信号、相应 ADC 图周边环形低信号表现为"靶征"。

1. 影像所见

①肝脏背景：无 / 有肝硬化（　　　）。

②肿瘤情况：部位（　　　）；数目（单发 / 多发）；形态（结节 / 肿块，圆形 / 类圆形 / 不规则形）；内部结构（实性 / 囊实性，无 / 有分隔、壁结节）；大小（_____cm × _____cm × _____cm）；边缘（清楚 / 不清楚，有 / 无包膜）；无 / 有 CT（平扫呈等 / 稍高 / 稍低密度，密度均匀 / 不均匀）；无 / 有 MRI（T1WI 呈___信号、T2WI 呈___信号，信号均匀 / 不均匀，DWI 无 / 有扩散受限，ADC 值约_____×10^{-3}mm^2/s）；增强扫描（轻中度 / 显著强化，均匀 / 不均匀强化，动脉期_____，门脉期_____，平衡期 / 延迟期_____）；无 / 有卫星灶（　　　）。

③T 分期关键信息：单发 / 多发肿瘤，肿瘤最大径_____cm，无 / 有门静脉侵犯或癌栓（主干 / 右支 / 左支），无 / 有肝静脉侵犯（　　　），无 / 有肿瘤穿透脏层腹膜（　　　），无 / 有直接侵犯肝外结构（　　　）。

④肿瘤 N 分期评估：无 / 有区域淋巴结增大（肝门区 / 门静脉旁 / 腹主动脉旁 / 肠系膜上动脉旁 / 其他_____）。

⑤肿瘤 M 分期评估：无 / 有远处转移（　　　）。

⑥其他征象：无 / 有门静脉高压（　　　），其他（　　　）。

2. 影像诊断

肝___段肝内胆管细胞癌，T_____N_____M _____。

参考文献

［1］AMIN M B, EDGE S, GREENE F, et al. American Joint Committee on Cancer（AJCC）Cancer Staging Manual［M］. 8th ed. New York: Springer, 2017.

［2］科技部传染病防治重大专项课题"病毒性肝炎相关肝癌外科综合治疗的个体化和新策略研究"专家组 . 肝内胆管癌外科治疗中国专家共识（2020 版）［J］. 中华消化外科杂志，

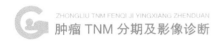

2021, 20（01）: 1-15.

［3］赵晓飞，栗光明.肝内胆管细胞癌的诊治［J］.中华肝脏外科手术学电子杂志，
2021, 10（01）: 6-9.

［4］DOHERTY B, NAMBUDIRI V E, PALMER W C. Update on the Diagnosis and Treatment of Cholangiocarcinoma［J］. Curr Gastroenterol Rep 19, 2 （2017）.

［5］YOSHIMITSU K. Differentiation of two subtypes of intrahepatic cholangiocarcinoma: Imaging approach ［J］. Eur Radiol, 2019, 29（6）: 3108 — 3110.

·· 第十二章 ··
肝门部胆管癌 TNM 分期及影像诊断

一、概述

　　肝门部胆管癌（hilar cholangiocarcinoma）是最常见的胆道恶性肿瘤，占胆道恶性肿瘤的 50%—70%，是发生于胆囊管开口以上肝总管到左、右肝管位置的黏膜上皮癌，也称为 Klatskin 肿瘤，近年来其发病率呈现上升趋势。目前，外科切除是患者获得长期生存的主要治疗方法。由于肿瘤发生的解剖位置的特殊性和复杂性，且肿瘤早期易侵犯肝门部血管和神经，其治疗一直是外科领域广泛关注的难点。

二、TNM 分期

　　美国癌症联合委员会 2017 年发布的第八版分期系统对肝门部胆管癌 TNM 分期进行了一些修改：①Tis 的定义在 AJCC 第七版的原位癌基础上，囊括了高级别上皮内瘤变；②将双侧二级胆道的侵犯从 T4 分期中移除；③N1 期重新定义为发现 1—3 个区域淋巴结阳性，N2 为发现 4 个或 4 个以上的区域淋巴结阳性；④AJCC 第八版对区域淋巴结的定义，除原有的沿肝门、胆囊管、胆总管、肝动脉、门静脉淋巴结外，新增加了胰十二指肠后方淋巴结；⑤腹主动脉旁、下腔静脉旁、肠系膜上动脉和（或）腹腔干淋巴结转移在新版中划为了 M 分期。TNM 解剖学分期如下。

1. T 分期

　　Tx：原发肿瘤无法评估。

　　T0：无原发肿瘤证据。

　　Tis：原位癌或重度不典型增生。

　　T1：肿瘤局限于胆管，可达肌层或纤维组织。

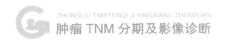
T2：

    T2a   肿瘤超出胆管壁达周围脂肪组织。

    T2b   肿瘤侵犯邻近肝实质。

T3：肿瘤侵犯门静脉或肝动脉一侧分支。

T4：肿瘤侵犯门静脉主干或双侧分支，或肝总动脉，或一侧的二级胆管和对侧的门静脉或肝动脉。

2. N 分期

Nx：区域淋巴结无法评估。

N0：无区域淋巴结转移。

N1：1—3 枚区域淋巴结转移。

N2：≥ 4 枚区域淋巴结转移。

（区域淋巴结：沿肝门、胆囊管、胆总管、肝动脉、门静脉及胰头十二指肠后方分布的淋巴结）

3. M 分期

M0：无远处转移。

M1：有远处转移。

三、影像病例展示

病例 1 男性，59 岁，右上腹痛半年，皮肤黄染 1 个月，T1N0M0，如图 12-1。

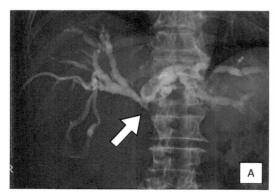
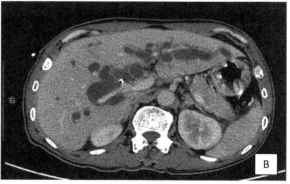

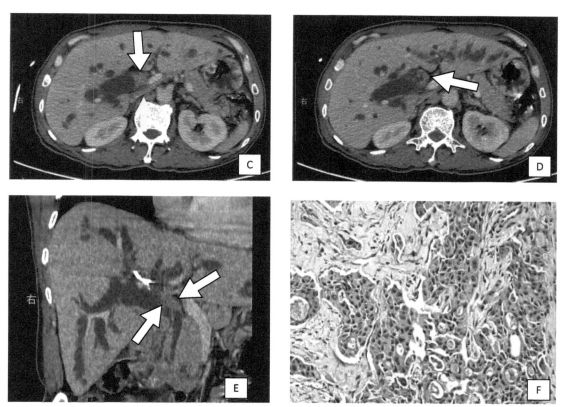

A.经 PTCD 管造影示肝内胆管软藤样扩张,肝门部左右肝管汇合后呈鸟嘴样狭窄;B.增强扫描门脉期见肝内胆管软藤样扩张,近肝门部扩张较明显;C—D.左右肝管汇合部胆管被轻度强化的软组织结节替代,周围未见肿大淋巴结;E.沿胆总管长轴斜冠状位重建,显示肿瘤全貌及其与胆管的关系,肿瘤尚未超出胆管壁;F.手术切除后病理:(胆总管)胆管细胞癌,中低分化。免疫组化:CK(+)、CK8(+)、CK19(+)、Hep-1(−)。

图 12-1　病例 1 影像图

病例 2　女性,74 岁,反复右上腹痛 13 天,皮肤、巩膜中度黄染,T2N1M0,如图 12-2。

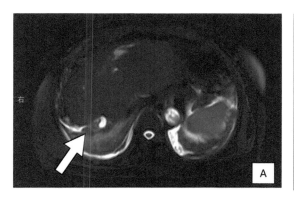
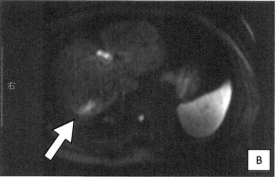

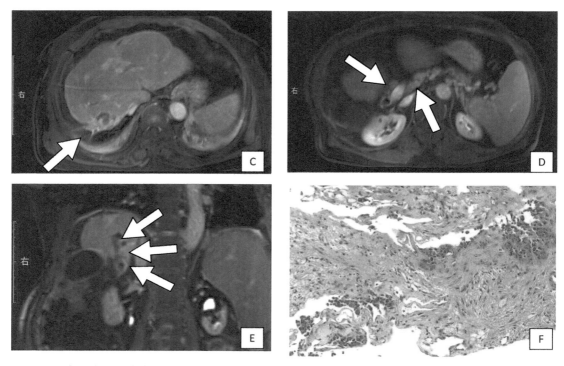

A.右半肝体积显著缩小，考虑为先天发育不良，肝门部胆管区域见结节状 T2WI 中等高信号；B.DWI 示肝门部胆管见柱状扩散受限之高信号；C.增强扫描门脉期肝门部胆管见软组织影，后缘突出胆管轮廓之外，相应脂肪间隙见棘状突起，强化与胆管病灶类似；D.门静脉旁见肿大淋巴结；E.冠状位扫描肿瘤长轴与胆管走行一致，胆管狭窄；F.手术切除后病理，（胆总管），中分化腺癌。免疫组化：CK7（++）、CK19（++）、P53（－）、CEA 灶性（＋）、Ki-67 阳性率约 60%，考虑胆管细胞癌。

图 12-2　病例 2 影像图

病例 3　男性，57 岁，腹痛一月余，加重 3 天，皮肤、巩膜轻度黄染，T3N2M0，如图 12-3。

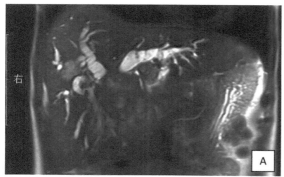
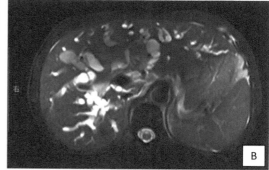

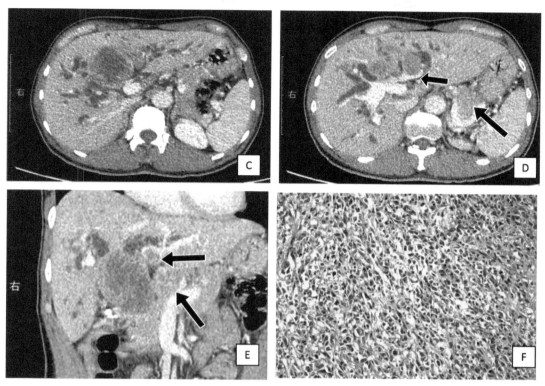

A. 磁共振 T2WI，肝门部胆管截断，相应区域见不均匀中等信号肿块；B. 肝门部胆管多处鸟嘴样狭窄，相应区域可见中等信号肿块影，远端胆管软藤状扩张；C.CT 增强扫描门脉期肝门部胆管见肿块，相应胆管截断，远端胆管呈软藤样扩张；D.CT 增强扫描门静脉左支见肿块突入其中（短黑箭），肝门区门静脉旁可见多发肿大融合的淋巴结（长黑箭）；E.CT 增强扫描冠状位重建示肝门部肿块并相应胆管截断、门静脉左支内见稍低密度影，为肿瘤侵犯（短黑箭），肝门区门静脉旁可见多发肿大融合的淋巴结（长黑箭）；F. 手术切除后病理：肝左叶肿物，低分化胆管细胞癌，突破肝表面被膜。免疫组化：CK（＋）、CK7（＋）、CK19（＋）、P16（－）、Vilin（－）、CD34（－）、CEA（－）、Hep-1（－）、Vimentin（－）、Ki-67 阳性率约 35%。

图 12-3　病例 3 影像图

病例 4　男性，53 岁，发现皮肤、巩膜黄染 1 月余，T3N0M0，如图 12-4。

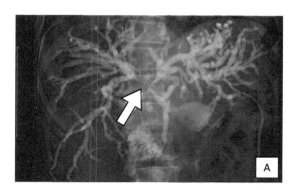
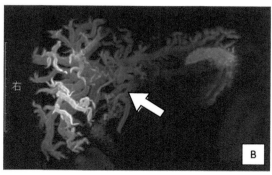

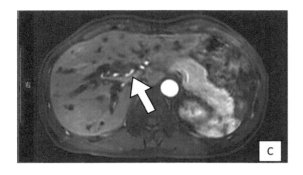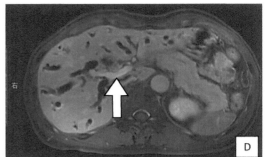

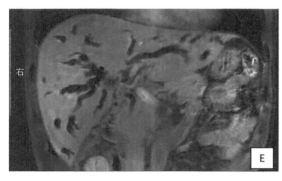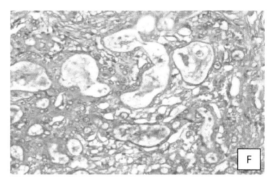

A. 术前 PTCD 造影，肝门部胆管汇合部鸟嘴样狭窄，远端胆管软藤样扩张；B.MRCP 显示肝门部胆管截断，肝内胆管软藤样扩张；C.MRI 增强扫描动脉期见肝门部胆管病灶与肝右动脉紧贴（箭）；D.MRI 增强扫描门脉期见肝门部胆管病灶与肝门静右支紧贴（箭），肝门区未见肿大淋巴结；E.MRI 增强延迟期示肝门部肿块并相应胆管截断，远端肝内胆管扩张；F. 手术切除后病理：中分化胆管细胞癌，见坏死，累及周围肝组织。免疫组化：CK（＋＋）、CK7（＋＋）、CK19（＋＋）、Hep-1（－）、VEGF 弱（＋）、P53（－）、CD34（－）、CEA（＋）、Glypican-1（－）、CD34（－）、D2-40（＋）、S-100（＋）、Ki-67 阳性率约20%。

图 12-4　病例 4 影像图

病例 5　男性，43 岁，巩膜、皮肤黄染月余，T4N1M0，如图 12-5。

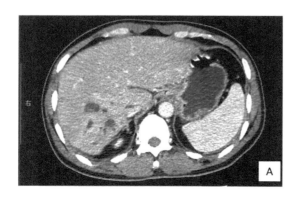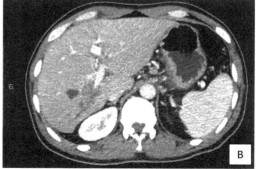

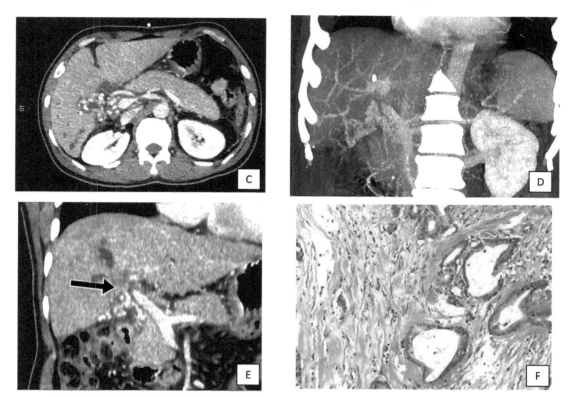

A.CT 增强门脉期见肝右叶胆管扩张，近肝门部胆管周围见团片状稍低密度影（左肝内胆管 PTCD 管留置，胆管无扩张）；B.CT 增强门脉期见肝右叶近肝门处见与胆管走行一致片状稍低密度影，包绕门脉右支近端，相应管腔鸟嘴样狭窄；C.胆囊及门静脉周围侧支循环开放（门静脉海绵样变），门静脉主干旁见数个淋巴结；D.斜冠状位 MIP 示肝门处门静脉及左支见鸟嘴样狭窄，门静脉右支未见显示；E.T 增强门脉期斜冠状位示肝门部肿块并相应胆管截断，门静脉主干受累明显狭窄；F.术后病理：中分化胆管细胞癌，侵犯神经、血管。免疫组化：CK（＋）、CK7（＋）、CK19（＋）、CEA（＋）、Heppato（－）、VEGF 弱（＋）、P53（－）、CD34（－）、Glypican-1（－）、CDX-234（－）、NM23（＋）、EGFR（＋）、Her-2（－）、NSE（－）、Ki-67 阳性率约 16%。

图 12-5　病例 5 影像图

四、结构式诊断报告

应用多层螺旋 CT 增强检查，不但能显示肝门胆管癌的位置、范围、周围侵犯及淋巴结转移的情况，应用多平面重建、最大密度投影及容积再现等技术，可部分提高诊断的准确性，也可以帮助外科医生更直观地了解肝门部血管结构和胆管树形态、肿瘤与周围血管解剖关系，从而更好地实施手术计划，减少并发症的风险。

磁共振成像对软组织的高分辨率、多参数成像的优势，应用于肝门部胆管癌的患者，逐渐成为一种重要的成像方式，其在评估导管内病变方面优于 CT。应用功能成

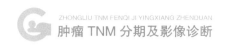

像序列（DWI 等）及肝胆特异性对比剂（钆赛酸二钠）检查，能在一定程度上提高肿瘤转移灶的检出。

肝门部胆管癌患者在 CT 检查中均可见到肝内胆管不同程度的扩张，扩张的胆管在肝门部显示截断，截断部位可见胆管壁增厚及强化，或病变部位呈不均匀低密度肿块影，可有邻近血管受侵改变，肝门部或腹主动脉旁可见到肿大的淋巴结。MRI 检查除见到 CT 检查所见的征象外，其对于胆管壁增厚的范围显示较 CT 清楚，对于部分肝脏小的转移灶优于 CT 检查。此外，MRCP 检查作为一种无创性检查对胆管树的显示具有独特作用。MRI 对于肝门部胆管癌的诊断符合率显著高于 CT 检查，但 CT 在空间、时间分辨率更高，对病变周围细微结构显示更为精细、不易受到患者运动影响是其优势，CT 联合 MRI 检查对提高诊断符合率有更大的帮助。在诊断报告中除了注意肝门部肿瘤的位置、侵犯范围外，关注肿瘤对周围血管及肝脏的侵犯亦为重要。

1. 影像所见

①肝脏背景：无 / 有肝硬化＿＿＿＿＿＿＿＿＿。

②肿瘤情况：

肝门部胆管病变形态（结节 / 肿块，圆形 / 类圆形 / 不规则形）；

大小（＿＿＿＿ cm×＿＿＿＿ cm×＿＿＿＿ cm）；

边缘（清楚 / 不清楚）；

无 / 有 CT（平扫呈等 / 稍高 / 稍低密度，密度均匀 / 不均匀）；

无 / 有 MRI（T1WI 呈＿＿＿＿信号、T2WI 呈＿＿＿＿信号，信号均匀 / 不均匀，DWI 无 / 有扩散受限，ADC 值约＿＿＿＿ $\times 10^{-3} mm^2/s$）；

增强扫描（轻中度 / 显著强化，均匀 / 不均匀强化，动脉期＿＿＿＿＿，门脉期＿＿＿＿＿，平衡期 / 延迟期＿＿＿＿＿）；

无 / 有卫星灶＿＿＿＿。

③ T 分期关键信息：

☐ 肿瘤局限于胆管，可达肌层或纤维组织；

☐ 肿瘤超出胆管壁达周围脂肪组织；

☐ 肿瘤侵犯邻近肝实质；

☐ 肿瘤侵犯门静脉或肝动脉一侧分支（　　　）；

☐ 肿瘤侵犯门静脉主干 / 门静脉双侧分支 / 肝总动脉 / 一侧的二级胆管和对侧的

门静脉或肝动脉。

④肿瘤 N 分期评估：区域淋巴结定义为沿肝门、胆囊管、胆总管、肝动脉、门静脉及胰头十二指肠后方分布的淋巴结。

□无区域淋巴结增大

□有区域淋巴结增大

　　□ 1—3 枚区域淋巴结；

　　□ ≥ 4 枚区域淋巴结。

⑤肿瘤 M 分期评估：无 / 有远处转移_____。

⑥其他征象：无 / 有门静脉高压 _____，其他_____。

2. 影像诊断

肝门部胆管癌，T_____ N_____ M_____。

参考文献

[1] AMIN MB, EDGE S, GREENE F, et al. American Joint Committee on Cancer（AJCC） Cancer Staging Manual [M]. 8th ed. New York: Springer, 2017.

[2] 国际肝胆胰学会中国分会，中华医学会外科学分会肝脏外科学组，等. 胆管癌诊断与治疗—外科专家共识 [J]. 临床肝胆病杂志，2015，31（1）：12-16.

[3] 周礼平，陈馨，蒋晓兰. 肝门部胆管癌患者的 MRI 及 CT 影像表现及诊断价值 [J]. 中国 CT 和 MRI 杂志，2017，15（03）：78-81.

[4] 崔云甫，夏浩明. 肝门部胆管癌的诊断与手术进展 [J]. 腹部外科，2021，34（06）：413-419.

[5] AKAMATSU N, SUGAWARA Y, et al. Diagnostic accuracy of multidetector-row computed tomography for hilar cholangiocarcinoma [J]. J Gastroenterol Hepatol. 2010 Apr;25（4）：731-737.

··第十三章··
胆囊癌 TNM 分期及影像诊断

一、概述

胆囊癌是常见的胆道系统恶性肿瘤，其发病率居消化道肿瘤第 6 位，因其具有恶性程度高、发病隐匿和极易复发转移等特点，总体预后极差，患者 5 年生存率仅为 5%，未达到根治患者的 5 年生存率为零。胆囊癌综合治疗方式主要有外科治疗、放化疗、靶向治疗和免疫治疗等。胆囊癌对放化疗敏感性极低，且靶向治疗和内分泌治疗在临床仍处于探索阶段，因此外科根治手术是最有效的治疗方式。近几年，影像学的发展对术前评估起到了很好的推动作用，特别是肿瘤的分期诊断，包括原发肿瘤大小（T）、区域淋巴结状态（N）和远处转移（M），对肿瘤的分期评估及后续治疗方面起着至关重要的作用。本章主要介绍胆囊癌术前解剖学分期以及相关影像病例展示，并简要说明胆囊癌结构式诊断报告。

二、TNM 分期

目前，胆囊癌分期系统主要有 Nevin 分期、日本胆道外科协会（the Japannese Biliary Surgical Society，JBSS）分期及 TNM 分期。Nevin 分期由于较为简便，易于分期，曾一度被临床广泛运用。自 1987 年起，UICC 和 AJCC 在恶性肿瘤分期标准上达成共识，自 1992 年共同推出第四版肿瘤 TNM 分期手册以来，每 6—8 年更新一次肿瘤 TNM 系统。2010 年，AJCC 和 UICC 推出了第七版胆囊癌 TNM 分期，由于对胆囊癌的认识不断加深及对胆囊癌淋巴结转移的重新认识，TNM 分期被国内外学术界广泛认可，通过分期达到合理判断预后的目的，强调淋巴结转移代表肿瘤不同的生物学行为。2016 年 10 月推出了第八版胆囊癌 TNM 分期，并于 2018 年 1 月起在全球推广使用。AJCC 癌症分期系统是目前国际通用的判断癌症分期、选择治疗方案、比较疗效、判断预后的"金标准"。第八版胆囊癌 TNM 分期如下所述。

1. T 分期

Tx：原发肿瘤无法评估。

T0：无原发肿瘤证据。

Tis：原位癌。

T1：

　　T1a　肿瘤侵及固有层。

　　T1b　肿瘤侵及肌层。

T2：

　　T2a　肿瘤侵及腹膜面的肌周结缔组织，但未穿透浆膜（脏层腹膜）。

　　T2b　肿瘤侵及肝脏面的肌周结缔组织，但未进入肝脏。

T3：肿瘤穿透浆膜和（或）直接侵入肝脏和（或）一个邻近器官的结构，如胃、十二指肠、结肠、胰腺、网膜或肝外胆管。

T4：肿瘤侵犯门静脉，或肝动脉，或两个或更多肝外器官或结构。

2. N 分期

Nx：区域淋巴结无法评估。

N0：无区域淋巴结转移。

N1：1—3 枚区域淋巴结转移。

N2：≥ 4 枚区域淋巴结转移。

3. M 分期

M0：无远处转移。

M1：有远处转移。

表 13-1　胆囊癌 ACJJ 第 8 版分期系统

分期	T	N	M
0 期	Tis	N0	M0
Ⅰ 期	T1	N0	M0
Ⅱ A 期	T2a	N0	M0
Ⅱ B 期	T2b	N0	M0

续表

分期	T	N	M
Ⅲ A 期	T3	N0	M0
Ⅲ B 期	T1-3	N1	M0
Ⅳ A 期	T4	N0-1	M0
Ⅳ B 期	任意 T	N2	M0
	任意 T	任意 N	M1

三、影像病例展示

病例 1　男性，51 岁，胆囊癌，T3N0M0，Ⅲ A 期，如图 13-1。

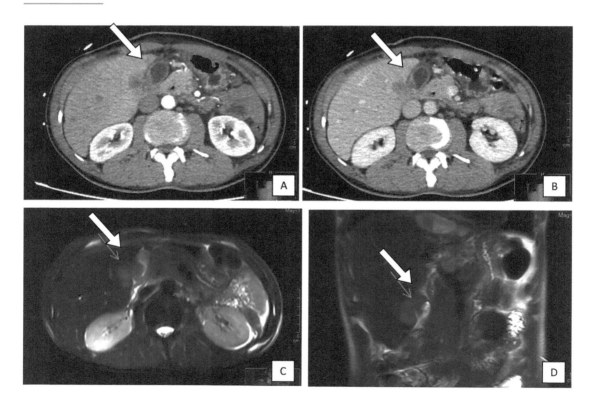

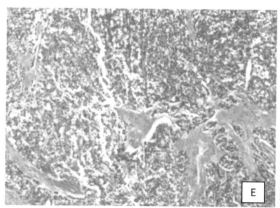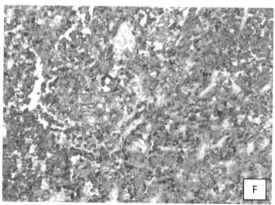

A—B.动脉期及门脉期，胆囊体肝脏面胆囊壁全层见软组织肿块，轻度不均匀强化，肿瘤侵入肝脏。C.磁共振 T2WI-haste-fs 序列横轴位肿块呈稍高信号（箭）。D.磁共振 T2-haste 序列冠状位肿块侵犯肝脏，边界清楚；E—F.手术病理：胆囊小细胞性神经内分泌癌，见少许中分化腺癌成分（约10%），其中肿瘤的表层为腺癌；神经内分泌癌成分侵犯胆囊壁全层，突破外膜，累及神经，有血管内癌栓；切缘未见癌残留。免疫组化：PMS2（+++）、MLH1（+++）、MSH6（+++）、MSH2（+++）、CD34（-）、Ki-67（+，70%）、CK19（+++）、EGFR（+++）、CK（+++）、NSE（+++）、SYN（+++）、CgA（+++）、CEA（+++）、CK20（+++）。

图 13-1　病例 1 影像图

病例 2　女性，75 岁，胆囊癌，T4N0M0，ⅣA 期，如图 13-2。

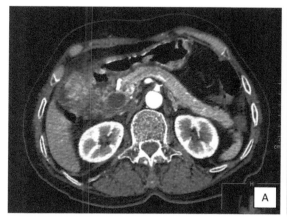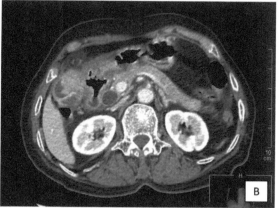

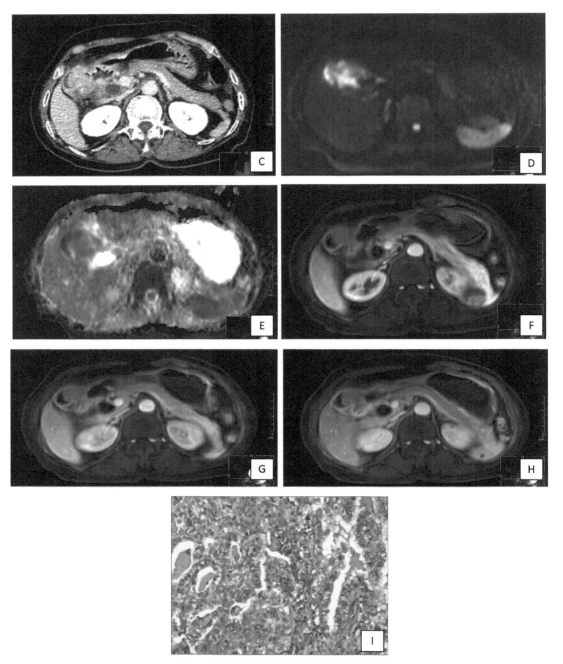

A—C.图 13-2A、B、C 分别为动脉期、门脉期和实质期，胆囊壁见软组织密度肿块，不均匀明显强化，侵犯邻近十二指肠，胆囊与十二指肠穿通。D—E.DWI 序列高 b 值（b=1000）呈高信号，相应 ADC 图呈低信号，扩散受限。F—H.T1WI-fs 分别为增强扫描动脉期、门脉期和实质期，胆囊壁腹侧面肿块侵犯胆囊壁全层，累及十二指肠及结肠肝曲。I.手术病理：胆囊及内容物中–低分化胆管细胞癌。免疫组化：CK(＋)、CK19(＋)、CK7(＋)、CK20(－)、CEA(－)、Hep-1(－)、P16(＋)、Villin(＋)、Ki-67 阳性率约 30%。

图 13-2 病例 2 影像图

病例3 女性，85 岁，胆囊癌，ⅣA 期 T4N1M0，如图 13-3。

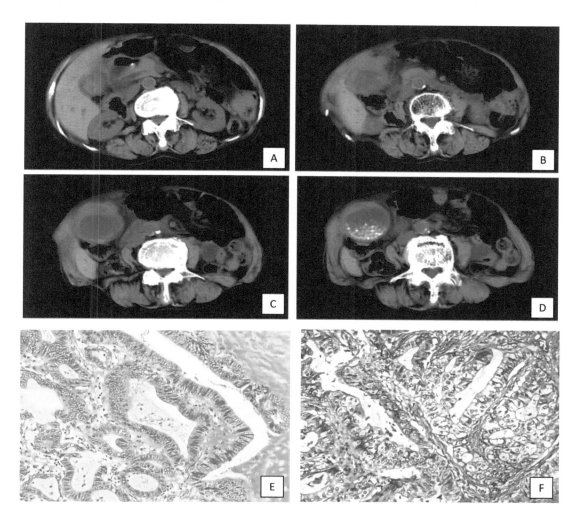

A—D.CT 平扫胆囊增大，胆囊壁明显不均匀增厚，胆囊底肿块密度欠均匀，内见斑片状坏死低密度区，肿块突破浆膜面，侵及腹壁，胆囊内多发小结石。E—F.手术切除病理，胆囊中分化肠型管状腺癌，浸润囊壁全层，伴明显坏死；胆囊颈切缘见癌组织残留；胆囊颈浆膜上附壁淋巴结见转移性癌灶。 免疫组化：CK（＋）、CEA（＋）、CK19（＋）、CK8（＋）、CK20（＋、弱）、HER-2（－）、CgA（－）、Syn（－）。

图 13-3　病例 3 影像图

四、结构式诊断报告

选择合适的手术切除方式是胆囊癌治疗获得良好预后的保证，也是目前治疗的重要研究方向。具体手术方式主要根据胆囊癌分期而定，目前国内外最常用的是 TNM 分期。对于 Tis、T1a 期胆囊癌患者行单纯胆囊切除术即可达到治愈的目的，T1b、

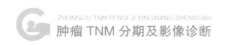

T2、T3、T4N0–1M0 期胆囊癌患者可根据术中评估结果采取根治切除术或扩大根治切除术，从而达到 R0 切除（显微镜下无肿瘤残留）。M1 期患者采取姑息手术治疗，以改善患者生活质量为目标，行扩大根治切除手术意义已不大。随着影像技术的快速发展和大数据时代的到来，使用结构式报告更有助于影像科医师进行全面、规范和准确地书写影像诊断报告，从而为临床评估肿瘤、选择科学治疗方案提供可靠的影像学依据。参照国内其他大型三甲医院报告模板，生成以下结构式报告参考模板。

肿瘤部位：□胆囊颈　□胆囊底

□肿瘤位于肝脏侧　□肿瘤位于腹腔侧

肿瘤形态及大小：形态　□肿块型　□厚壁型　□腔内型

大小_____ mm × _____ mm

MRI 平扫及增强：T1WI 呈_____信号、T2WI 呈_____信号，信号均匀 / 不均匀，DWI 无 / 有扩散受限，ADC 值约_____ × 10^{-3}mm^2/s；增强扫描表现（轻中度 / 显著强化，均匀 / 不均匀强化，动脉期_____，门脉期_____，平衡期 / 延迟期_____ ）。

肿瘤浸润（侵犯）：□肿瘤侵及固有层　□肿瘤侵及肌层

□肿瘤侵及腹膜面的肌周结缔组织

□肿瘤侵及肝脏面的肌周结缔组织

□肿瘤侵入肝脏

□肿瘤穿透浆膜和（或）一个邻近器官的结构（胃 / 十二指肠 / 结肠 / 胰腺 / 网膜或肝外胆管）

□肿瘤侵犯门静脉或肝动脉_____

区域淋巴结转移：□无　□1—3 枚　□≥ 4 枚

远处转移：□无远处转移

□有远处转移（□肝　□肺　□腹膜或网膜结节　□其他脏器_____ ）

其他征象：

_____

影像诊断：胆囊癌，T_____N_____M_____。

参考文献

[1] MIRANDA-FILHO A, PINEROS M, FERRECCIO C, et al. Gallbladder and extrahepatic bile duct cancers in the Americs: incidence and mortality patterns and trends ［J］. int J Cancer, 2020, 147（4）: 978-989.

[2] CHUN Y S, PAWLIK T M, VAUTHEY J N. 8th edition of theAJCC cancer staging manual: pancreas and hepatobiliarycancers ［J］. Ann Surg Oncol, 2018, 25（4）: 845-847.

[3] AMIN M B, GREENE F L, EDGE S B, et al. The eighth edition AJCC cancer staging manual: continuing to build a bridge from a population-based to a more "personalized" approach to cancer staging ［J］. CA Cancer J Clin, 2017, 67（2）: 93-99.

··第十四章··

胰腺癌 TNM 分期及影像诊断

一、概述

胰腺癌（Pancreatic carcinoma）是消化系统高发的恶性肿瘤，为胰腺恶性肿瘤中最常见的一种，占 75%—90%，男性多于女性。发病高峰年龄为 40—70 岁，近年来，胰腺癌发病率有逐渐增高的趋势，且侵袭性强，预后很差。胰腺癌由于其位置隐蔽和早期无症状，所以很难早期发现，85% 的患者发现时已属疾病晚期，失去手术切除机会，经手术治愈的病例极少，5 年生存率仅为 1%—3%。肿瘤的 TNM 分期有助于临床对胰腺癌的可切除性进行术前评估。CT 和 MRI 成像能准确显示肿块与周围脏器、大血管之间的关系、淋巴结及腹腔转移情况。因此，影像学在胰腺癌 TNM 分期诊断中具有重要价值。

二、TNM 分期

T 分期并不能决定肿瘤是否可切除，而只是对预后有影响。T2 和 T3 类别只基于大小，胰腺外扩展不再是定义的一部分，因为基于大小的定义更客观，很难确定是否胰外延伸。T4 分类现在是以腹腔动脉、肠系膜上动脉、和（或）肝总动脉受累为基础。N 分期对于区分区域淋巴结和区域外淋巴结（远处转移）十分重要。区域外的主要位置是主动脉旁和肠系膜上动脉旁。M 分期中，40% 的胰腺癌患者就诊时已有远处转移。除区域外淋巴结转移外，主要为肝转移、腹膜转移和肺转移。肝转移瘤常为多发病灶，主要位于肝包膜下，有人认为这是腹膜传播的一种形式。CT 对肝转移的敏感性较低，约为 75%；MRI 平扫 + 增强 +DWI 对肝转移瘤的诊断优势明显，具有更高的诊断敏感性、特异性和准确性。此外，50% 以上的肝转移瘤是在原发肿瘤切除后 6 个月内被诊断出来的。胰腺癌的 TNM 分期如下所述。

1. T 分期

Tx：原发肿瘤无法评估。

T0：无原发肿瘤证据。

Tis：原位癌（包括高级别导管上皮内瘤变、导管内乳头状黏液性肿瘤伴重度异性增生、导管内管状乳头状肿瘤伴重度异型增生、黏液性囊性肿瘤伴重度异型增生）。

T1：肿瘤最大径 ≤ 20 mm。

    T1a　肿瘤最大径 ≤ 5 mm。

    T1b　5 mm ＜肿瘤最大径 ≤ 10 mm。

    T1c　10 mm ＜肿瘤最大径 ≤ 20 mm。

T2：20 mm ＜肿瘤最大径 ≤ 40 mm。

T3：肿瘤最大径 ＞ 40 mm。

T4：肿瘤侵及腹腔动脉，肠系膜上动脉，和（或）肝总动脉，无论肿瘤大小。

2. N 分期

Nx：区域淋巴结无法评估。

N0：无区域淋巴结转移。

N1：1—3 枚区域淋巴结转移。

N2：≥ 4 枚区域淋巴结转移。

3. M 分期

M0：无远处转移。

M1：有远处转移。

三、影像病例展示

病例 1 男性，77 岁，胰头癌，T1bN0M0，如图 14-1。

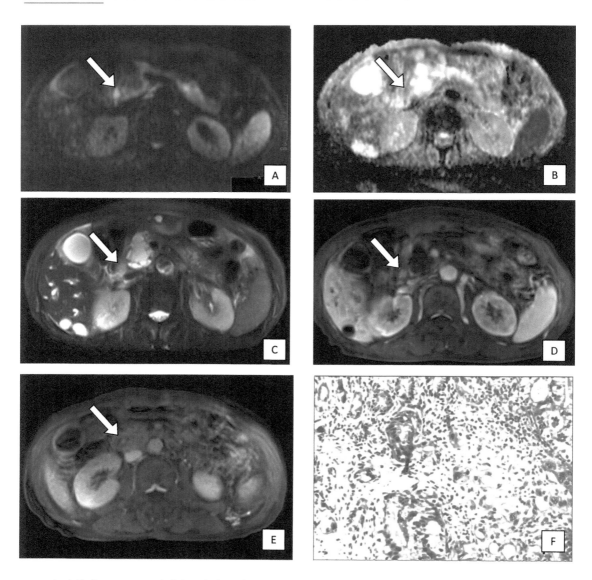

A. 上腹部 MRI-DWI，胰头部见长径约为 0.8 cm 的结节状病灶，DWI 高 b 值（b=1000）呈高信号；B. 相应部位 ADC 图呈低信号，提示扩散受限；C.MRI-T2WI，病灶呈稍高信号，主胰管显著扩张；D—E.T1WI 增强动脉期及实质期，病灶呈均匀中度强化；F. 超声内镜活检病理：（胰头）中－低分化癌，形态学符合胰腺导管腺癌原发。

图 14-1 病例 1 影像图

病例 2　　男性，55 岁，胰腺颈部胰腺癌，T1cN0M0，如图 14-2。

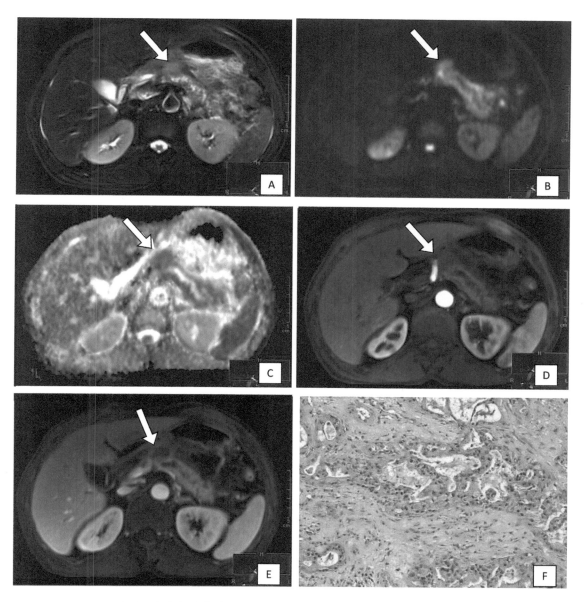

A.MRI-T2WI，胰腺颈部类圆形病灶，长径约为 1.9 cm，呈稍高信号（箭）；B—C.DWI，高 b 值（b=1000）呈高信号（图 14-2B 箭），相应 ADC 图呈低信号（图 14-2C 箭），提示病灶扩散受限；D.MRI 增强动脉期，病灶未见强化；E.MRI 增强门脉期，病灶不均匀轻度强化；F. 手术病理：胰腺颈部肿块，浸润性腺癌的纤维结缔组织，符合胰腺癌。免疫组化：CK20（-）、CEA（+）、CK7（++）、CA125（-）、CK19（+）、34βE12 小灶性（+）、CA199（+）。

图 14-2　病例 2 影像图

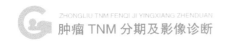
 病例 3　男性，71 岁，胰头癌，T2N0M0 ，如图 14-3。

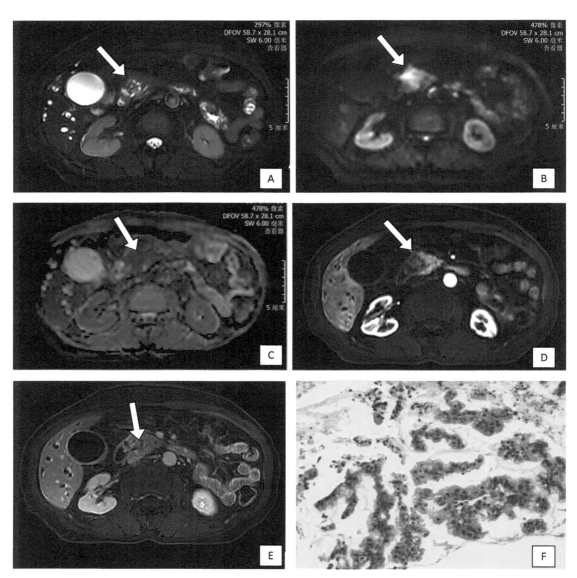

A.fse-T2WI，胰头类圆形混杂信号肿块（箭），肿瘤大小 2.3 cm×2.1 cm；B.DWI 高 b 值（b=1000）肿块呈高信号；C. 相应 ADC 图呈低信号，表现为扩散受限；D.MRI 增强动脉晚期，肿块呈相对不均匀低信号（箭）；E.MRI 增强门脉期，肿块实质进一步强化，与周围相对正常胰腺实质强化相当（箭）；F. 手术病理：胰头肿物，血性、纤维素性渗出物中间杂较多的管状、绒毛状腺癌成分，中分化，有坏死表现。形态学符合胰腺导管腺癌。免疫组化：EMA（＋）、CK7（＋）、CK20（－）、CK19（＋）、CA-125（＋，少许）、CEA（＋）、CDx2（＋）、Ki-67 阳性率约 65%。

图 14-3　病例 3 影像图

病例 4 女性，60 岁，胰头癌，T3N0M0，如图 14-4。

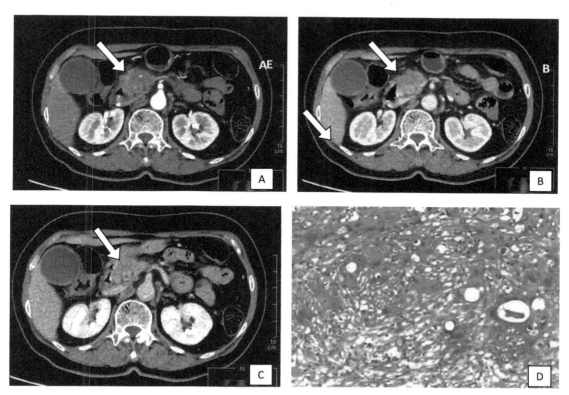

A.CT 增强扫描动脉期，胰头类圆形肿块（箭），直径 4.2 cm，不均匀轻度强化，与十二指肠分界不清；B—C.CT 增强扫描门脉期、延迟期，胰头肿块进一步强化；D.手术病理：（胰腺肿物）低分化腺癌。免疫组化：CK（+）、CDX-2（+）、CK19（+）、CEA（+）。

图 14-4 病例 4 影像图

 病例 5 男性，66 岁，胰头钩突部胰腺癌，T4N1M0，如图 14-5。

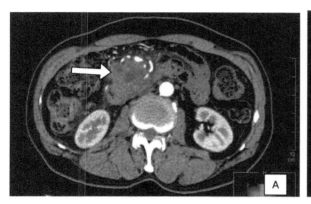
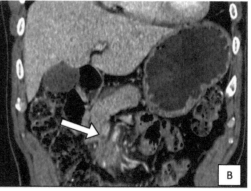

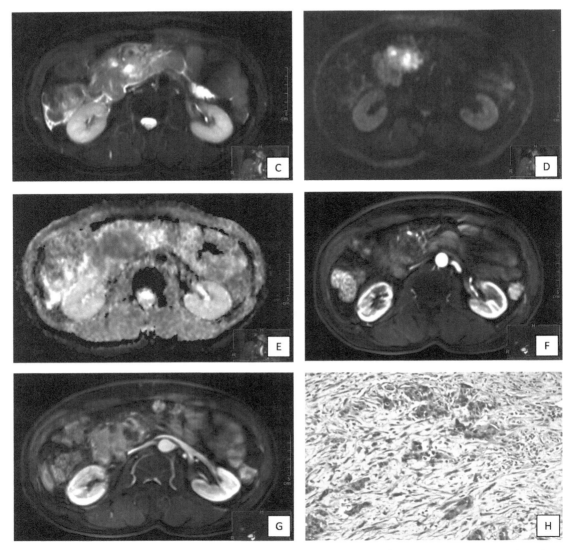

　　A.CT 增强动脉期，胰腺钩突不均匀稍低密度肿块，包绕肠系膜上动脉，管壁不光整，十二指肠水平段受侵；B.CT 增强门脉期冠状位，肿块侵犯肠系膜上静脉，可见充盈缺损（箭）；C.T2WI-fs 胰头钩突部见稍高信号肿块影，边界模糊不清，内见斑片状高信号坏死区；D—E.MRI-DWI 高 b 值（b=1000）肿块呈高信号，相应 ADC 图呈低信号，提示肿瘤扩散受限；F—G.MRI 增强动脉晚期和门脉期，动脉晚期肿块呈不均匀轻度强化（图 14-5F），门脉期病变实质进一步强化，内见片状无强化区（图 14-5G），肿块边界模糊，与周围血管分界不清；H.手术病理，（胰头占位）腺癌，低分化。

图 14-5　病例 5 影像图

四、结构式诊断报告

到目前为止，手术切除肿瘤及相应胰腺仍然是胰腺癌的首选治疗方法，但肿瘤在早期很难被发现。约 40% 的患者发现时已存在远处转移，无法进行手术切除。当没有远处转移时，是否可切除主要取决于以下因素：肿瘤大小、邻近血管的侵犯程度、邻近组织器官（如横结肠系膜、肠系膜根部和神经周浸润）的侵犯程度、区域或区域外淋巴结转移情况。关键血管结构受侵情况是决定胰腺癌是否可切除的最重要因素，同时，它也是一个重要的生存预测指标。血管侵犯的概率为：少于 180° 的接触约 40%，超过 180° 的接触约 80%，直至肿瘤完全包围门静脉或肠系膜上静脉（SMV）。正常的肝动脉解剖仅占 55% 左右，肝动脉解剖变异占 40%—45%，异常走行的动脉可能靠近胰头区域，这会导致手术中容易发生肿瘤扩展或医源性损伤，因此，高质量的影像学检查在胰腺癌的可切除性评估方面具有重要参考价值。多层螺旋 CT 及 MRI 对胰腺病灶的检出具有较高的敏感性和特异性，近年来被广泛应用于胰腺癌的诊断、分期、疗效评估及高危人群的筛查等。结构式报告更有助于影像科医师进行全面、规范和准确地书写影像诊断报告，能提高书写效率、报告的质量和诊断信心，方便临床术前和术后评估。因此，针对肿瘤可切除性评价，对胰腺癌进行标准化评估，同时参照国内其他大型三甲医院报告模板，生成以下结构式报告参考模板。

病变评估：位置　　□钩突　　□胰头　　□胰颈　　□胰体　　□胰尾

　　　　　　形态　　□结节　　□肿块　　□不规则形

　　　　　　大小_____ cm × _____ cm × _____ cm

　　　　　　CT/MRI 平扫_____

　　　　　　CT/MRI 增强_____

胰胆管评估：胰管截断扩张　　□无　　□有

　　　　　　胆总管截断扩张　□无　　□有

动脉评估：肠系膜上动脉　□无接触　　□接触面 ≤ 180°　　□接触面 > 180°

　　　　　　腹腔干动脉　　□无接触　　□接触面 ≤ 180°　　□接触面 > 180°

　　　　　　肝总动脉　　□无接触　　□接触面 ≤ 180°　　□接触面 > 180°

　　　　　　周动脉变异　　□无　　□有　　_____

静脉评估：门静脉

　　　　　　肠系膜上静脉

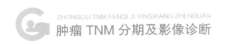

静脉内瘤栓　□无　□有（　　　　　　）

静脉侧支循环　□无　□有（　　　　　）

侵犯胰周结构：□无　□有 _____

区域淋巴结肿大：□无　□1—3 枚　□≥ 4 枚

远处转移：□无远处转移

　　　　　□有远处转移（□肝　□肺　□腹膜或网膜结节　□其他脏器）

腹水：□无　□有（少量 / 中等量 / 大量）

其他评估：_____

参考文献

[1] VINCENT A, HERMAN J, SCHULICK, et al. Pancrratic cancer[J]. Lancet, 2011, 378(91):
607.

[2] 吉帆，征锦. 能谱 CT 对胰腺癌可切除性的评估 [J]. 实用放射学杂志，2016, 32（1）:
56-59, 94.

··第十五章··
肾细胞癌 TNM 分期及影像诊断

一、概述

肾细胞癌（renal cell carcinoma，RCC）指源自肾实质小管上皮细胞的恶性肿瘤，又称肾腺癌，简称肾癌，占肾脏恶性肿瘤的 80%—90%。包括肾小管不同位置的各类 RCC 亚型，但排除源自肾间质及肾盂上皮细胞的肿瘤。

中国肾癌工作组综合国内外新近研究进展及中国泌尿生殖病理学组专家意见，结合分子病理学进展将肾癌最新类型推荐如下。

1.WHO 分类列出的肿瘤类型

①透明细胞性肾癌（ccRCC），占肾癌的 65%—70%；②乳头状肾细胞癌（pRCC），占成人肾癌的 15%—19%；③嫌色细胞性肾癌（chRCC）；④透明细胞乳头状肾癌（ccpRCC）；⑤ MIT 家族易位性肾癌（MIT family translocation-associated RCC）；⑥肾髓质癌；⑦集合管癌；⑧黏液性小管样和梭状细胞癌（MTSCC）；⑨后天性囊性肾病相关之肾癌（ACKD RCC）；⑩管形囊性肾癌（TCRCC）；⑪琥珀酸脱氢酶缺陷型肾细胞癌（SDH 缺陷型肾细胞癌）；⑫遗传性平滑肌瘤病和肾癌综合征关联性肾癌（HLRCC-RCC）。

2. 新出现的肾脏肿瘤类型

①嗜酸性实性与囊性肾细胞癌（ESC RCC）；②伴有 TSC/MTOR 基因突变的肾细胞癌；③ TCEB1 突变的肾细胞癌；④ TFEB/6p21/VEGFA 扩展的肾癌；⑤间变淋巴瘤激酶（ALK）易位性肾癌。

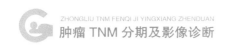
绝大多数肾癌发生于单侧肾实质，常单发，10%—20% 为多灶病变，多灶病变好发于遗传性肾癌及乳头状肾癌患者，透明细胞肾癌多灶病变 < 5%。肿瘤大小差异较大，直径均值约 7 cm，病灶与邻近正常组织之间常可见假包膜。双肾病灶（非同时或同时）只占散发性肾癌的 2%—4%。

二、TNM 分期

根据 AJCC 第八版肾细胞癌分期如下。

1.T 分期

Tx：原发肿瘤无法评估。

T0：无原发肿瘤的证据。

T1：肿瘤局限于肾内，最大径 ≤ 7 cm。

    T1a　肿瘤局限于肾内，最大径 ≤ 4 cm。

    T1b　肿瘤局限于肾内，4 cm ＜最大径 ≤ 7 cm。

T2：肿瘤局限于肾内，最大径 > 7 cm。

    T2a　肿瘤局限于肾内，7 cm ＜最大径 ≤ 10 cm。

    T2b　肿瘤局限于肾内，最大径 > 10 cm。

T3：肿瘤侵犯主要静脉、肾周脂肪，但未累及同侧肾上腺，未突破肾周筋膜。

    T3a　肿瘤累及肾静脉或其段分支，侵犯肾周或肾窦脂肪，但未突破肾周筋膜。

    T3b　肿瘤累及膈下的下腔静脉。

    T3c　肿瘤累及膈上的下腔静脉或侵犯腔静脉壁。

T4：肿瘤突破肾周筋膜，包括邻近同侧肾上腺。

2.N 分期

Nx：区域淋巴结无法评估。

N0：无区域淋巴结转移。

N1：区域淋巴结转移。

3.M 分期

Mx：远处转移无法评估。

M0：无远处转移。

M1：有远处转移。

三、影像病例展示

肾细胞癌 TNM 分期诊断涉及患者治疗方案的制订、预后评估等关键信息，为了加深对其认识并与影像比对，本节列举多个病例影像资料及病理图片供临床实践参考。

病例 1　男性，41 岁，体检超声偶然发现左肾占位，无肉眼血尿症状及其他不适，肾透明细胞癌，T1aN0Mx，如图 15-1。

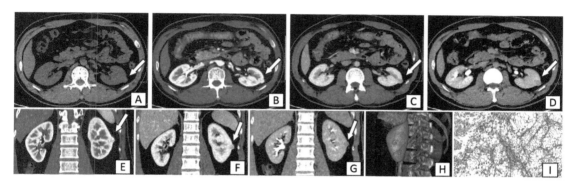

A—D. 病灶横断位平扫、增强皮质期、实质期、排泄期图像。E—G. 病灶冠状位增强皮质期、实质期、排泄期图像。H. 皮质期数据 VR 重建图像。I. 病理图像。影像表现：左肾肿瘤病灶长径约 1.2 cm，CT 平扫为等密度，增强皮质期呈显著强化，实质期与排泄期呈相对低密度，表现为"快进快出"强化，病灶局限于肾被膜内、肾周脂肪未见侵犯，未见淋巴结转移及血管侵犯。手术病理：（左肾肿物）透明细胞性肾细胞癌，未侵犯肾周与肾窦脂肪，未见引流淋巴结增大。免疫组化：CK19（++）、Vimentin（++）、CD10（++）、CK（+++）、Syn（-）、TTF-1（-）、S-100（-）、Ca125（-）。

图 15-1　病例 1 影像图

病例 2　男性，55 岁，超声发现右肾占位 1 天，肾透明细胞癌，T1bN0Mx，如图 15-2。

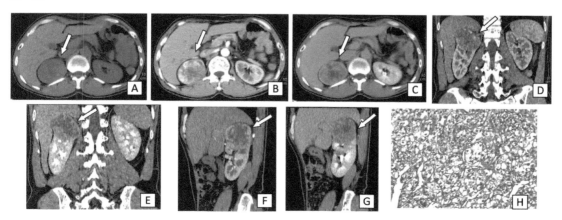

　　A—C. 病灶横断位 CT 平扫，增强皮质期、实质期图像。D—E. 病灶冠状位 CT 增强皮质期、实质期图像。F—G 分别为病灶矢状位 CT 增强皮质期、实质期图像。H. 病理图像。影像表现：右肾上极肿瘤长径约 5.5cm，CT 平扫呈不均匀稍低密度，增强皮质期不均匀明显强化，实质期强化迅速廓清呈低密度，内见坏死液化；病灶边界清楚，肾上腺、肾窦与肾周脂肪受压改变，未见引流淋巴结增大及血管侵犯表现。手术病理：（右侧）肾透明细胞癌，伴出血及坏死，肾上腺挤压变形，肾门处血管及输尿管未见肿瘤。免疫组化：CK（+）、CK8（+）、VIMENTIN（+）、AACT（+）、AAT（+）、S-100（-）、CD45（-）、SMA（-）、CgA（-）、Syn（-）。

图 15-2　病例 2 影像图

病例 3　男性，60 岁，头晕伴呕吐、血尿 2 小时，肾透明细胞癌，T2aN0Mx，如图 15-3。

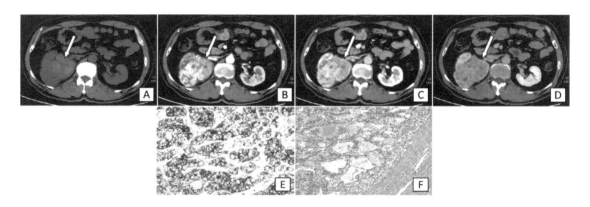

　　A—D. 病灶横断位 CT 平扫，CT 增强动脉期、实质期、排泄期图像。E—F. 病理图像。影像表现：右肾肿瘤长径约 10 cm，CT 平扫呈不均匀等、稍低密度，CT 增强动脉期不均匀明显强化，实质期与排泄期强化迅速廓清呈不均匀低密度；病灶表面欠光整，肾窦及肾周脂肪未见明显受侵征象，未见引流淋巴结增大及血管侵犯。手术病理：（右肾）透明细胞性肾细胞癌，G2。位于肾上极，单灶，肿瘤最大径 10 cm；无肉瘤样及横纹肌样特征，无肿瘤性坏死，无淋巴管/血管侵犯；肿瘤局限于肾脏，肾周脂肪切缘、肾静脉切缘及输尿管切缘阴性（未见癌）；未查见肿大淋巴结。免疫组化：CK（NS）、CgA（-）、Vimentin（++）、34βE12（+，少量散在）、CD10（+++）、CK8（+++）、EMA（+）、CK19（+，少量散在）、S-100（-）、CD68（-）。

图 15-3　病例 3 影像图

📝 **病例 4**　女性，30 岁，左腰背疼痛 1 天，1 年前妇科住院发现左肾肿瘤。超声示左肾混杂回声占位，最大径 5.2 cm，肾透明细胞癌，T3aN0Mx，如图 15-4。

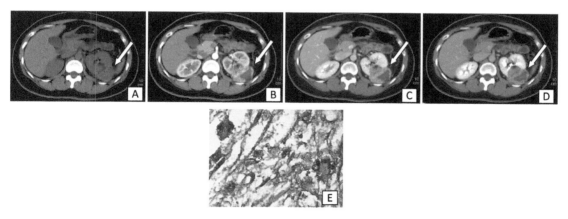

A—D.病灶横断位 CT 平扫，CT 增强动脉期、实质期、排泄期图像。E.病理图像。影像表现：左肾肿瘤长径约 5.4 cm，CT 平扫呈不均匀稍低密度，增强动脉期不均匀明显强化，实质期与排泄期强化迅速廓清呈不均匀低密度，内示坏死或出血液化，病灶向外突出、肾周脂肪受压，未见引流淋巴结增大及肾窦、血管侵犯表现。手术病理：透明细胞性肾细胞癌，伴梭形细胞肉瘤样改变；肿瘤分级（核分级）4 级；累及肾被膜外脂肪组织；肿瘤周围肾盏、肾盂以及肾血管、输尿管等组织未见浸润。肾脏外周脂肪组织未见转移性结节，未找到肿大淋巴结。免疫组化：CK（＋）、CK8（＋）、CK18（＋）、CK19（＋）、Vimentin（＋）、34βE12（－）、CK14（－）、CD10（－）、EMA（＋）、P53（＋）。

图 15-4　病例 4 影像图

📝 **病例 5**　女性，67 岁，急性阑尾炎下腹 CT 扫描偶然发现右肾占位，肾透明细胞癌，T3aN0Mx，如图 15-5。

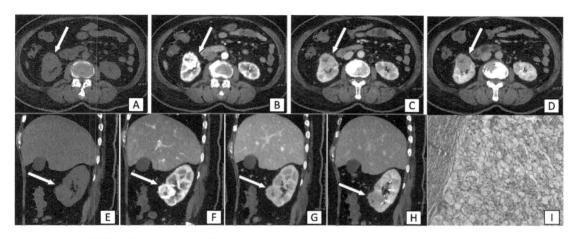

A—D.病灶横断位 CT 平扫，CT 增强动脉期、实质期、排泄期图像。E—H.病灶矢状位 CT 平扫、增强动脉期、实质期、排泄期图像。I.病理图像。影像表现：右肾肿瘤长径约 3.8 cm，CT 平扫呈不均匀等、稍低密度，增强动脉期不均匀明显强化，实质期与排泄期强化迅速廓清呈不均匀低密度，内示斑片状坏死液化，病灶表面毛糙，肾窦与肾周脂肪受侵改变，未见引流淋巴结增大及血管侵犯表现。手术病理：（右肾及周围筋膜组织）透明细胞性肾细胞癌Ⅰ级，癌组织侵犯肾周脂肪及肾盂，无脉管癌栓。免疫组化：CK（+）、Vimentin（+）、EMA（+）、CD10（+）、Syn（-）、CEA（-）、NSE（-）、Ki-67 阳性率小于 5%、S-100（-）、CD34（-）、D2-40（-）、P53（-）。

图 15-5　病例 5 影像图

病例 6　男性，31 岁，血尿 1 天，超声提示左肾肿瘤，肾乳头状癌，T3aN1M0，如图 15-6。

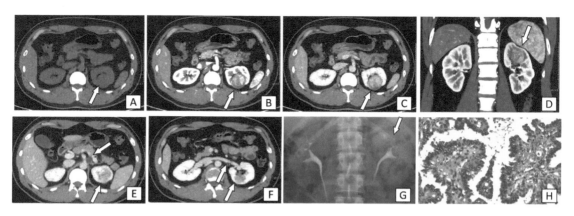

A—C.病灶横断位 CT 平扫、增强动脉期、实质期图像。D.病灶冠状位 CT 增强动脉期图像。E—F.肾静脉旁淋巴结层面实质期图像。G.静脉尿路造影图。H.病理图像。影像表现：左肾肿瘤长径约 4.8 cm，CT 平扫呈稍低密度，增强动脉期不均匀强化，实质期强化持续呈不均匀稍低密度；肾窦脂肪受压、侵犯，腹主动脉旁、左肾静脉旁部分引流淋巴结增大；IVP 示左肾盂肾盏边缘不规则、充盈欠佳。手术病理：乳头状肾细胞癌（2 型），组织学 WHO/ISUP 分级 G3 级；局部侵犯肾窦脂肪、肾盂肾盏；可见淋巴管、血管侵犯；肾门淋巴结 1/3 个见转移性癌灶，（腹主动脉旁）转移或浸润性乳头状肾细胞癌。免疫组化：CK（+）、HMB-45（-）、C5/6（-）、CK7（-）、PAX-8（+）、EMA（+）、CD117（-）、CK19（+）、P504s（+）、CEA（-）、S-100（-）、EGFR（+）、CD10（-）、P63（-）、Vimentin（+）、Ki-67 阳性率约 6%。

图 15-6　病例 6 影像图

四、结构式诊断报告

肾细胞癌 TNM 分期对临床制定科学治疗方案及预后评估具有重要价值，为了缩小影像诊断报告的差异性，根据 TNM 分期重点要素，特制定以下结构式报告供参考。

1. 影像学表现

病变部位：左侧 / 右侧肾脏，上极 / 下极 / 中上段 / 中下段 / 全肾。

病变形态：圆形 / 类圆形 / 不规则形，结节 / 肿块。

内部结构：实性 / 囊性 / 囊实性（无 / 有分隔、壁结节）。

病变大小：_____ cm × _____ cm × _____ cm。

病变边界：清楚 / 不清楚，有 / 无包膜。

无 / 有 CT：呈等 / 稍高 / 稍低密度，密度均匀 / 不均匀。

无 / 有 MRI：T1WI 呈_____信号、T2WI 呈_____信号，信号均匀 / 不均匀，DWI 无 / 有扩散受限（ADC 值约_____ × 10^{-3}mm^2/s）。

增强扫描：肿瘤实性成分 / 囊壁 / 分隔 / 壁结节强化表现（动脉期_____，实质期_____，排泄期_____；强化均匀 / 不均匀；轻中度 / 显著强化）。

T 分期关键信息：病灶最大径_____，是 / 否突破肾被膜，有 / 无肾周与肾窦脂肪侵犯，是 / 否侵入肾静脉或其段分支、膈下 / 膈上 IVC，有 / 无突破肾周筋膜，有 / 无侵犯同侧肾上腺。

肿瘤 N 分期评估：无 / 有区域淋巴结增大_____。

肿瘤 M 分期评估：无 / 有远处转移_____。

其他征象：无 / 有腹水或盆腔积液（少量 / 中等量 / 大量），其他_____。

2. 影像诊断

（左 / 右）肾脏实性 / 囊实性、富血供 / 乏血供占位，考虑肾细胞癌，T___N___M____，透明细胞癌 / 乳头状癌 / 嫌色细胞癌 / 髓质癌 / 集合管癌可能性大。

参考文献

［1］《肾细胞癌诊断治疗指南》编写组. 肾细胞癌诊断治疗指南（2008 年第一版）［J］. 中华泌尿外科杂志，2009，30（1）：63-69.

［2］WILLIAMSON S R, GILL A J, ARGANI P, et al. Report From the International Society of Urological Pathology （ISUP） Consultation Conference on Molecular Pathology of Urogenital Cancers: III: Molecular Pathology of Kidney Cancer［J］. Am J Surg Pathol, 2020, 44（7）: 47-65.

［3］中华医学会病理学分会泌尿与男性生殖系统疾病病理专家组. 肾细胞癌分子病理研究进展及检测专家共识（2020 版）［J］. 中华病理学杂志，2020，49（12）：1232-1241.

··第十六章··

膀胱癌 TNM 分期及影像诊断

一、概述

膀胱癌是泌尿系统最常见的恶性肿瘤之一，在世界范围发病率居恶性肿瘤的第 9 位，死亡率居第 13 位，老年男性好发，男性发病率为女性的 3—4 倍，城市地区发病率及死亡率均高于农村地区。膀胱癌是严重威胁人民健康的恶性肿瘤之一，规范化诊断及治疗对提高我国膀胱癌的诊疗水平有重要意义。

对于非肌层浸润期（≤ T1 期）病变，行经尿道肿瘤切除术，膀胱可完整保留，维持良好的生活质量；对于肌层浸润期（≥ T2 期）病变，行膀胱部分 / 根治术或保守治疗。术前的精准分期是决定膀胱癌治疗方式的最重要因素，术前病理活检可明确诊断，但难以准确分期，亦无法反应瘤体的整体情况。T3b 及 T4 期容易判断，因此术前准确区分 ≤ T1 与 ≥ T2 期（即有无肌层浸润）是重点、难点，亦是关键点。多参数磁共振成像（multiparametric MRI，mp-MRI）是目前最优的术前分期检查方法，其对于鉴别 ≤ T1 和 ≥ T2 肿瘤的准确率达 90%，虽然难以对 T2a、T2b、T3a 肿瘤进行详细分期，但三者的患者管理并没有差异，因此 mp-MRI 的重点亦为鉴别 ≤ T1 与 ≥ T2 期。

膀胱癌大多数为单发，少数可以多发，在术前影像学检查时应注意是否存在多发，避免漏诊多发的小病灶。

膀胱 MRI 扫描技术是准确分期的基础。扫描时患者采取仰卧位，膀胱适度充盈，过度充盈可导致患者难以忍受、躁动，膀胱不自主收缩而产生运动伪影，尿液波动伪影明显，不利于扁平、小病变显示；充盈不佳时，膀胱壁显示不佳，扁平、小病变难以显示，亦不利于分期。扫描序列除常规序列外，应扫描动态增强，重点观察增强早期表现；多 B 值 DWI 推荐矢状位 + 冠状位。

二、TNM 分期

AJCC 第八版膀胱癌 TNM 分期如下。

1.T 分期

Tx：不能评估原发肿瘤。

T0：没有证据表明膀胱原发肿瘤的存在。

Ta：指非浸润性乳头状癌。这种类型的癌症通常出现在一小部分组织上，这些组织很容易通过 TURBT 被切除。

Tis：原位癌（CIS）或"扁平状肿瘤"。

T1：肿瘤已经侵入到结缔组织（称为固有层），固有层将膀胱的内壁和下面的肌肉分开，但肿瘤未侵犯膀胱壁肌肉层。

T2：肿瘤侵犯到膀胱壁的肌肉层。

　　T2a　肿瘤已经扩散到膀胱壁肌肉的内侧一半，可以被称为浅层肌肉。

　　T2b　肿瘤已经扩散到膀胱的深部肌肉（肌肉的外半部）。

T3：肿瘤侵犯膀胱周围组织（围绕膀胱的脂肪组织）。

　　T3a　在显微镜下观察，肿瘤已经长入膀胱周围组织。

　　T3b　肿瘤已从宏观上长入膀胱周围组织，这意味着肿瘤足够大，可以在影像检查中看到，也可以被医生看到或摸到。

T4：肿瘤已侵犯到以下任何部位：腹壁、盆腔壁、男性前列腺或精囊，或女性的子宫或阴道。

　　T4a　肿瘤已扩散到前列腺、精囊、子宫或阴道。

　　T4b　肿瘤已经扩散到盆腔壁或腹壁。

2.N 分期

Nx：区域淋巴结无法评估。

N0：无区域淋巴结转移。

N1：膀胱周围淋巴结或真骨盆区（髂内、髂外、闭孔、骶前）单个淋巴结转移。

N2：真骨盆区多个淋巴结转移。

N3：髂总淋巴结转移。

3.M 分期

M0：无远处转移。

M1：非区域淋巴结转移或远处转移。

M1a　非区域淋巴结转移。

M1b　远处转移。

三、影像病例展示

病例 1　女性，50 岁，膀胱低级别尿路上皮癌，T1N0M0，如图 16-1。

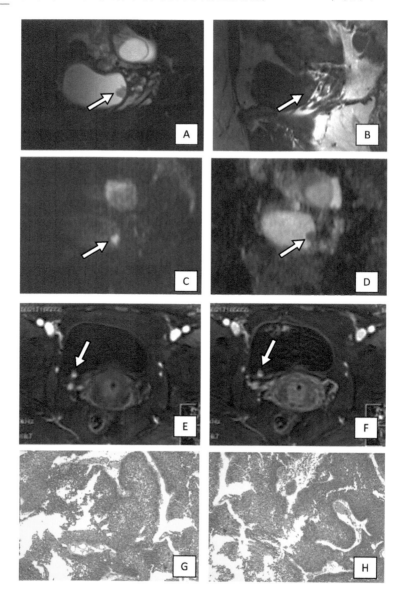

A.T2 抑脂矢状位，膀胱右后壁大小约 1.0 cm×1.1 cm×1.3 cm 菜花样稍高信号肿物，固有肌层呈连续低信号。B.T1WI 矢状位肿物呈等信号。C—D.DWI（b=1000），肿物呈"弓"形高信号，ADC 图呈低信号，扩散受限，固有肌层呈连续中等信号。E.动态增强早期肿物明显强化，膀胱肌层尚未强化，固有肌层未见早期强化。F.动态增强晚期肿物强化下降，肌层强化，VI-RADS 1 分（T1 期）。G—H.手术病理：（膀胱肿瘤体部）尿路上皮癌Ⅰ级；（膀胱肿瘤蒂部）纤维组织，未见癌残留。免疫组化：CK（＋）、CK5/6（＋/−）、CD45（−）、S-100（−）、VIMENTIN（−）、DESMIN（−）。

图 16-1　病例 1 影像图

病例 2　男性，70 岁，膀胱高级别尿路上皮癌，T2aN0M0，如图 16-2。

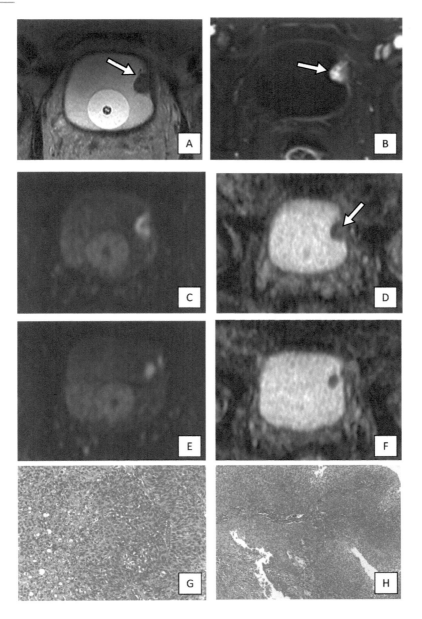

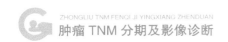

　　A.膀胱左侧壁大小约 1.4 cm×1.6 cm×1.4 cm 无带蒂菜花样结节，膀胱外缘光整，T2WI 呈稍高信号，肌层连续低信号未见中断。B.动态增强早期不均匀明显强化，侵犯浅肌层，但肌层无连续中断。C—D.DWI（b=1000）呈高信号侵犯浅肌层，肌层连续未见中断，ADC 呈低信号。E—F.为另一层面 DWI（b=1000），浅肌层内见扩散受限灶，侵犯浅肌层 VI-RADS 3 分（T2a 期）。G—H.手术病理：膀胱高级别尿路上皮癌，肿瘤侵及浅肌层，未见血管内癌栓，基底切缘未见癌残留，侧切缘难以评价。免疫组化：CK20（+）、CK7（+++）、Ki-67（+，70%）、P63（+++）、P53（−）、EGFR（+++）。

图 16-2　病例 2 影像图

　病例 3　男性，52 岁，膀胱高级别尿路上皮癌，T2bN0M0，如图 16-3。

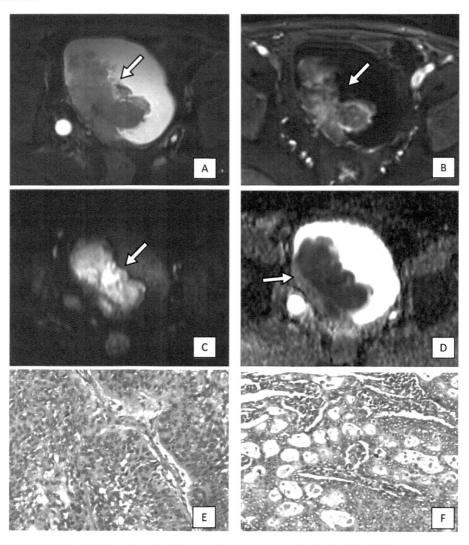

　　A.T2 抑脂膀胱右后壁见一大小约 7.2 cm×4.8 cm×5.1 cm 稍高信号不规则肿块突入膀胱内，膀胱外缘光整。B.动态增强早期呈不均匀明显强化，累及深肌层。C—D.DWI（b=1000）呈高信号，侵犯深肌层，ADC 呈低信号。VI-RADS 3 分（T2b 期）。术前膀胱镜活检：高级别尿路上皮癌，送检组织较表浅，未能明确是否有浸润。E—F. 手术病理：①膀胱浸润性高级别尿路上皮癌，伴有腺性分化（小于8%）及鳞状细胞分化，浸润膀胱肌层（大于肌层厚度 1/2，小于肌层厚度 2/3），未见有神经浸润或血管内癌栓。②（左、右侧输尿管残端）未见有癌组织残留。③送检的淋巴结组织内均未见有癌组织转移（左髂外淋巴结 0/2、右闭孔淋巴结 0/5、左闭孔淋巴结 0/8）。免疫组化：CK（＋）、CK5/6 部分（＋）、CK14 部分（＋）、CK7（＋＋＋）、CEA 部分（＋）、P53（－）、CK8（＋）、CerbB-2（＋）、Ki-67 阳性率约 30%。

图 16-3　病例 3 影像图

病例 4　男性，56 岁，鳞状细胞癌，T3bN0M0，Ⅱ 级（中分化），如图 16-4。

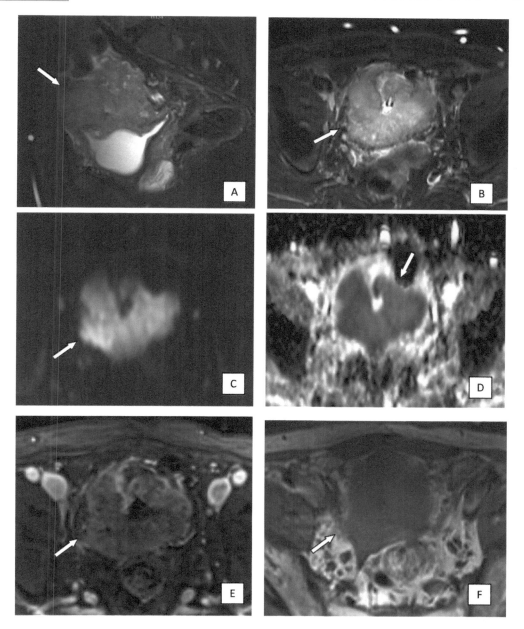

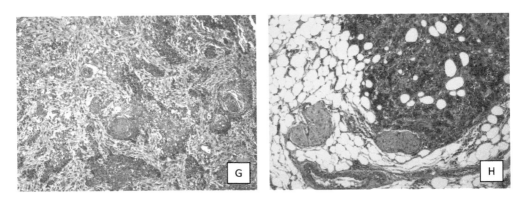

A—B.F T2 压脂及 T1WI，膀胱底见一大小约 8.0 cm×7.7 cm×7.5 cm 稍高信号不规则肿块突入膀胱内，膀胱外缘毛糙，周围脂肪受浸润；C—D.DWI（b=1000）呈高信号、ADC 为低信号；E.动态增强早期呈不均匀明显强化，膀胱外缘毛糙，周围脂肪受浸润。VI-RADS 3 分（T3b 期）。G—H.手术病理：①膀胱非血吸虫病性鳞状细胞癌，Ⅱ级（中分化），浸润膀胱壁全层并累及周围纤维脂肪组织，有噬神经束表现，但未见脉管内癌栓形成；癌旁膀胱黏膜上皮见片状成熟鳞状上皮化生；膀胱外壁上淋巴结 8 枚，均未见转移性肿瘤。②（膀胱外壁、突入腹腔）纤维脂肪组织浸润性鳞状细胞癌。③前列腺、双侧精囊腺、输精管及输尿管下段等处均未见肿瘤累及。④（左、右侧闭孔）淋巴结 10+6=16 枚，均未见转移性肿瘤。⑤病理分期：pT3bN0M0，Ⅲ 期。肿瘤组织免疫组化：CK（+）、CK5/6（+）、CK7（-）、CK20（-）、P53（+，少许）、P63（+）、PSA（-）、P504s（-）、CA125（+，少许）、Ki-67 阳性率大于 45%。

图 16-4　病例 4 影像图

病例 5　男性，50 岁，高级别浸润性尿路上皮癌伴鳞状分化，T4NxM1b，如图 16-5。

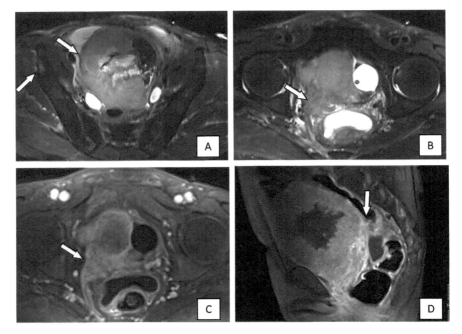

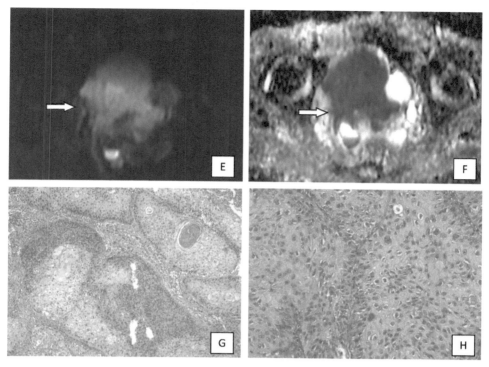

　　A—B.T2 压脂　膀胱右侧后壁巨大不规则肿块突入膀胱内，膀胱外缘毛糙，周围脂肪受浸润，右后方直肠受浸润，右侧髂骨转移。C—D. 肿块明显不均匀强化，局部向膀胱外突出，肿瘤侵犯后方直肠前壁。E—F.DWI（b=1000）呈高信号、ADC 呈低信号。G—H. 活检病理：（膀胱）高级别浸润性尿路上皮癌伴鳞状分化。免疫组化：CK14（+）、CK5/6（+）、CK7（-）、CK20（-）、P63（+）、P53（++）、Ki-67（+，约 40%）。

图 16-5　病例 5 影像图

病例 6　男性，63 岁，多发膀胱癌，最高分期为较大病灶，T2bN0M0，如图 16-6。

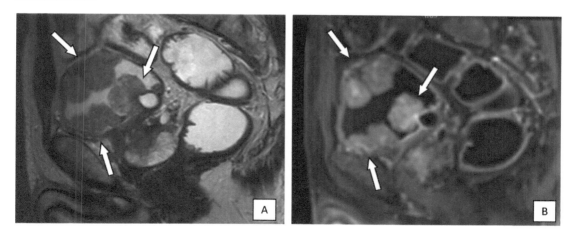

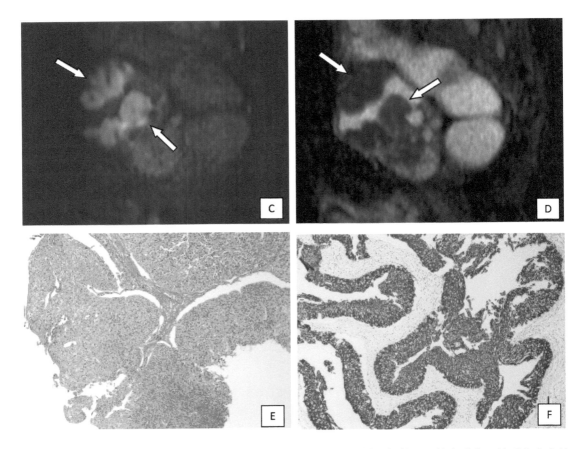

A—B.T2WI 及增强矢状位，膀胱多发结节，T2WI 稍高信号，增强扫描呈不均匀强化，前下较大病灶累及肌层，相邻膀胱外缘光整。C—D.DWI（b=1000）呈高信号、ADC 呈低信号。E—F.根治术后病理：（膀胱肿物）浸润性尿路上皮癌，中分化。肿瘤侵及深肌层。免疫表型：CK7（+++）、CK20（++）、CK5/6灶性（+）、P53（++）、P63（+++）、Ki-67（+，25%）。（右髂外淋巴结）4 枚，未见转移癌（0/4）。病理分期：pT2bN0Mx。

图 16-6　病例 6 影像图

四、影像报告与数据系统

膀胱癌术前临床分期是决定治疗方案的主要因素。对于 T 分期，鉴别 T1 与 T2 期（即是否肌层浸润）既是关键点和重点，又是难点。为了更加客观、规范地评估膀胱癌肌层浸润的风险，欧洲泌尿学会、欧洲泌尿影像学会、日本腹部放射学会于 2018年共同发表了膀胱影像报告和数据系统（vesical imaging-reporting and data system，VI-RADS）。VI-RADS 基于 mpMRI 检查，提出标准化的检查和报告方法，对评估分类标准制定了规范，该系统适用于未经过治疗及仅行经尿道诊断性膀胱肿瘤切除术的患者。该评分系统是 5 分分类量表，列举如下。

1分　极不可能的膀胱肌层浸润；

2分　不太可能的膀胱肌层浸润；

3分　模棱两可的膀胱肌层浸润；

4分　可能的膀胱肌层浸润；

5分　极有可能的膀胱肌层浸润。

VI-RADS 评分标准与 T 分期对应关系

VI-RADS 评分标准				
分数	T2WI	DWI	DCE-MRI	T 分期
1分	固有肌层呈连续低信号（<1 cm 带蒂或无蒂的外生性肿瘤伴或不伴高信号高信号的增厚内层）	固有肌层呈连续中等信号	固有肌层未见早期强化	T1 期
2分	①固有肌层呈连续低信号（≥1 cm 有蒂的外生肿瘤伴或不伴高信号的增厚内层，或无蒂/扁平性肿瘤伴高信号的增厚内层）。②无蒂的非外生性肿瘤，或没有高信号的增厚内层，固有肌层连续低信号无明确中断	固有肌层呈连续中等信号（≥1cm）；带蒂的外生性肿瘤伴或不伴低信号的增厚内层，或扁平性肿瘤伴低信号的增厚内层）	内层早期强化而固有肌层未见早期强化	T1 期
3分	无蒂的非外生性肿瘤，或没有高信号的增厚内层，固有肌层连续低信号无明确中断	缺乏2分表现，但固有肌层的连续中等信号无明确中断	缺乏2分表现，但固有肌层连续低信号无明确中断	T2 期
4分	①无蒂的非外生性肿瘤，或没有高信号的增厚内层，但固有肌层连续低信号无明确中断。②肿瘤侵犯固有肌层或膀胱周围脂肪组织	高信号肿瘤侵犯固有肌层	肿瘤早期强化，侵犯固有肌层	T2 期
5分	肿瘤侵犯固有肌层或膀胱周围脂肪组织	高信号肿瘤侵犯膀胱周围脂肪组织	肿瘤早期强化，侵犯膀胱周围脂肪组织	>T2 期

业界普遍认为，膀胱癌影像报告与数据系统有助于影像科医师在书写报告时做到全面、准确、规范。因此，根据 AJCC 第八版膀胱癌 TNM 分期系统，按照 2018 版 VI-RADS 的要求，同时参考国内其他大型三甲医院情况，建议放射科医生在书写膀胱

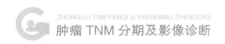

癌 mpMRI 诊断报告时参考如下。

①单发膀胱癌：应描述病灶的部位（三角区、颈等）、大小、是否带蒂 / 宽基底、区域淋巴结、周围结构、骨盆情况，下诊断意见时给出 VI-RADS 评分分值及 TNM 分期情况。

②多发膀胱癌还应记录各病灶部位、数目、最大者的大小，详细描述（参照单发病灶）分期最高的病灶。

参考文献

［1］AMIN M B, EDGE S, GREENE F, et al. AJCC Cancer Staging Manual［M］. 8th ed. New York：Springer, 2017.

［2］王良. 膀胱影像报告和数据系统解读［J］. 中华放射学杂志，2019（3）：164-169.

［3］尹宏宇，张继. 膀胱影像报告和数据系统在膀胱癌中的应用进展［J］. 国际医学放射学杂志，2021，44（6）：698-705.

［4］李陇超，常鸿志，杨艳蓉，等. 膀胱影像报告和数据系统对初发和复发膀胱癌肌层浸润预测价值的对比研究［J］. 影像诊断与介入放射学，2021，30（1）：44-48.

［5］中华医学会泌尿外科分会（CUA）、中国医师协会泌尿外科医师分会（CUDA）、中国抗癌协会泌尿男生殖系肿瘤专业委员会（CACA-GU）.《中国膀胱癌诊断治疗指南》2021 版.

第十七章

子宫内膜癌分期及影像诊断

一、概述

子宫内膜癌（Endometrial Cancer）是女性生殖系统三大恶性肿瘤之一，近年来，发病率呈上升趋势，其主要治疗手段为手术和放化疗，而子宫内膜癌的肿瘤分期，对指导临床制定治疗方案起着重要作用。美国国立综合癌症网络（NCCN）公布的《2022 NCCN 子宫肿瘤临床实践指南（第 1 版）》以及中国抗癌协会妇科肿瘤专业委员会公布的《子宫内膜癌诊断与治疗指南（2021 年版）》中，对子宫内膜癌的分期采用最新的 AJCC 第八版分期和国际妇产科联盟（FIGO）2009 分期标准。本章主要介绍子宫内膜癌术前分期以及相关影像病例展示，并简要说明子宫内膜癌 MRI 结构式诊断报告。

二、MRI 分期

子宫内膜癌 AJCC 第八版 TNM 分期和 FIGO（2009 年）手术分期系统

TNM 分期	FIGO 分期	标准
原发肿瘤定义（T）		
Tx		原发肿瘤无法评估
T0		无原发肿瘤证据
T1	Ⅰ	肿瘤局限于宫体，包括子宫颈腺体累及
T1a	ⅠA	肿瘤局限于子宫内膜或浸润子宫肌层小于 1/2
T1b	ⅠB	肿瘤浸润子宫肌层大于等于 1/2
T2	Ⅱ	肿瘤浸润子宫颈间质结缔组织，但未超出子宫。不包括子宫颈腺体累及
T3	Ⅲ	肿瘤累及浆膜、附件、阴道或子宫旁
T3a	ⅢA	肿瘤累及浆膜和（或）附件（直接浸润或转移）

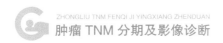
续表

TNM 分期	FIGO 分期	标准
T3b	ⅢB	阴道累及（直接浸润或转移），或子宫旁累及
T4	ⅣA	肿瘤浸润膀胱黏膜和（或）肠黏膜（泡状水肿不足以将肿瘤定义为T4）
区域淋巴结定义（N）		
Nx		区域淋巴结无法评估
N0		无区域淋巴结转移
N0（i+）		区域淋巴结见孤立肿瘤细胞 ≤ 0.2 mm
N1	ⅢC1	盆腔区域淋巴结转移
N1mi	ⅢC1	盆腔区域淋巴结转移（转移灶直径 > 0.2—2.0 mm）
N1a	ⅢC1	盆腔区域淋巴结转移（转移灶直径 > 2.0 mm）
N2	ⅢC2	腹主动脉旁淋巴结转移，伴或不伴盆腔淋巴结转移
N2mi	ⅢC2	腹主动脉旁区域淋巴结转移（转移灶直径 > 0.2—2.0 mm），伴或不伴盆腔淋巴结转移
N2a	ⅢC2	腹主动脉旁区域淋巴结转移（转移灶直径 > 2.0 mm），伴或不伴盆腔淋巴结转移
如仅通过前哨淋巴活检发现有转移，N 前加 sn		
远处转移定义（M）		
M0		无远处转移
M1	ⅣB	远处转移（包括转移至腹股沟淋巴结、腹腔内病灶、肺、肝或骨）（不包括转移至盆腔或腹主动脉旁淋巴结、阴道、子宫浆膜面或附件）

三、影像病例展示

 病例 1　女性，63 岁，子宫内膜癌，T1aN0M0，ⅠA 期，如图 17-1。

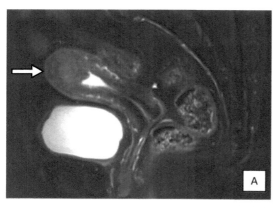

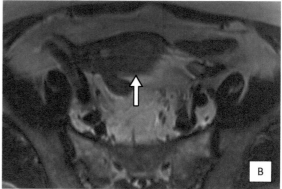

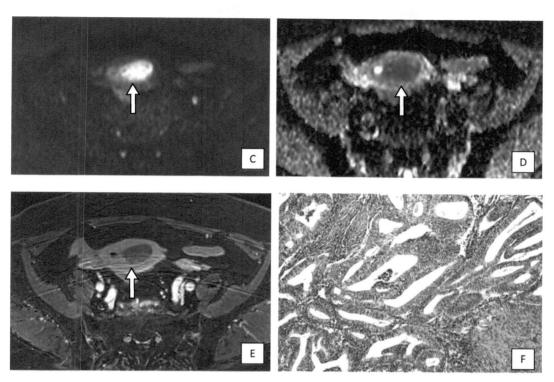

　　A.T2WI 脂肪抑制矢状位，子宫底部稍高信号肿块突向宫腔，结合带连续性中断。B.T2WI 轴位，子宫底部稍高信号肿块突向宫腔。C.DWI 病灶呈明显高信号。D.ADC 图病灶信号减低，提示扩散受限。E.FS-T1WI+C 轴位，子宫底部相对低强化肿块，浸润肌层＜1/2。F.手术病理：中分化子宫内膜样腺癌，以外生性为主，浸润浅肌层（＜1/3 肌层厚度），未见明显的脉管侵犯 / 或管内癌栓形成；双侧输卵管、卵巢以及宫颈管、宫颈等处均未见肿瘤累及。免疫组化：CK（＋）、CK8（＋）、CEA（＋）、CD10（＋）、CK7（－）、HER2（－）、CA125（－）、ER（＋）、PR（＋）、Vimentin（＋）、CK20（－）、Ki-67 阳性率小于 15%。（腹主动脉旁、双侧盆腔）淋巴结共 6+15+15=36 个，均显示明显的炎性反应性改变，但未见转移灶。

图 17-1　病例 1 影像图

 病例 2　女性，58 岁，子宫内膜癌，T1bN0M0，Ⅰ B 期，如图 17-2。

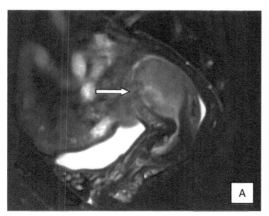
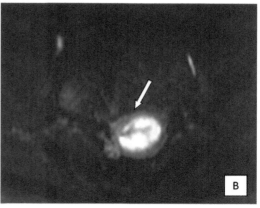

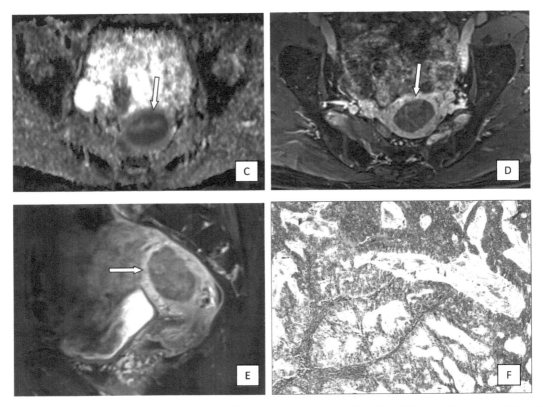

A.T2WI 脂肪抑制矢状位，子宫腔内稍高信号肿块，结合带连续性中断，浆膜未见受侵。B.DWI 序列病变呈高信号。C.ADC 图信号明显减低，提示扩散受限。D—E.FS-T1WI+C 轴位及矢状位，子宫底部相对低强化肿块，浸润肌层 >1/2。F. 手术病理：（子宫肿物）中 - 低分化子宫内膜样腺癌，浸润肌壁约 1/2。免疫组化：CK（++）、Vimentin（-）、CK7（+）、CK20 灶（+）、P53（+）、P63（-）。官颈组织为慢性宫颈炎；双侧附件未见特殊；（左、右髂总、盆腔及腹主动脉淋巴结）共约 16 枚，均为淋巴结反应性增生。

图 17-2　病例 2 影像图

 病例 3　女性，45 岁，子宫内膜癌，T2N0M0，Ⅱ 期，如图 17-3。

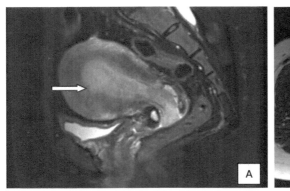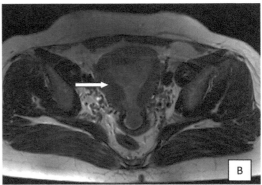

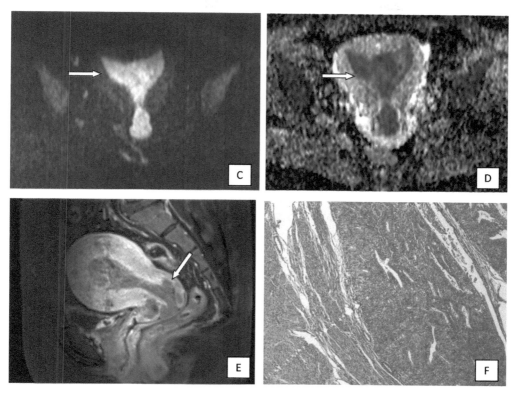

A.T2WI脂肪抑制矢状位,子宫腔及宫颈稍高信号肿块。B.T2WI轴位,子宫腔及宫颈稍高信号肿块。C.DWI
序列病变呈高信号。D.ADC图病灶信号明显减低,提示扩散受限。E.FS-T1WI+C矢状位,子宫颈及宫腔相
对低强化肿块,累及宫颈间质(箭)。F.手术病理:(子宫)子宫内膜低分化腺癌,癌组织浸润肌层(小
于1/2肌层),累及宫颈管(大于1/2),宫颈外口及阴道残端未见癌累及。免疫组化:PR(+++)、ER
(++)、CA125(+)、P53(+)、CK(+++)、Vimentin(+)、EGFR(+++)、CD10(-)、P16(+)、
CEA(-)、PMS2(-),MLH1(-),MSH6(++),MSH2(++);双侧附件未见特殊;左腹主动脉旁、
右腹主动脉旁、左盆腔、右盆腔淋巴结数目分别为7个、15个、21个、13个,均为淋巴结反应性增生。

图17-3 病例3影像图

病例4 女性,51岁,子宫内膜癌,T3aN0M0,ⅢA期,如图17-4。

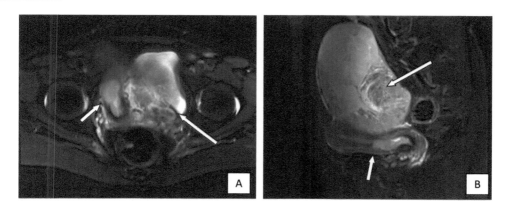

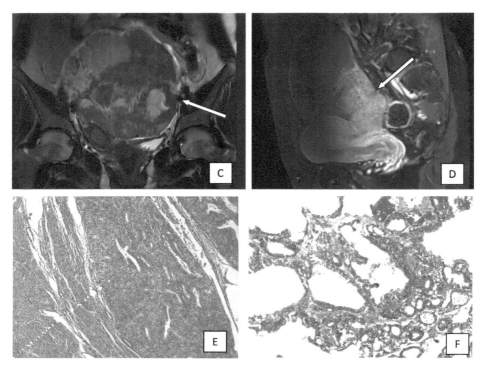

　　A—B.T2WI 脂肪抑制轴位及矢状位，子宫腔稍高信号肿块侵及浆膜层（短箭），左侧附件区见巨大囊实性肿块（长箭）。C.T2WI 冠位，子宫后上方巨大囊实性肿块（箭）。D.FS-T1WI+C 矢状位，子宫腔相对低强化肿块，左侧附件肿块不均匀明显强化。E.手术病理：①子宫腔内中分化的子宫内膜样腺癌，浸润子宫肌壁全层。免疫组化：ER（+）、PR（+++）、CK7（++）、CK20（-）、Villin（+++）、Ki-67 阳性率大于 70%；宫颈、阴道残端未见有癌累及；左侧输卵管有癌累及；右侧附件无癌累及；②左髂总、左侧盆腔、右髂总、右侧盆腔、腹主动脉淋巴结，均无癌转移；③大网膜无明显特殊，未见有癌累及。F.手术病理：（左附件）卵巢子宫内膜样腺癌，累及同侧输卵管，考虑宫腔原发可能性大。免疫组化：CK（+）、Vimentin（+）、ER（-）、PR（+）、CA125（+）、CA199（+）、EMA（+）、CD34（-）、SYN（-）、CEA（+）。

图 17-4　病例 4 影像图

 病例 5　女性，56 岁，子宫内膜癌，T3bN0M0，Ⅲ B 期，如图 17-5。

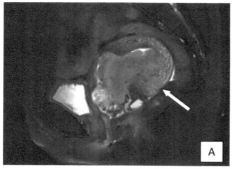
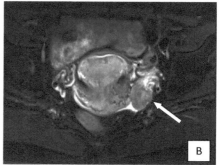

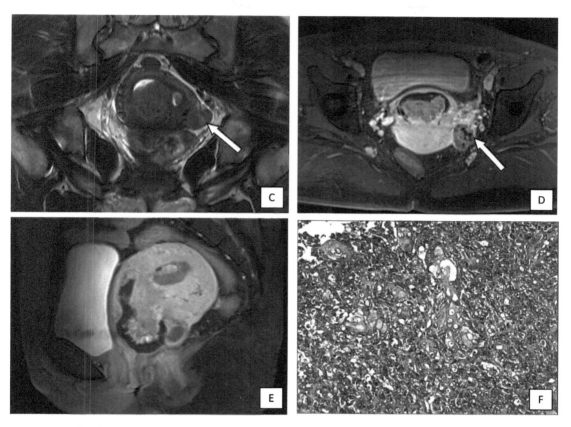

A.T2WI 脂肪抑制矢状位，子宫腔稍高信号肿块侵犯肌层，结合带连续性中断（箭）。B. T2WI 脂肪抑制轴位，子宫腔稍高信号肿块，向左侧突破浆膜层并累及左侧附件（箭）。C.T2WI 冠位，子宫腔稍高信号肿块，向左侧突破浆膜层（箭）。D—E. FS-T1WI+C 轴位及矢状位，子宫腔肿块不均匀强化，强化程度略低于子宫肌层，向左侧突破浆膜层并累及左侧附件（箭）。F.手术病理：宫腔恶性苗勒源性混合瘤，镜下绝大部分为低分化癌或未分化癌成分，浸润子宫壁全层，并在子宫浆膜层形成隆起肿物（浆膜层被突破），左侧附件局部受累粘连。免疫组化：CK（＋）、ER（－）、PR（－）、CerbB-2（－）、P53（＋）、SMA（－）、Desmin（－）、CD10（－）、CK7（－）、CK20（－）、Villin（－）、Ki-67 阳性率约 40%；右侧卵巢及输卵管未见有肿瘤累及；宫颈管及宫颈、阴道残端未见有肿瘤累及；大网膜未见特殊；左腹主、右腹主、左盆腔、右盆腔淋巴结，均无癌转移。

图 17-5　病例 5 影像图

病例 6 女性，68 岁，子宫内膜癌，T3bN2M0，Ⅲ C2 期，如图 17-6。

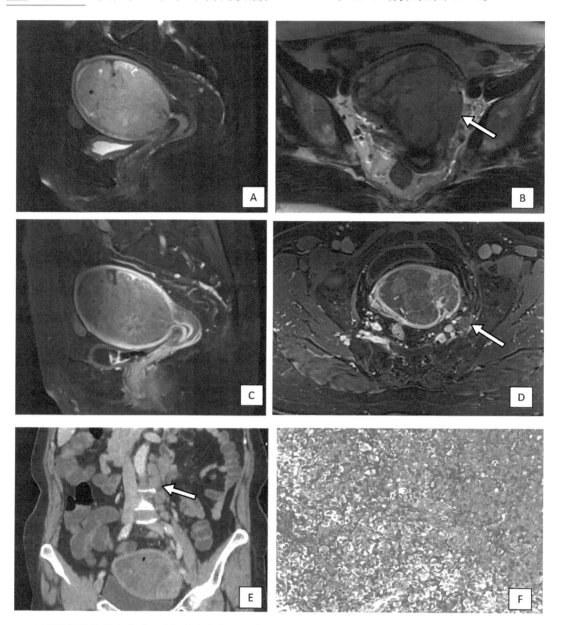

A.T2WI 脂肪抑制矢状位，子宫腔稍高信号肿块。B.T2WI 轴位，子宫腔稍高信号肿块，向左侧突破浆膜层，官旁受累（箭）。C.FS-T1WI+C 矢状位，子宫腔肿块欠均匀强化，强化程度低于子宫肌层。D.FS-T1WI+C 冠状位，子宫腔相对低强化肿块，向左侧突破浆膜层，左侧髂血管旁淋巴结肿大（箭）。E.CT 增强静脉期冠状位，腹主动脉旁多发淋巴结肿大。F. 分段诊刮病理：（宫颈刮出物）少许鳞状上皮，区域可见核大、异形的恶性上皮样细胞，呈散在或巢状分布。（宫腔刮出物）恶性肿瘤，倾向未分化癌。

图 17-6 病例 6 影像图

病例 7　女性，61 岁，子宫内膜癌，T3bN1M1，Ⅳ B 期，如图 17-7。

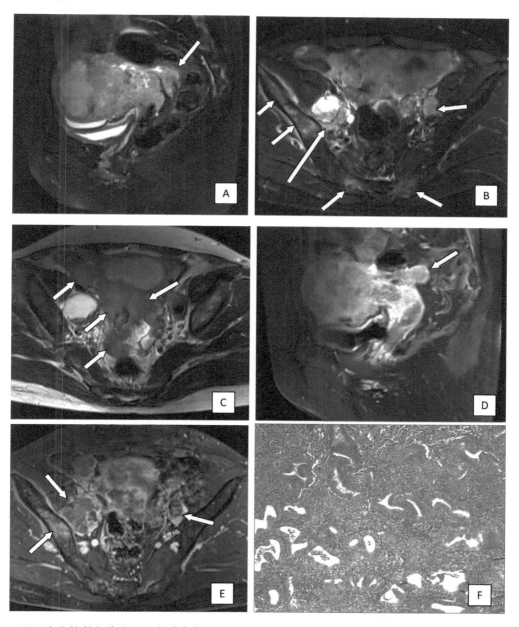

A.T2WI 脂肪抑制矢状位，子宫稍高信号肿块侵及宫颈、宫旁组织（箭）。B.T2WI 脂肪抑制轴位，右侧附件囊实性肿块，左侧髂血管旁淋巴结转移，骨盆骨质破坏（多发斑片状高信号）。C.T2WI 轴位，肿瘤侵犯宫旁组织。D.FS-T1WI+C 矢状位，子宫肿块不均匀明显强化，向后侵犯宫旁组织（箭）。E.FS-T1WI+C 轴位，右侧附件肿块，左侧髂血管旁淋巴结及骨盆不均匀强化。F. 分段诊刮病理：（宫颈、宫腔刮出物）腺癌，CK（＋）、Actin（－）。

图 17-7　病例 7 影像图

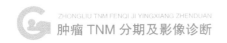

病例8　女性，70岁，子宫内膜癌，T4N0M0，ⅣA期，如图 17-8。

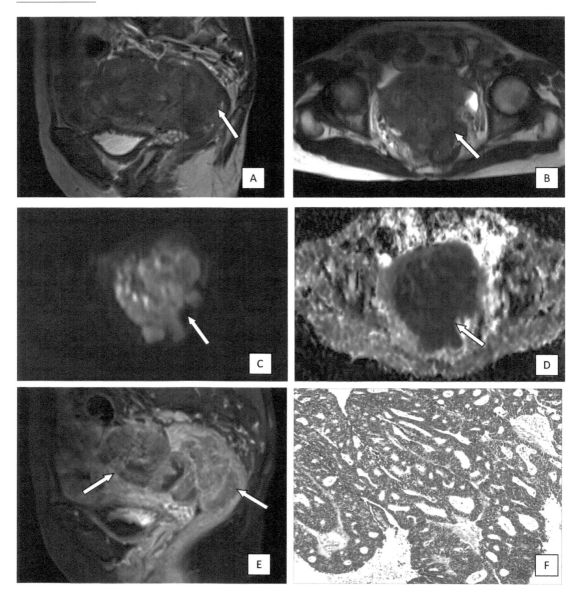

A.T2WI 矢状位，子宫体不规则稍高信号肿块突入直肠腔内（箭）。B.子宫体不规则稍高信号肿块侵犯直肠（箭）。C.DWI 序列病灶呈不规则高信号。D.ADC 图病变信号明显减低，提示扩散受限。E.FS-T1WI+C 矢状位，子宫肿块呈不均匀相对低强化，形态不规则，直肠受侵、结构不清。F.分段诊刮病理：（宫腔组织）高分化子宫内膜样癌，Ⅰ级。

图 17-8　病例 8 影像图

病例9　女性，53岁，子宫内膜癌，T2N0M1，Ⅳ B 期，如图 17-9。

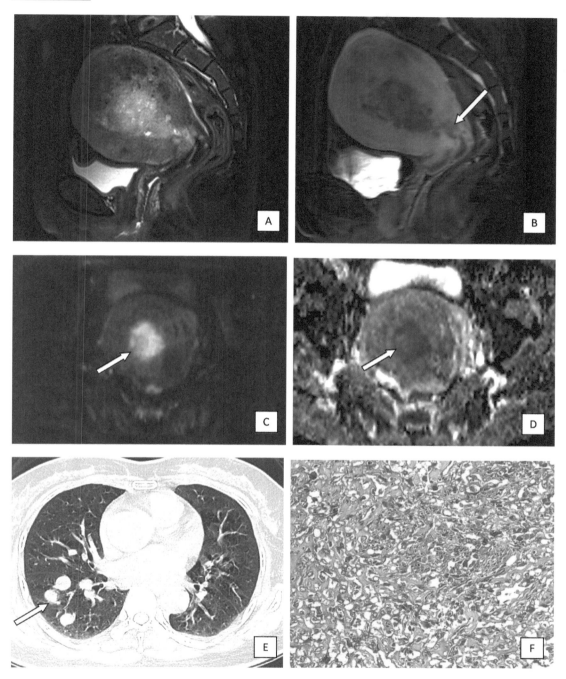

A.T2WI 脂肪抑制矢状位，子宫腔及宫颈稍高信号肿块，结合带不均匀增厚、内缘不规整。B.FS-T1WI+C 矢状位，子宫腔及宫颈相对低强化肿块，累及浅肌层及宫颈间质（箭）。C.DWI 序列病变呈高信号。D.ADC 图病变信号不均匀减低。E.胸部 CT 平扫轴位，肺内多发转移瘤。F.手术病理：（子宫及双附件）浆液性癌。免疫组化：CK（＋）、CK7（＋）、Vimentin（＋）、P53（突变型）、P16（＋）、ER（－）、PR（－）、CEA（－）、

CD10（-/+）、Desmin（-）、HMB45（-）、MSH2（+）、MSH6（+）、PMS2（+）、MLH1（+）、Ki-67（约70%+）。CD34、D2-40未显示脉管内癌栓。浸润深度小于1/2肌层。肿瘤累及宫颈，未累及阴道及阴道切缘。子宫腺肌症。两侧输卵管及卵巢均未见特殊。

图 17-9　病例 9 影像图

四、结构式诊断报告

2019 年，欧洲泌尿生殖放射学会 ESUR 对子宫内膜癌分期指南进行更新并提出了子宫内膜癌分期的 MRI 图像采集、解读和报告标准化的策略，建议在影像学报告中包括以下要点：子宫内膜厚度和肿瘤大小、子宫肌层浸润深度、子宫浆膜浸润、子宫颈基质浸润、附件扩展、阴道 / 宫旁侵犯、膀胱 / 直肠侵犯、淋巴结状态、远处器官受累、腹膜转移情况、相关的良性疾病。根据最新子宫内膜癌诊疗指南要求，使用规范化的影像报告术语，对子宫内膜癌进行标准化评估及分期，同时参照国内其他大型三甲医院报告模板，生成以下结构式报告参考模板。

1. 影像描述

①子宫内膜厚度及肿瘤描述：子宫有 / 无增大；内膜无 / 有增厚（弥漫性 / 局限性增厚，厚度约_____cm）；宫腔内无 / 有肿块，大小约_____cm×_____cm×_____cm，T1WI 呈____信号、T2WI 呈____信号，DWI 无 / 有扩散受限，ADC 值约_____×$10^{-3}mm^2/s$；增强扫描强化特点_____。

②肌层浸润深度：病灶与子宫肌层分界清楚 / 不清楚，内膜下强化带完整 / 不完整，结合带连续性有 / 无中断；子宫肌层无 / 有受侵（小于 1/2 或大于 1/2 厚度）。

③子宫浆膜层浸润情况：肿瘤有 / 无突破浆膜层，浆膜面光整 / 毛糙、不规则；邻近脂肪有 / 无异常。

④子宫颈基质浸润情况：宫颈内有 / 无与宫体肿瘤相似的异常信号；宫颈基质有 / 无受侵。

⑤盆腔其他结构侵犯情况：无 / 有宫旁、盆壁侵犯_____；无 / 有卵巢、输卵管、阴道、膀胱、输尿管、直肠侵犯；有 / 无腹膜转移；无 / 有盆腔积液（少量 / 中等量 / 大量）。

⑥淋巴结评估：无 / 有区域淋巴结肿大（髂血管旁、骶前、腹主动脉旁等淋巴结），最大直径约_____cm。

⑦远处转移：无 / 有远处转移（腹股沟淋巴结 / 腹腔脏器 / 肺 / 肝 /_____骨）。

2. 诊断意见

子宫内膜癌侵犯浅/深肌层，＿＿＿淋巴结肿大，侵犯（卵巢、输卵管、阴道、膀胱、输尿管、直肠），分期：T＿＿＿＿N＿＿＿＿M＿＿＿＿，＿＿＿＿期。

参考文献

［1］AMIN M B, EDGE S, GREENE F, et al. AJCC Cancer Staging Manual［M］. 8thed. NewYork: Springer, 2017.

［2］AMANT F, MIRZA M R, KOSKAS M, et al. Cancer of the corpus uteri［J］. Int J Gynaecol Obstet, 2018, 143（Suppl 2）: 37-50.

［3］Endometrial Cancer MRI staging: Updated Guidelines of the European Society of Urogenital Radiology［J］. European Radiology, 2019, 29（2）: 792-805.

［4］中国抗癌协会妇科肿瘤专业委员会. 子宫内膜癌诊断与治疗指南（2021年版）［J］. 中国癌症杂志, 2021, 31（6）: 501-512.

［5］谢玲玲，林荣春，林仲秋.《2022 NCCN子宫肿瘤临床实践指南（第1版）》解读［J］. 中国实用妇科与产科杂志, 2021, 37（12）: 1227-1233.

··第十八章··
子宫颈癌 TNM 分期及影像诊断

一、概述

子宫颈癌是女性生殖器官最常见的恶性肿瘤。我国是子宫颈癌的高发国。目前，子宫颈癌的发病呈现年轻化趋势，严重威胁着中青年女性的健康和生命，因此早期诊断、早期治疗至关重要。

AJCC 子宫颈癌新版（第九版）TNM 分期对诊断前检查评估有相应的要求，规定所有影像学检查手段（包括超声、CT、MRI、PET-CT 等）都可以用于子宫颈癌分期，同时将病理检查（包括最新 WHO 病理学分型）纳入分期系统中，使得肿瘤大小的测量较妇科检查和影像学检查更精准。组织学类型包括 HPV 相关性和非相关性肿瘤。

1.T 分期

新版分期中的 T1a 期最大浸润深度 ≤ 5 mm；T1b 期根据肿瘤大小分为 3 个亚期，分别为 ≤ 2 cm、> 2—≤ 4 cm、> 4 cm；除将影像学及术后病理纳入分期外，T2、T3、T4 期的判断标准在新版分期中无改变。

2.N 分期

淋巴结转移是子宫颈癌的不良预后因素，而腹主动脉旁淋巴结转移较盆腔淋巴结转移对预后影响更大。新版分期将子宫颈癌的淋巴结转移纳入分期系统。病理学对淋巴结转移的评估包括以下 3 个层面：①孤立肿瘤细胞（ITCs），淋巴结内肿瘤病灶最大径 < 0.2 mm。②微转移，淋巴结内肿瘤病灶最大径 0.2—2 mm。③宏转移，淋巴结内肿瘤病灶最大径 > 2 mm。微转移和宏转移被认为是淋巴结受累。ITCs 可记录为 N0（i+），但不影响 N 分期。盆腔淋巴结受累为 N1，腹主动脉旁淋巴结受累为 N2。

3.M 分期

新版分期中影像学、细针抽吸、粗针穿刺、组织活检、组织切除检查、手术标本均可用于 M 分期。

二、TNM 分期

1.T 分期

Tx：原发肿瘤无法评估。

T0：无原发肿瘤证据。

T1：肿瘤局限于子宫颈（不考虑向子宫体的侵犯）。

　　T1a　浸润癌镜下最大浸润深度 ≤ 5 mm。

　　　T1a1　间质浸润深度 ≤ 3 mm。

　　　T1a2　3 mm ＜间质浸润深度 ≤ 5 mm。

　　T1b　IB 浸润癌镜下最大浸润深度 ＞ 5 mm，肿瘤局限于子宫颈，淋巴管 / 血管间隙受累不改变肿瘤分期，不再考虑水平浸润范围。

　　　T1b1　5 mm ＜间质浸润深度 ＜ 2 cm。

　　　T1b2　2 cm ＜肿瘤最大径 ≤ 4 cm。

　　　T1b3　肿瘤最大径 ＞ 4 cm。

T2：Ⅱ肿瘤侵犯超出子宫但未达阴道下 1/3 或盆壁。

　　T2a　肿瘤侵犯阴道上 2/3，无子宫旁侵犯。

　　　T2a1　肿瘤最大径 ≤ 4 cm。

　　　T2a2　肿瘤最大径 ＞ 4 cm。

　　T2b　有子宫旁侵犯未达盆壁。

T3：肿瘤累及阴道下 1/3 和（或）肿瘤扩展至盆壁和（或）引起肾积水或肾无功能。其中，盆壁指骨盆的肌肉、筋膜、神经血管结构以及骨性成分；肛诊时盆壁与肿瘤间隙消失为 FIGO Ⅱ期。

　　T3a　肿瘤累及阴道下 1/3 未达盆壁。

　　T3b　肿瘤扩展至盆壁和（或）引起肾积水或肾无功能（除非已知是其他原因所致）。

T4：肿瘤侵犯膀胱或直肠黏膜（活检证实）或侵犯邻近器官（泡状水肿不分为 ⅣA 期）。

2.N 分期

Nx：区域淋巴结转移无法评估。

N0：无区域淋巴结转移。

N0（i+）：区域淋巴结的孤立肿瘤细胞（ITCs），淋巴结内肿瘤病灶直径＜0.2 mm 或单个淋巴结内的单个肿瘤细胞或＜200 个成簇细胞。

N1：ⅢC1 区域淋巴结转移：局限于盆腔淋巴结。

ⅰ N1miⅢC1 盆腔区域淋巴结转移 0.2 mm ＜最大径≤ 2 mm。

ⅰ N1aⅢC1 盆腔区域淋巴结转移最大径＞ 2 mm。

N2：ⅢC2 区域淋巴结转移：主动脉旁淋巴结。

ⅰ N2miⅢC2 主动脉旁淋巴结转移 0.2 mm ＜最大径≤ 2 mm。

ⅰ N2aⅢC2 主动脉旁淋巴结转移最大径＞ 2 mm。

3.M 分期

M0 无远处转移。

M1 有远处转移。

ⅰ cM1 远处转移（包括转移至腹股沟淋巴结、腹膜、肺肝、骨等，不包括盆腔和主动脉旁淋巴结、阴道的转移）。

ⅰ pM1 病理确诊的远处转移（包括转移至腹股沟淋巴结、腹膜肺肝、骨等，不包括盆腔和主动脉旁淋巴结、阴道的转移）。

三、影像病例展示

病例 1 女性，67 岁，绝经后反复阴道流血 1 年余，子宫颈癌，T1aN0M0，如图 18-1。

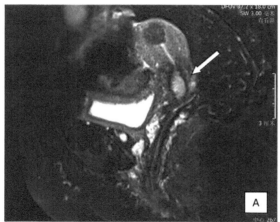
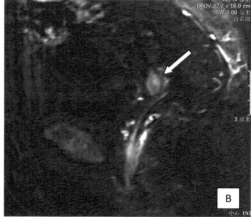

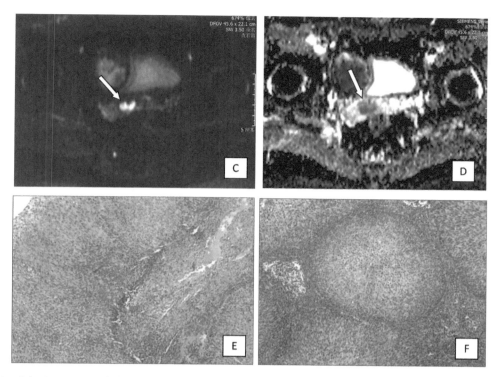

A. 子宫颈 MRI-T2WI 矢状位，子宫颈见小斑片状稍高信号，阴道无受侵表现。B.T1WI 增强扫描早期，病灶较均匀明显强化。C.DWI 序列呈高信号。D.ADC 图呈低信号。E—F. 手术病理：（子宫）宫颈非角化型鳞状细胞癌（中分化），宫颈见 2 cm×1.5 cm×0.8 cm 灰白溃疡型肿物，管壁间质浸润深度 5 mm，可见 1 个脉管内癌栓，未见侵犯神经束，左右宫旁、阴道穹隆及阴道壁断端均未见癌及鳞状上皮内病变。圆韧带未见癌。免疫组化：CK（＋）、Vimentin（－）、CK5/6（＋）、CK7（＋）、CK14（＋）、CEA（＋）、P16（＋＋＋）、P63（＋＋）、P53（散在 +，约 30%）、Ki-67（约 80%+）、CD34（＋）、D2-40（－）。特殊染色 Ag、PAS 支持诊断。

图 18-1　病例 1 影像图

病例 2　女性，55 岁，绝经 6 年，体检发现宫颈病变 12 天，子宫颈癌，T1b2N0Mx，如图 18-2。

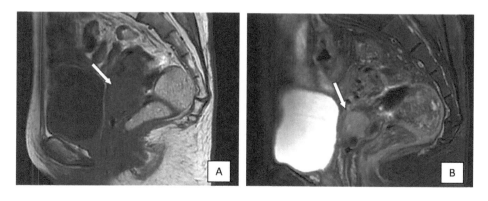

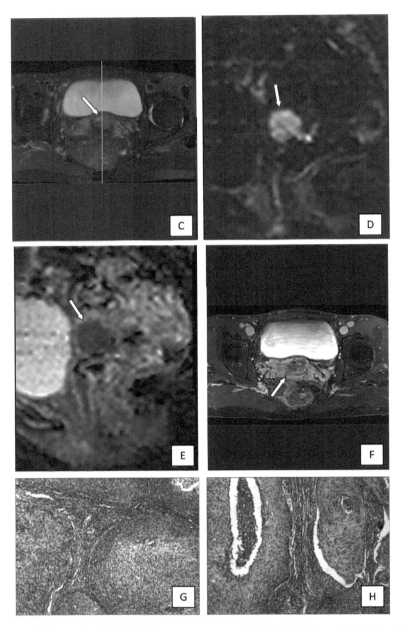

　　A.MRI-T1WI 矢状位，子宫病变为等信号。B—C.T2WI，病变呈稍高信号，边缘可辨，大小约 3.2 cm×
3.0 cm×1.7 cm（2 cm＜肿瘤最大径＜4 cm）。D.DWI 呈高信号。E.ADC 图呈低信号。F.T1WI 增强，病变
不均匀明显强化。G—H.手术病理：（宫颈）中分化鳞状细胞癌，肿瘤大小约 3.5 cm×3 cm×1.5 cm，管
壁间质浸润深度＞1/2 层，肿瘤累及至子宫体下段，约长 1mm，累及至侧穹窿折返点，脉管内可见癌栓，
未见侵犯神经束，左右宫旁及阴道壁断端均未见癌累及。免疫组化：CK（+）、CK5/6（++）、P16（+++）、
P63（+）、CK14（++）、Vimentin（－）、CK7（+）、CEA（灶状+）、CgA（－）、Syn（－）、P53（弱+，
约 30%）、Ki-67（约 70%+）、CD34（血管+）、D2-40（+）。无淋巴结转移。

图 18-2　病例 2 影像图

病例3 女性，53 岁，反复阴道流血 3 个月，子宫颈癌，T1b2N0M0，如图 18-3。

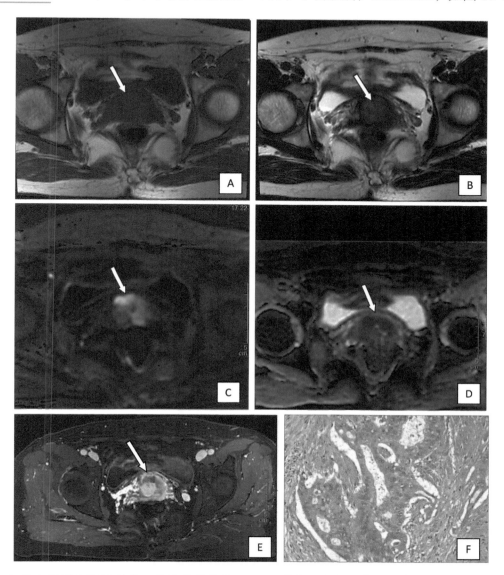

A. 子宫颈 MRI-T1WI 轴位，病灶呈等信号。B.T2WI 轴位，病变呈等稍高信号，大小约 2.9 cm×2.2 cm×2.7 cm（2 cm＜肿瘤最大径＜4 cm）。C.DWI：病变呈不均匀高信号。D. 相应 ADC 图呈低信号。E. 增强扫描轴位，病灶呈不均匀明显强化。F. 手术病理：宫颈浸润性腺癌，非特殊型黏液型，浸润宫颈间质深度大于 2/3，累及少部分阴道壁组织，可见有脉管内浸润；阴道残端无癌；宫腔未见有累及；双侧附件未见有肿瘤累及。免疫组化：CK（+++）、CK7（+++）、CK20（-）、Villin（+++）、PR（-）、ER（-）、VEGF（++）、CEA（+++）、P16（+++）、P53（-，无义突变型表达）、CD34 血管（+）、D2-40 淋巴管（+）、Ki-67（+，活跃区约 30%）；"左侧盆腔"淋巴结 0/6、"右侧盆腔"淋巴结 1/6、"右前哨"淋巴结 0/4，有癌组织转移；（宫旁左侧）纤维脂肪组织，未见有癌。

图 18-3　病例 3 影像图

病例 4 女性，46 岁，反复同房出血 4 月余，子宫颈癌，T1b3N0M0，如图 18-4。

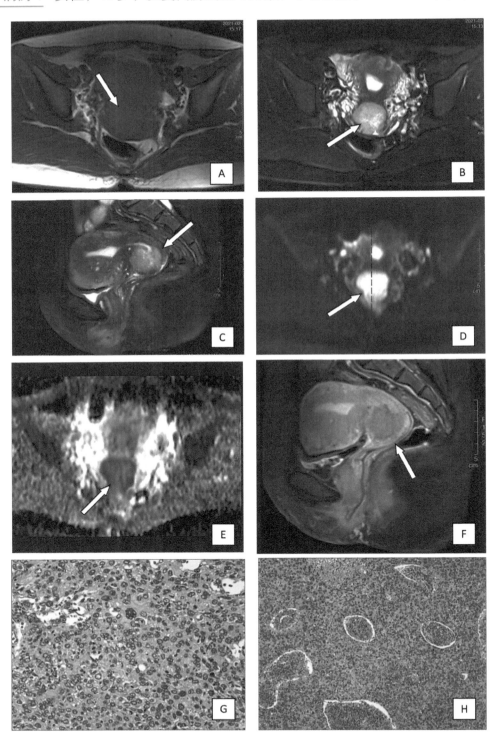

A. 子宫颈 MRI-T1WI 轴位，病变呈等信号。B—C.T2WI 轴位及矢状位，病变呈稍高信号，边缘可辨，

大小约 4.1 cm×3.8 cm×3.6 cm（肿瘤最大径＞4 cm）。D.DWI 病变呈高信号。E.ADC 图呈低信号，表现为扩散受限。F.T1WI 增强矢状位，病变轻－中度强化，边缘不规则。G—H. 手术病理：（宫颈）低分化鳞状细胞癌，管壁间质浸润深度＞2/3 层，脉管内查见癌栓，侵犯神经束，左右宫旁、阴道穹隆及阴道壁断端均未见癌及鳞状上皮内病变。免疫组化：CK（++）、Vimentin（－）、CK5/6（++）、CK7（灶状＋）、CK14（+）、CEA（－）、P16（++）、P63（＋）、Syn（－）、CgA（－）、Ki-67（约 90%+）、CD34（+）、D2-40（－）、S-100（+）。淋巴结 77 枚，均无癌转移。

图 18-4　病例 4 影像图

病例5　女性，59 岁，同房后阴道流血 6 月余，子宫颈癌，T2a1N0Mx，如图 18-5。

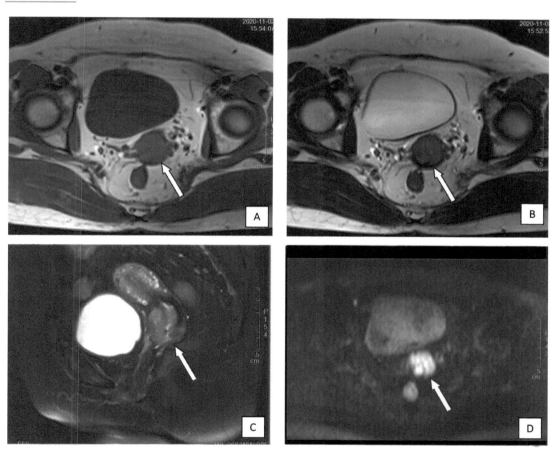

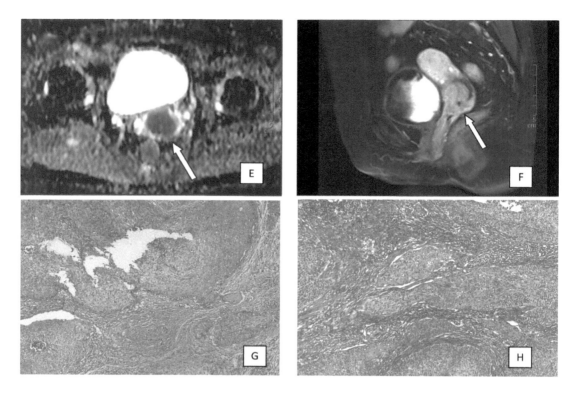

A.MRI-T1WI，病变呈等信号，范围约 2.7 cm×2.3 cm×2.8 cm（肿瘤最大径＜4 cm），肿瘤侵犯阴道上段，但宫旁脂肪间隙清晰、未见受侵征象。B—C.T2WI 轴位及 T2WI-fs 矢状位，病灶呈稍高信号影，无子宫旁侵犯。D.DWI 病变呈明显高信号。E.相应 ADC 图呈低信号，提示扩散受限。F.MRI 增强矢状位，病变强化明显，信号欠均匀。G—H.手术病理：（子宫）宫颈中分化鳞状细胞癌，癌组织浸润宫颈全层，累及宫颈管，侵犯肌间神经，未见血管内癌栓；萎缩性子宫内膜图像；子宫肌壁间多发性平滑肌瘤；阴道残端未见癌累及。免疫组化：CD34（－）、CEA（－）、CK（+++）、P40（+++）、SMA（－）、D2-40（－）、Ki-67（+，50%）、NSE（－）、ER（－）、PR（－）、EGFR（+++）、E-CA（+++）。（右盆腔淋巴结）淋巴结 6 个，均为反应性增生。

图 18-5　病例 5 影像图

病例 6　女性，71 岁，绝经 31 年，阴道流血 8 天，子宫颈癌，T2a2N1aMx，如图 18-6。

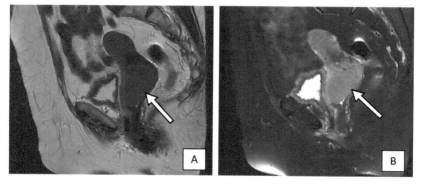

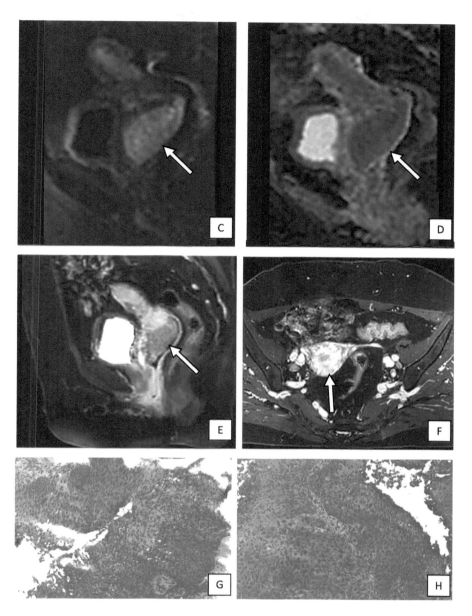

A.MRI-T1WI 矢状位，子宫颈肿块呈等信号，范围约 5.2 cm×2.8 cm×4.3 cm（肿瘤最大径＞4 cm），侵犯阴道上 2/3，子宫旁脂肪间隙清晰、未见受侵征象。B.T2WI 矢状位：病变为稍高信号。C.DWI，病变呈稍高信号。D. 相应 ADC 图呈低信号，提示病变扩散受限。E—F.T1WI 增强矢状位及轴位，病变呈不均匀明显强化；盆腔内两侧髂外血管旁见数枚小淋巴结，较大者大小约 0.9 cm×0.6 cm，术后病理诊断淋巴结转移。G—H. 手术病理：（宫颈组织）形态符合鳞状细胞癌。

图 18-6　病例 6 影像图

病例 7　女性，73 岁，绝经 30 余年，阴道流血 2 月余，加重 1 天，子宫颈癌，T2a2N0M0，如图 18-7。

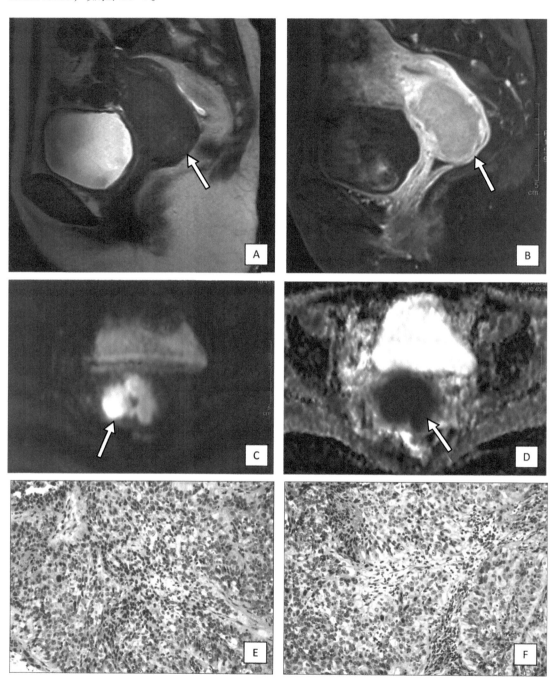

A.MRI-T2WI，子宫颈病变呈不均匀稍高信号，侵犯宫体下段及阴道上段（肿瘤量大径＞ 4 cm）。B.MRI 增强矢状位，病变呈不均匀中度强化，边缘不规则。C.DWI 病变呈高信号。D. 相应 ADC 图呈低信号。E—F. 手术病理：（宫颈组织）中分化鳞状细胞癌。免疫组化：CK5/6（++）、34βE12（++）、P16（++）、CK

（++）、CK7（++）、Ki-67（+，80%）。

图 18-7　病例 7 影像图

 病例 8　女性，70 岁，绝经 20 年，阴道流血 7 天，子宫颈癌，T2bN0M0，如图 18-8。

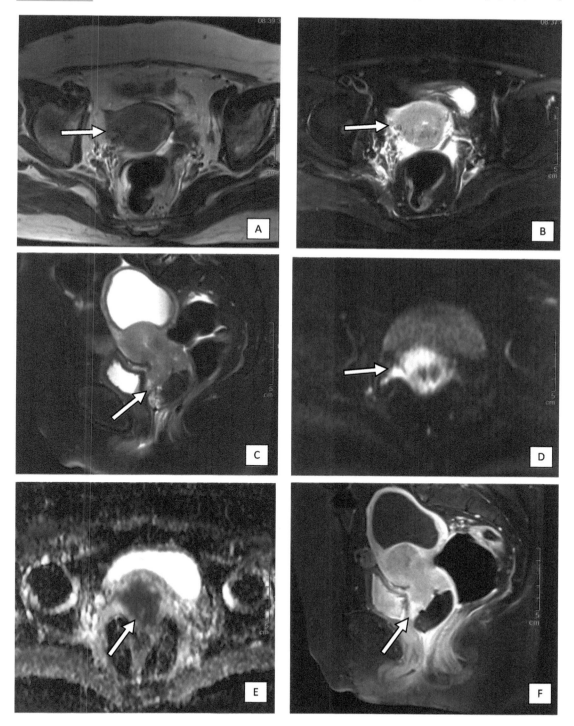

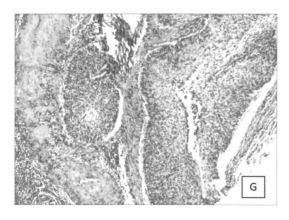
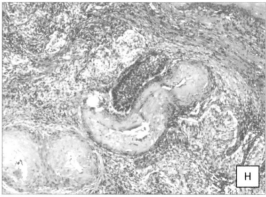

A.MRI-T1WI，子宫颈病变呈等信号，范围约 5.6 cm×3.9 cm×3.0 cm（肿瘤最大径＞4 cm），右侧宫旁局部结构不清（箭）。B—C.T2WI-fs 轴位及矢状位，病变呈稍高信号，子宫右侧旁局部结构不清（图 18-8B 箭），侵犯阴道上 2/3（图 18-8C 箭）。D.DWI 病变呈高信号。E.ADC 图呈低信号，提示扩散受限。F.MRI 增强矢状位，病变呈不均匀明显强化，肿瘤侵犯阴道上 2/3。G—H.手术病理：宫颈低分化鳞状细胞癌，浸润宫颈组织全层，上行侵犯至子宫体下部至深肌层；累及血管壁及神经束间隙，但未见脉管内癌栓。免疫组化：CK（+）、CK5/6（+）、CK7（−）、CK14（+）、P53（+，＜10%）、CD34（+，脉管壁）、Vimentin（−）、S-100（−）、HER-2（−）、Ki-67 阳性率大于 50%。（双侧腹主动脉旁、双侧盆腔、骶前韧带、右侧宫旁）淋巴结 7+4+8+8+2+1=30 个，均未见转移性肿瘤。

图 18-8　病例 8 影像图

病例 9　女性，67 岁，绝经后同房阴道流血半年余，阴道流血 3 天，子宫颈癌，T2bN1aMx，如图 18-9。

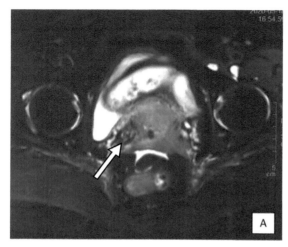
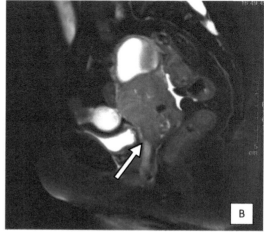

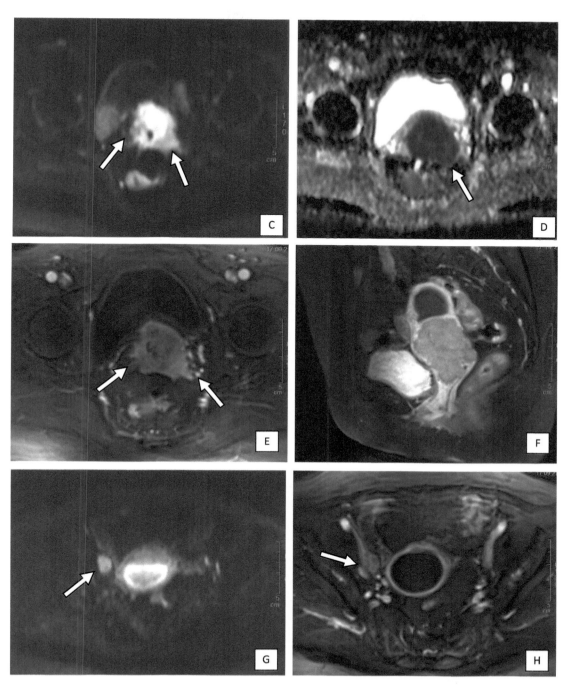

A—B.MRI-T2WI 轴位及矢状位，病变呈稍高信号，病灶大小约 4.9 cm×4.3 cm×5.7 cm，侵犯阴道上 2/3，病变向右侧宫旁及左后方侵犯。C. DWI 病变呈不规则高信号，右侧宫旁及左后方局部受侵。D.ADC 图呈低信号，提示扩散受限。E—F.MRI 增强轴位及矢状位，病灶强化明显，右侧宫旁及左后方见毛刷状 / 不规则突起。G—H.DWI 及 MRI 增强轴位，盆腔右侧可见肿大淋巴结，最大径约为 1.9 cm（最大直径＞2 mm）。手术病理：（宫颈、宫腔）中－低分化鳞状细胞癌，盆腔右侧淋巴结转移。

图 18-9 病例 9 影像图

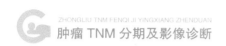

病例 10　女性，64 岁，绝经 14 年，阴道流血半月余，子宫颈癌，T3aN1aMx，如图 18-10。

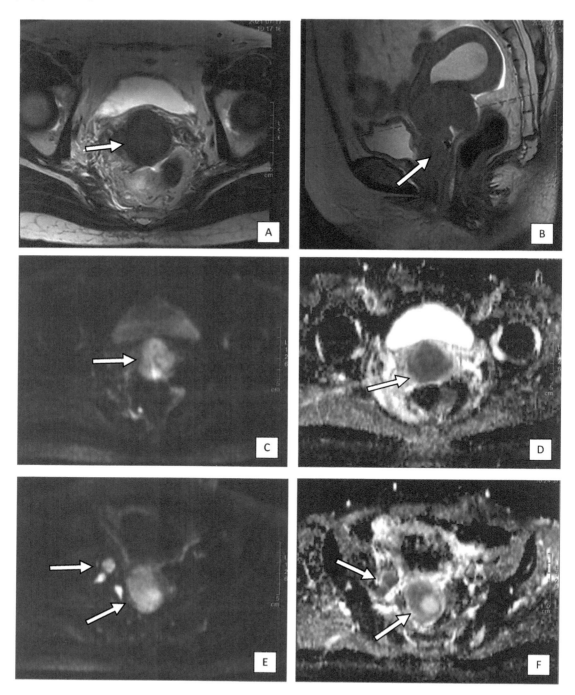

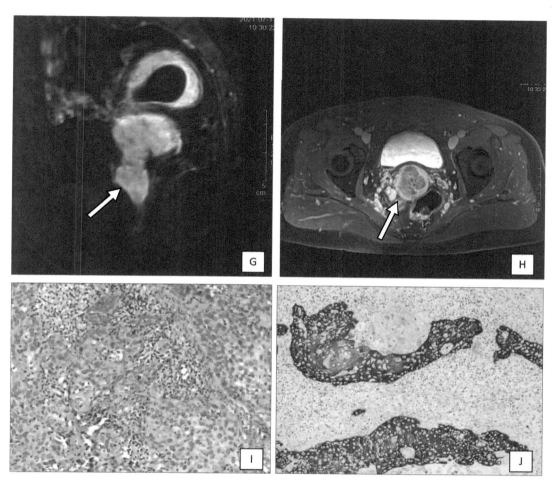

A—B.MRI-T2WI 轴位及矢状位，子宫颈病变呈稍高信号，范围约 4.5 cm×4.2 cm×6.2 cm，累及阴道下 1/3，未达盆壁。C—F.DWI 及 ADC 图，DWI 呈高信号，ADC 图为低信号，盆腔右侧可见扩散受限的淋巴结（图 18-10E、F 箭）。G—H.MRI 增强矢状位及轴位，病变呈不均匀明显强化，侵犯阴道下 1/3；盆腔转移淋巴结最大约 1.4 cm×1.2 cm（最大径＞2 mm）。I—J.手术病理：（宫颈）非角化型鳞状细胞癌，中分化。免疫组化：P16（+++）、CK5/6（+++）、CK14（+++）、P63（+++）、P53（+，野生型表达）、Ki-67（+，60+）。

图 18-10　病例 10 影像图

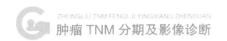

病例 11 女性，70 岁，阴道流液半年，会阴部疼痛 1 月，子宫颈癌，T4N0M0，如图 18-11。

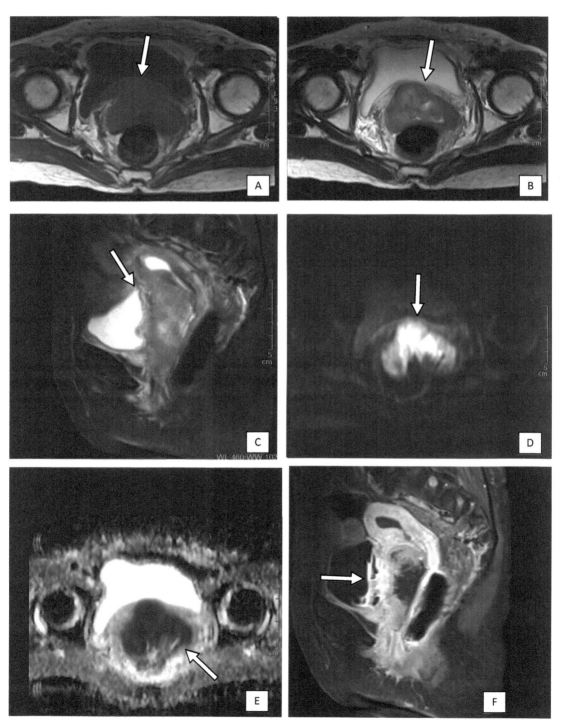

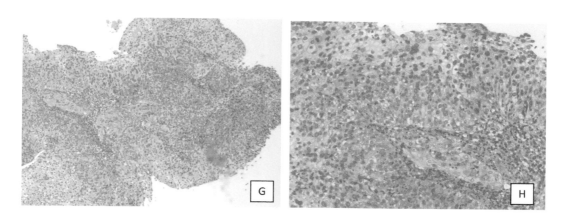

A.MRI—T1WI 轴位，子宫颈肿块呈等信号，范围约 5.7 cm×5.4 cm×6.5 cm。B—C.T2WI 轴位及矢状位，病变呈稍高信号，官颈基质环中断，肿瘤累及子宫体下部及阴道下 1/3，膀胱后壁受侵，结构模糊不清。D.DWI 病变呈不均匀高信号，膀胱后壁局部受侵。E.ADC 图病变呈明显低信号，提示扩散受限。F.MRI 增强矢状位，病变呈不均匀明显强化，肿瘤侵犯至阴道下 1/3，官旁受侵强化，膀胱后壁受侵增厚且强化明显。G—H.手术病理：（官颈）鳞状细胞癌，中－低分化。

图 18-11　病例 11 影像图

病例 12　女性，47 岁，绝经 3 年余，不规则阴道流血 4 月余，子宫颈癌，T4N0Mx，如图 18-12。

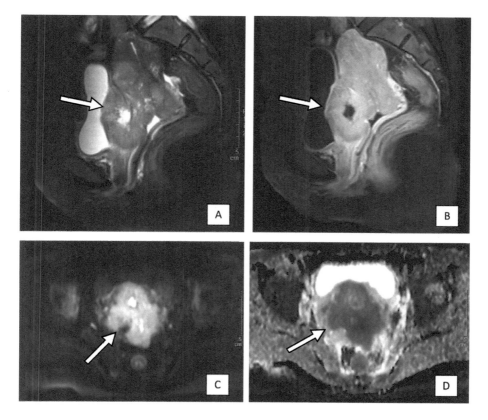

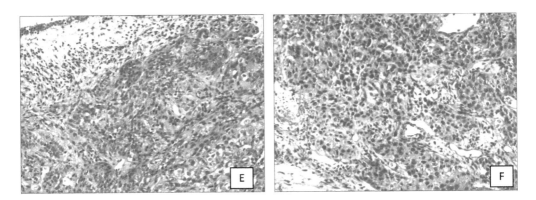

　　A.MRI-T2WI 矢状位，子宫颈不规则肿块，呈稍高信号，病变侵犯宫体、阴道中上段及膀胱后壁，与相应组织分界不清。B.MRI 增强矢状位，病变呈不均匀明显强化，阴道中上段及膀胱后壁受侵、强化。C.DWI 病变呈不规则高信号。D.ADC 图呈低信号，提示扩散受限。E—F.手术病理：（宫颈钳出物）送检病理切片两张，形态符合中分化鳞状细胞癌。

图 18-12　病例 12 影像图

病例 13 女性，87 岁，绝经后阴道流血 1 周，子宫颈癌，T4N1acM1，如图 18-13。

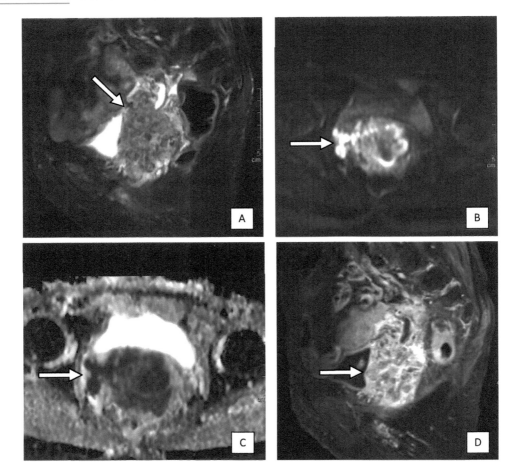

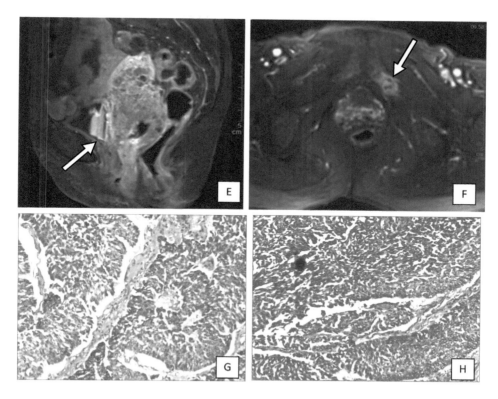

A.MRI-T2WI 矢状位，子宫颈肿块大小约 8.0 cm×4.9 cm×4.8 cm，病灶侵犯膀胱右后壁、宫体、阴道、直肠及右输尿管下段，右输尿管扩张积水。B.DWI 呈不均匀高信号，右侧旁可见高信号淋巴结影，最大直径约 1.1 cm。C.ADC 图呈低信号，边缘不规则。D—E.MRI 增强矢状位，肿块呈不均匀明显强化，膀胱后壁、阴道、直肠前壁受侵、强化。F.MRI 增强轴位，左耻骨下支见斑片状异常强化灶（转移）。G—H.手术病理：（宫颈）低分化鳞状细胞癌。免疫组化：P16（+++）、CK5/6（+）、P63（−）、CEA（−）、ER（−）、PR（−）、CD10（+）、CK（+）。

图 18-13 病例 13 影像图

病例 14 女性，69 岁，便秘、腹痛伴阴道流液半年，子宫颈癌，T4N2acM1，如图 18-14。

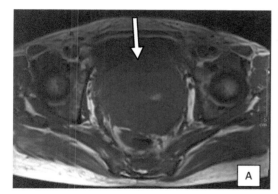
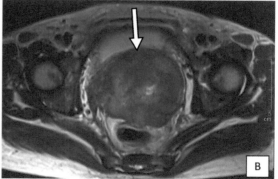

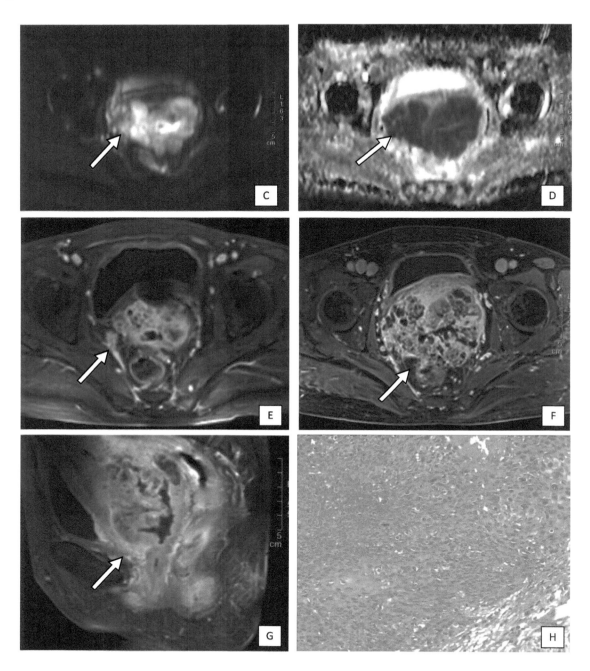

　　A.MRI-T1WI，子宫颈软组织肿块，边界不清，大小约 7.0 cm×5.8 cm×9.6 cm。B.T2WI，肿块表现为不均匀稍高信号。C.DWI 呈不均匀高信号。D.ADC 病变呈不规则低信号，提示扩散受限。E—G.MRI 增强，肿块呈不均匀明显强化，病变累及子宫体下段、阴道下 1/3 及直肠，相应结构模糊不清，强化明显；盆腔、腹主动脉旁及腹股沟区淋巴结转移，最大淋巴结 1.4 cm×1.2 cm。H.手术病理：（宫颈）恶性肿瘤，形态上考虑非角化型鳞状细胞癌。免疫组化：CK14（＋）、CK（＋）、P63（＋）、P16（＋）、P53（＋，野生型表达）、Ki-67（＋，80%），结果支持非角化型鳞状细胞癌，中分化。

图 18-14　病例 14 影像图

四、结构式诊断报告

子宫____位：前 / 后倾、前 / 后屈位

病变部位、形态及大小：宫颈部病变，结节 / 肿块 / 不规则形

大小约_____ cm×_____ cm×_____ cm

病变信号特点：T1WI 为____信号，T2WI 呈_____信号，DWI 呈_____信号，ADC 图病变为_____信号，ADC 值_____×10^{-3}mm^2/s

MRI 增强：□均匀 /□不均匀　强化，□轻度 /□中度 /□明显　强化

宫颈低信号基质环：□完整 /□不完整

阴道受侵情况：□无侵犯

　　　　　　　　□有侵犯　　□阴道上 2/3　　□阴道下 1/3

子宫旁及盆壁侵犯：□无宫旁侵犯，□有宫旁侵犯（　　　）

　　　　　　　　　□无盆壁侵犯，□有盆壁侵犯（　　　）

膀胱 / 直肠受侵情况：□无膀胱侵犯，□有膀胱侵犯（　　　）

　　　　　　　　　　□无直肠侵犯，□有直肠侵犯（　　　）

其他邻近组织器官侵犯：□无，□有（　　　）

盆腔 / 腹主动脉旁淋巴结肿大：□无淋巴结肿大

　　　　　　　　　　　　　　□有淋巴结肿大，肿大淋巴结位置（宫旁、闭孔内肌、髂血管旁、腹主动脉旁），最大淋巴结_____ cm×_____ cm。

远处转移：□无远处转移

　　　　　　□有远处转移：□腹股沟淋巴结　□腹膜　□肺　□肝　□骨（　　　）

盆腔积液：□无积液，□有积液（少量 / 中等量 / 大量）。

·第十九章·

卵巢癌 TNM 分期及影像诊断

一、概述

卵巢癌（Ovarian Cancer）是威胁女性健康最严重的恶性肿瘤之一，发病率在女性生殖系统恶性肿瘤中位居第三位，而死亡率却居妇科恶性肿瘤首位。卵巢癌治疗以手术为主，辅助化疗，其肿瘤分期对指导临床制定治疗方案起着重要作用。2014 年，国际妇产科联盟（FIGO）对卵巢癌的手术病理学分期进行了最新修订，并且将卵巢癌、输卵管癌及腹膜癌作为一个整体来看待。中国抗癌协会妇科肿瘤专业委员会公布的《卵巢恶性肿瘤诊断与治疗指南（2021 年版）》采用 FIGO 2014 年的卵巢癌手术病理学分期，临床上，也会采用与之相对应的 AJCC 第八版分期进行 TNM 分期。本文主要介绍卵巢癌术前分期以及相关影像病例展示，并简要说明卵巢癌影像结构式诊断报告。

二、TNM 分期

卵巢癌 AJCC 第八版 TNM 分期和 FIGO（2014 年）分期标准

TNM 分期	FIGO 分期	标准
原发肿瘤定义（T）		
Tx		原发肿瘤不可评估
T0		没有原发肿瘤
T1	I	肿瘤局限于卵巢或输卵管
T1a	I A	肿瘤局限于一侧卵巢（包膜完整）或输卵管，卵巢和输卵管表面无肿瘤；腹水或腹腔冲洗液未找到癌细胞
T1b	I B	肿瘤局限于双侧卵巢（包膜完整）或输卵管，卵巢和输卵管表面无肿瘤；腹水或腹腔冲洗液未找到癌细胞
T1c	I C	肿瘤局限于单或双侧卵巢或输卵管，并伴有如下任何一项：

续表

TNM 分期	FIGO 分期	标准
T1c1	ⅠC1	手术肿瘤破裂
T1c2	ⅠC2	手术前肿瘤包膜已破裂或卵巢、输卵管表面有肿瘤
T1c3	ⅠC3	腹水或腹腔冲洗液发现癌细胞
T2	Ⅱ	肿瘤累及一侧或双侧卵巢或输卵管并有盆腔扩散（在骨盆入口平面以下）或原发性腹膜癌
T2a	ⅡA	肿瘤蔓延至或种植到子宫和（或）输卵管和（或）卵巢
T2b	ⅡB	肿瘤蔓延至其他盆腔内组织
T3	Ⅲ	肿瘤累及单侧或双侧卵巢、输卵管或原发性腹膜癌，伴有细胞学或组织学证实的盆腔外腹膜转移和/或腹膜后（盆腔和/或腹主动脉旁）淋巴结转移
T1/T2N1	ⅢA1	仅腹膜后淋巴结阳性（组织学证实）
T1/T2N1a	ⅢA1（ⅰ）	仅腹膜后淋巴结阳性，病灶最大直径≤10 mm
T1/T2N1b	ⅢA1（ⅱ）期	仅腹膜后淋巴结阳性，病灶最大直径>10 mm
T3a	ⅢA2	显微镜下盆腔外腹膜受累，伴或不伴腹膜后阳性淋巴结
T3b	ⅢB	肉眼可见盆腔外腹膜转移，病灶最大直径≤2 cm，伴或不伴腹膜后阳性淋巴结
T3c	ⅢC	肉眼可见盆腔外腹膜转移，病灶最大直线>2 cm，伴或不伴腹膜后阳性淋巴结（包括肿瘤蔓延至肝包膜和脾包膜，但无转移到脏器实质）
区域淋巴结定义（N）		
Nx		区域淋巴结无法评估
N0		无区域淋巴结转移
N1		腹膜后淋巴结阳性（组织学证实）
N1a		腹膜后淋巴结阳性，病灶最大直径≤10 mm
N1b		腹膜后淋巴结阳性，病灶最大直径>10 mm
远处转移定义（M）		
M0		无远处转移
M1	Ⅳ	远处转移，包括胸腔积液细胞学阳性、肝或脾实质转移、转移至腹腔外脏器（包括腹股沟淋巴结和腹腔以外的淋巴结）、肠道的透壁侵犯
M1a	ⅣA	胸腔积液中发现癌细胞
M1b	ⅣB	肝或脾实质转移、转移至腹腔外脏器（包括腹股沟淋巴结和腹腔以外的淋巴结）、肠道的透壁侵犯

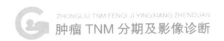
三、影像病例展示

病例 1　女性，51 岁，卵巢癌，T1aN0M0，ⅠA 期，如图 19-1。

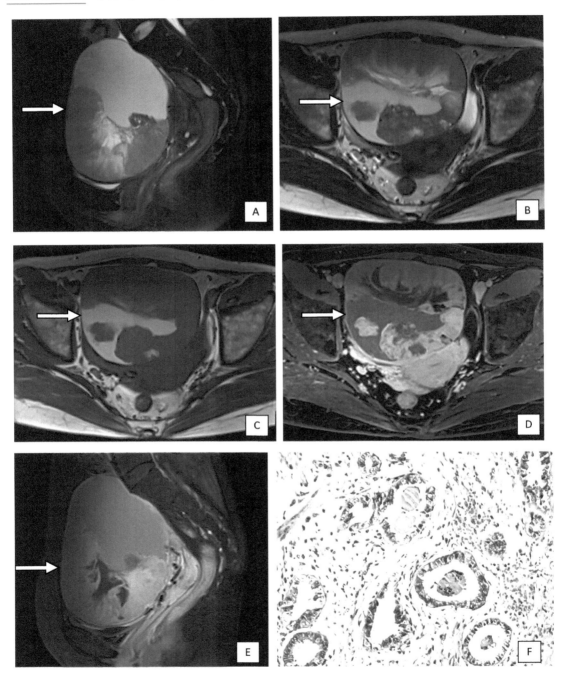

　　A.T2WI 脂肪抑制矢状位，盆腔内巨大囊实性肿块，信号混杂，包膜完整。B.T2WI 轴位，盆腔内囊实性肿块。C.T1WI 轴位，盆腔内囊实性混杂信号肿块。D—E.FS-T1WI+C 轴位及矢状位，肿瘤实性成分不均匀明显强化，紧贴右侧附件。F.手术病理：（右侧）卵巢中分化浆液性癌；子宫平滑肌层、宫内膜及宫颈组织均未见肿瘤累及；（双侧盆腔、腹主动脉旁）淋巴结共 17 个，均未见肿瘤转移灶；大网膜未见肿瘤。

图 19-1　病例 1 影像图

 病例 2　女性，51 岁，卵巢癌，T1bN0M0，ⅠB 期，如图 19-2。

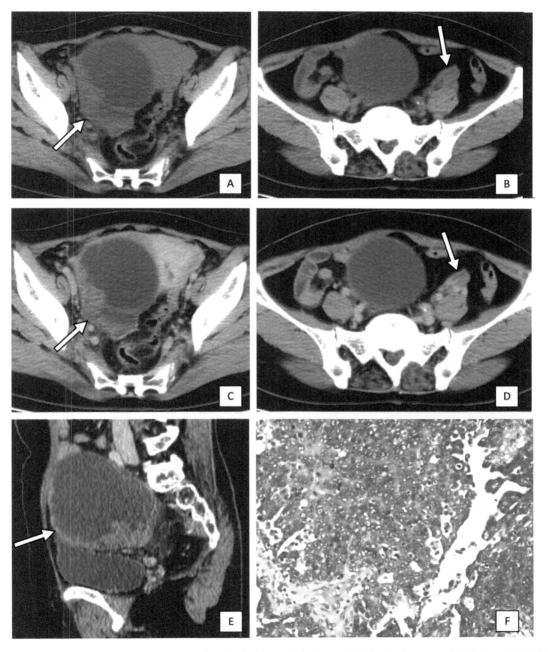

A.CT 平扫轴位，盆腔右侧附件区囊实性肿块，包膜完整，子宫受压左移。B.CT 平扫轴位 盆腔左侧附件区实性肿块。C.CT 增强轴位，盆腔右侧肿块实性成分不均匀强化。D.CT 增强轴位，盆腔左侧附件区

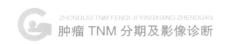
肿块欠均匀强化。E.CT 增强矢状位，盆腔右侧肿块实性成分不均匀强化。F.手术病理：（双侧卵巢）低分化子宫内膜样腺癌。免疫组化：CK7（+++）、CK20（－）、Villin（－）、CD10（－）、Vimentin（－）、EMA（+++）、CA125（++）、PR（+）、ER（+++）；（右髂总、右盆腔、左髂总、左盆腔、腹主）淋巴结反应性增生。

图 19-2　病例 2 影像图

 病例 3　女性，51 岁，卵巢癌，T1bN1M0，Ⅲ A1 期，如图 19-3。

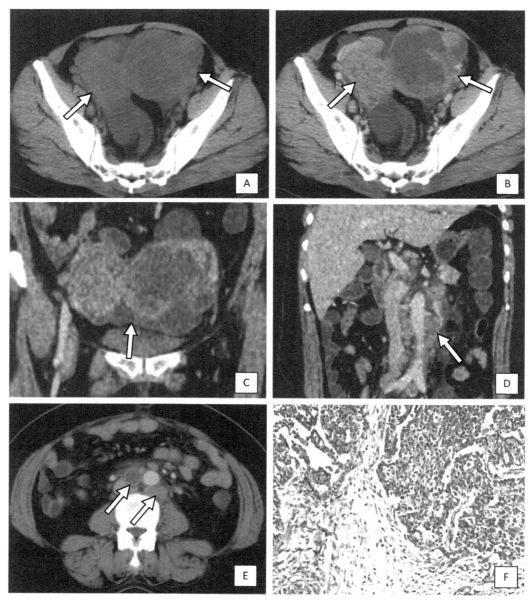

A.CT 平扫轴位，盆腔内双侧附件区囊实性肿块。B.CT 增强轴位，肿块实性成分不均匀明显强化。C.CT 增强冠状位，盆腔双侧附件区肿块不均匀明显强化。D.CT 增强冠状位，腹主动脉旁多发肿大淋巴结（箭），腹膜未见转移。E.CT 增强轴位，腹主动脉旁多发肿大淋巴结，部分呈环形强化（箭）。F.手术病理：双侧卵巢低分化浆液性癌，侵犯脉管，累及输卵管。免疫组化：CK（+++）、CK7（+++）、P53（+++）、ER（+++）、PR（-）、CDX-2（-）。

图 19-3　病例 3 影像图

病例 4　女性，48 岁，卵巢癌，T1c1N0M0，ⅠC1 期，如图 19-4。

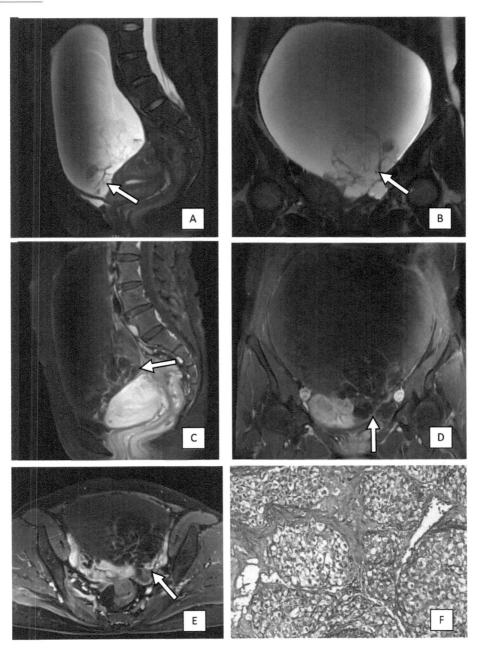

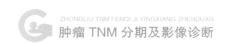
A.T2WI 脂肪抑制矢状位，盆腔内巨大肿块，囊性为主，内可见厚薄不均分隔及壁结节，包膜完整。B.T2WI 冠状位 T2 轴位，盆腔内巨大肿块，囊性为主，内可见厚薄不均分隔及壁结节。C—E.FS-T1WI+C 矢状位、冠状位、轴位，肿瘤分隔及壁结节不均匀明显强化。F.手术病理：（右卵巢）低级别浆液性乳头状囊腺癌，未见侵犯脉管。免疫组化：ER（−）、PR（−）、CA125（灶状 +）、CK7（+）、CK20（−）、CK8（+）、P53（灶状 +）、Vimentin（+）、EMA（+）、Ki-67（约 50%+）、CD34（−）、D2-40（−）。双侧附件无明显特殊；大网膜无明显特殊。分离肿瘤过程中因部分囊壁较薄导致囊壁破裂。

图 19-4　病例 4 影像图

病例 5　女性，69 岁，卵巢癌，T1c2N0M0， Ⅰ C2 期，如图 19-5。

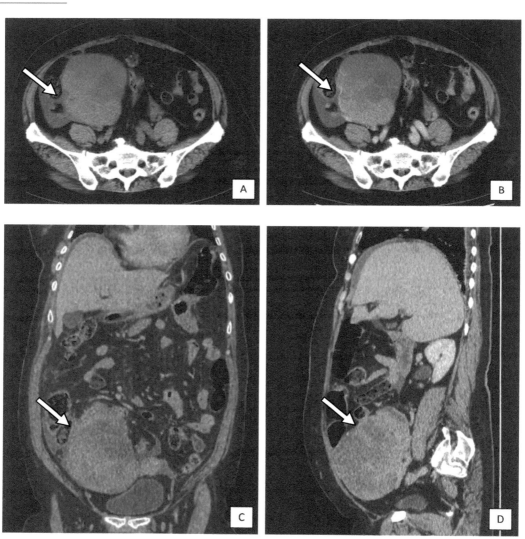

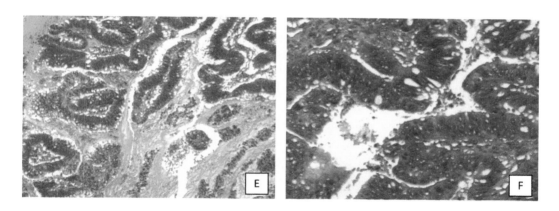

A.CT 平扫轴位，盆腔右侧附件区囊实性肿块，包膜欠光整，瘤周少量积液。B.CT 增强轴位，肿块实性成分不均匀强化。C—D.CT 增强冠状位及矢状位，盆腔右侧附件区肿块不均匀强化，腹膜未见转移。E—F.手术病理：（盆腔肿物）黏液性囊腺癌。免疫组化：CK7（－）、CK20（＋）、CEA（＋）、CA125（－）、CDX-2（＋）。术中可见一长约 3cm 的破裂口。

图 19-5 病例 5 影像图

病例 6 **女性，61 岁，卵巢癌，T2aN0M0，ⅡA 期，如图 19-6。**

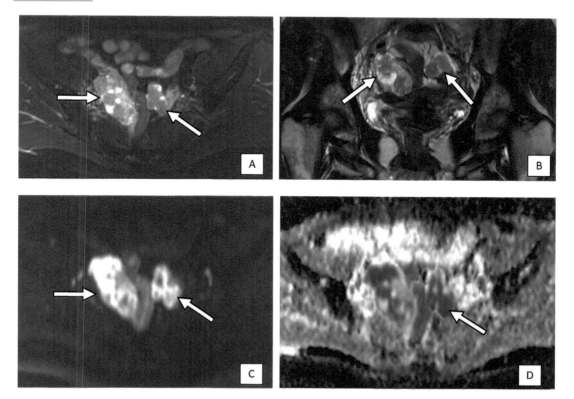

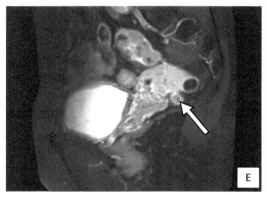
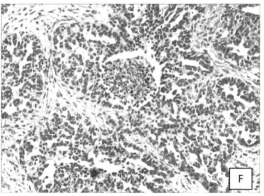

　　A.T2WI 脂肪抑制轴位，盆腔双侧附件区囊实性肿块。B.T2WI 冠状位，盆腔双侧附件区囊实性混杂信号肿块。C.DWI 序列病变呈不均匀高信号。D.ADC 图病灶信号明显减低，提示扩散受限。E.FS-T1WI+C 矢状位，肿瘤呈不均匀明显强化，子宫后壁浆膜外见一强化结节（箭）。F.手术病理：双侧卵巢低分化浆液性腺癌；侵袭右侧输卵管系膜并扩散、种植于子宫后壁浆膜。免疫组化：ER（＋）、PR（＋）、EGFR（＋）、VEGF（＋，部分）、HER-2（－）、P16（＋，强）、P53（－）、CEA（－）、CA125（＋）、CD10（－）、Vimentin（＋，部分）、Ki-67 阳性率大于 65%；子宫肌层、内膜及宫颈管、宫颈、左侧输卵管等处均未见肿瘤。

图 19-6　病例 6 影像图

 病例 7　女性，72 岁，卵巢癌，T3bN0M0，ⅢB 期，如图 19-7。

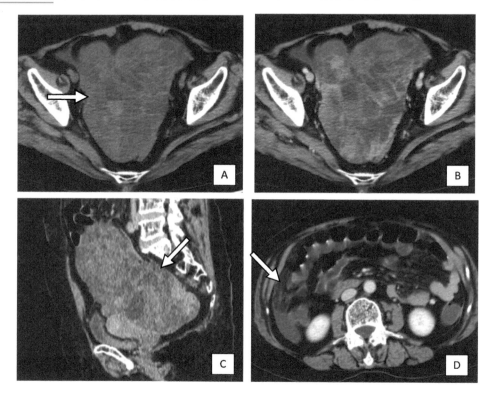

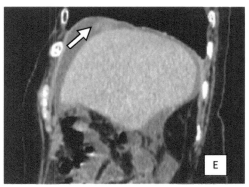
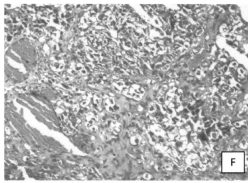

A.CT 平扫轴位，盆腔内巨大囊实性肿块，实性成分为主。B.CT 增强轴位，肿块实性成分不均匀明显强化。C.CT 增强矢状位，盆腔巨大实性肿块不均匀明显强化，子宫受压向前下推移。D.CT 增强轴位，大网膜多发小结节状强化灶，呈"污垢样"改变（箭）。E.CT 增强矢状位，肝周腹膜转移灶，直径约 1.3 cm（箭）。F.手术病理：双侧卵巢高度恶性浆液性癌，累及输卵管，广泛转移至大网膜并形成盆腔种植性癌肿。免疫组化：Hep（-）、TTF-1（-）、CA125（+）、CA19-9（+）、CEA（-）、ER（+）、PR（+）、CK8（+）、CK19（+）、Vimentin（+）。

图 19-7 病例 7 影像图

 病例 8 女性，36 岁，卵巢癌，T3bN1M1，ⅣB 期，如图 19-8。

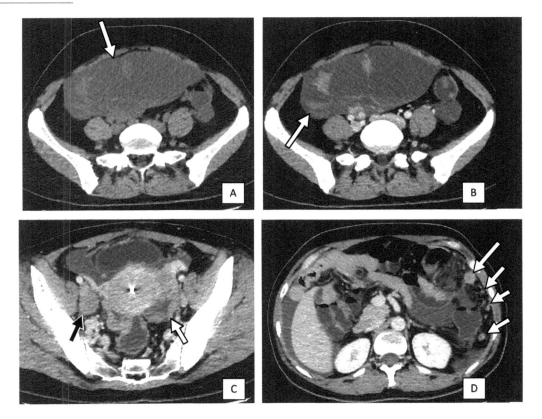

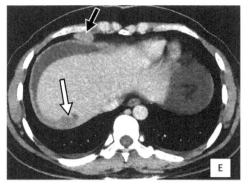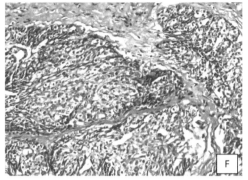

A.CT 平扫轴位，盆腔偏右侧囊实性肿块。B.CT 增强轴位，肿块实性成分呈结节状、条片状强化。C.CT 增强轴位：盆腔腹膜弥漫性增厚、强化均匀（黑箭）；右侧髂血管旁淋巴结肿大（2.8 cm×2.0 cm）（白箭）。D.CT 增强轴位，大网膜多发结节状强化灶，最大直径约 1.5 cm（白箭）。E.CT 增强轴位，肝 S7 转移灶（白箭），右侧心膈角淋巴结肿大（黑箭）。F. 手术病理：（右侧）卵巢低分化浆液性癌，表面可见散在的癌灶突破 / 浸润；子宫大部分浆膜及外侧肌层、子宫后壁周围组织等均可见高级别浆液性癌侵犯 / 扩散累及；（双侧盆腔、腹主动脉旁淋巴结）淋巴结及脂肪组织广泛性转移性癌，部分淋巴结内癌灶互相融合；肝内转移性高级别浆液性癌；（大网膜、膈肌）纤维脂肪组织内多灶性浸润或转移性高级别浆液性癌。

图 19-8　病例 8 影像图

病例 9　女性，54 岁，卵巢癌，T3cN1M0，ⅢC 期，如图 19-9。

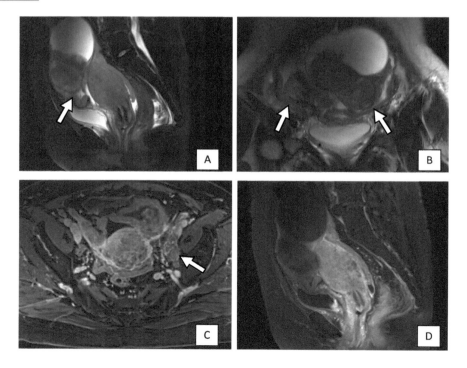

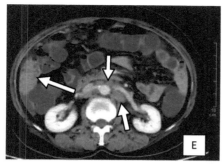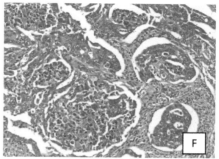

A.T2WI 脂肪抑制矢状位，盆腔囊实性肿块，腹膜弥漫性增厚（箭）。B.T2WI 冠状位，盆腔囊实性肿块，腹膜弥漫性增厚（箭）。C—D.FS—T1WI+C 轴位及矢状位：肿瘤实性成分不均匀强化，腹膜弥漫性增厚并强化，盆腔左侧髂血管旁淋巴结转移（箭）。E.CT 增强轴位，腹膜增厚呈团块状（箭），腹主动脉旁多发淋巴结转移。F.手术病理：（右附件）浆液性腺癌，低分化，癌细胞浸润周边组织，侵犯输卵管组织。免疫组化：CA125（++）、EMA（+++）、ER（+）、CK（++）。（子宫）宫颈组织、内膜及子宫肌壁均可见转移或浸润性腺癌癌灶。免疫组化：CK7（+），CEA（-），ER（+），CA125 灶性（+）。肠系膜肿物融合成团，均为转移或浸润性腺癌。腹膜肿物为转移或浸润性腺癌。腹主淋巴结≥5 枚，融合成团，均为转移或浸润性腺癌的淋巴结。

图 19-9　病例 9 影像图

四、结构式诊断报告

卵巢癌的治疗方式主要取决于肿瘤分期，目前，CT 和 MRI 检查是提供临床术前诊断、评估手术范围及是否具有手术可能性的重要检查方法。随着影像技术的快速发展，业界普遍认为结构式报告更有助于影像科医师准确、快速地书写影像诊断报告，使肿瘤的影像学评估更加规范化、全面化。因此，根据最新卵巢癌诊疗指南要求，使用规范化的影像报告术语，对卵巢癌进行标准化评估及分期，同时参照国内其他大型三甲医院报告模板，生成以下结构式报告参考模板。

1. 肿瘤评估

①位置：盆腔□左侧　□右侧　□双侧附件区

②内部结构：□实性　□囊性　□囊实性

③形态：□类圆形　□椭圆形　□不规则形

④大小：＿＿＿cm×＿＿＿cm×＿＿＿cm。

⑤ CT 密度特征：□等 /□稍高 /□稍低密度，密度□均匀 /□不均匀；MRI 信号特征：T1WI 呈＿＿＿信号、T2WI 呈＿＿＿信号，信号□均匀 /□不均匀，DWI □无 /

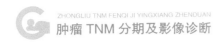
□有扩散受限（ADC 值约＿＿ $\times 10^{-3}\text{mm}^2/\text{s}$ ）。

⑥增强扫描表现：□无强化 / □轻度强化 / □中度强化 / □明显强化；□均匀强化 / □不均匀强化。

2. 肿瘤外侵情况评估

□无 / □有子宫、输卵管受侵（　　　）；□无 / □有盆腔内其他结构侵犯（□乙状结肠　□直肠　□膀胱　□输尿管）；□无 / □有盆腔内、外腹膜转移（　　　）；□无 / □有盆腔积液（□少量 / □中等量 / □大量）。

3. 淋巴结评估

□无区域淋巴结肿大。

□有区域淋巴结肿大（□髂血管旁　□骶前　□腹主动脉旁），最大直径约＿＿cm。

4. 远处转移

□无远处转移。

□有远处转移（□胸腔积液细胞学阳性　□肝实质　□脾实质　□腹腔外脏器　□股沟淋巴结　□腹腔以外淋巴结　□肠道的透壁侵犯）。

5. 诊断意见

□右侧 / □左侧 / □双侧卵巢癌，T＿＿＿N＿＿＿M＿＿＿，＿＿＿期。

参考文献

[1] AMIN M B, EDGE S, GREENE F, et al. AJCC Cancer Staging Manual[M]. 8thed. NewYork: Springer, 2017.

[2] 中国抗癌协会妇科肿瘤专业委员会. 卵巢恶性肿瘤诊断与治疗指南（2021 年版）[J]. 中国癌症杂志，2021，31（6）：490-500.

[3] 李晶，吴妙芳，林仲秋.《FIGO 2018 妇癌报告》——卵巢癌、输卵管癌、腹膜癌诊治指南解读 [J]. 中国实用妇科与产科杂志，2019，35（3）：304-313.

[4] 卢淮武，许妙纯，张钰豪，等.《2021 NCCN 卵巢癌包括输卵管癌及原发性腹膜癌临床实践指南（第 1 版）》解读 [J]. 中国实用妇科与产科杂志，2021，37（4）：457-466.

··第二十章··

前列腺癌 TNM 分期及影像诊断

一、概述

前列腺癌严重威胁着男性健康，我国前列腺癌的发病率呈逐年上升趋势，居世界第 6 位（2017 年、2018 年），比 2015 年上升一位。前列腺特异性抗原（PSA）未列入常规检查，且特异性不高，临床表现不典型，与前列腺增生（BPH）相似。前列腺癌易发生骨转移，患者常以骨痛就诊，大多已属于晚期。前列腺癌的肿瘤分期基于最新的循证医学证据，由 AJCC 制订的 TNM 分期已经更新到第八版，对指导临床制订治疗方案起着重要作用。

二、TNM 分期

Tumor 原发肿瘤，主要为前列腺腺癌及鳞癌，前列腺根据不同组织学分为 4 个区域：外周带、移行带、中央带及前纤维结缔组织带。原发肿瘤主要发生部位为外周带占 80%—85%，移行带占 10%—15%，中央带占 5%—10%。

Node 区域淋巴结，这里是指位于真骨盆内的淋巴结，即髂总动脉分叉水平以下的盆腔淋巴结。常需要评估的淋巴结有：股动脉旁、闭孔周围、髂血管旁、直肠周围、骶前腔静脉旁和直肠 – 主动脉分叉水平处。前列腺淋巴引流途径：前列腺旁淋巴结—精囊腺旁淋巴结—闭孔内肌淋巴结—腹股沟淋巴结。临床上，淋巴结短径大于 8 mm 视为可疑转移。淋巴结转移 MRI 检查扩散加权序列检出率高，常常呈明显扩散受限表现。

Metastasis 转移，骨转移最为常见，以成骨性转移为主；远处淋巴结转移以主动脉、髂总、腹股沟、锁骨上窝和颈部为主；其他脏器转移以肺脏及肝脏多见。

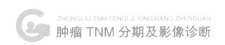
AJCC 第八版前列腺癌 TNM 分期如下。

1.T 分期

Tx：原发肿瘤无法评估。

T0：无原发肿瘤的证据。

T1：不能扪及和影像学难以发现的临床隐匿肿瘤。

    T1a   偶发肿瘤，体积 < 所切除组织体积的 5%。

    T1b   偶发肿瘤，体积 > 所切除组织体积的 5%。

    T1c   由于 PSA 升高穿刺活检发现的肿瘤。

T2：肿瘤局限于前列腺。

T3：肿瘤突破前列腺。

    T3a   肿瘤侵犯包膜外。

    T3b   肿瘤侵犯精囊。

T4：肿瘤侵犯除精囊外的其他邻近组织结构，如膀胱颈、尿道外括约肌、直肠、盆壁等。

2.N 分期

Nx：区域淋巴结无法评估。

N0：无区域淋巴结转移。

N1：区域淋巴结转移。

3.M 分期

M0：无远处转移。

M1：有远处转移。

    M1a   非区域淋巴结转移。

    M1b   骨转移。

    M1c   其他器官组织转移。

三、肿瘤分期与影像对比

多参数 MRI 成像对于前列腺癌检出、TNM 分期以及临床治疗方案的制订等起着重要作用。由于 T1 是临床隐匿性肿瘤，因此 MRI 与其他影像检出方法一样，无法检出，T2、T3 及 T4 均可在 MRI 检查中找到相应的影像表现。以下结合临床病例展示肿瘤各期与影像对照。

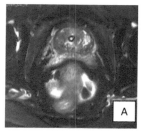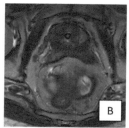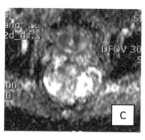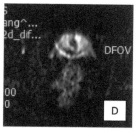

病灶局限于移行带左前区，无包膜外侵犯及精囊腺侵犯：T2WI 脂肪抑制（图 20-1A）、T2WI（图 20-1B）示前列腺移行带左前区边界不清小梭形低信号，扩散加权 ADC（图 20-1C）呈明显低信号，DWI（图 20-1D）呈高信号。病变局限前列腺移行带，前列腺包膜完整。

图 20-1　T2 影像表现

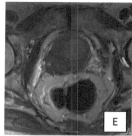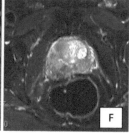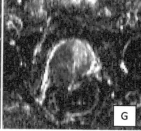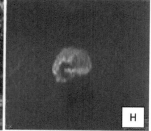

前列腺包膜外血管侵犯：T2WI（图 20-2E）、T2WI 脂肪抑制（图 20-2F）示右侧外周带及左侧外周带侧后区斑片状低信号，正常外周带高信号消失，扩散加权 ADC（图 20-2G）呈明显低信号，DWI（图 20-2H）呈高信号。病变突破前列腺包膜并侵犯周围脂肪及血管，未累及直肠及盆壁。

图 20-2　T3a 影像表现

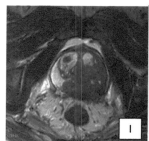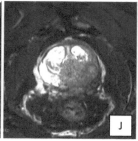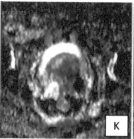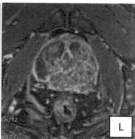

左侧外周带及右侧外周带侧后区癌侵犯精囊腺：T2WI（图 20-3I）、T2WI 脂肪抑制（图 20-3J）示右侧外周带侧后区及左侧外周带斑片状低信号，正常外周带高信号消失，ADC（图 20-3K）呈等信号，增强扫描（图 20-3L）动脉期高强化。病变累及双侧精囊腺并突破包膜并侵犯直肠周围筋膜系膜，未累及直肠。

图 20-3　T3b 影像表现

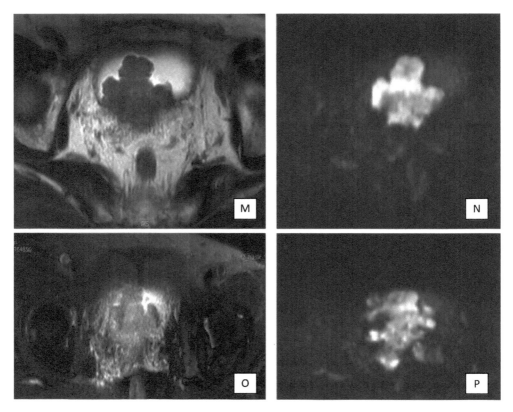

　　侵犯盆壁及膀胱：T2WI（图 20-4M）前列腺癌向上侵犯膀胱后壁及三角区，正常膀胱壁低信号线中断；扩散加权 DWI（图 20-4N）肿块呈明显高信号；病变向下侵犯右侧盆壁，T2WI 压脂和 DWI（图 20-4O 和图 20-4P）病灶与右侧闭孔内肌及右侧提肛肌分界不清。

图 20-4　T4 影像表现

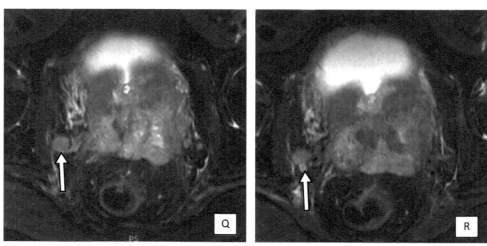

　　右侧闭孔内肌旁淋巴结转移，右侧闭孔内肌旁淋巴结肿大，形态饱满，如图 20-5Q、图 20-5R 箭头处所示。

图 20-5　N1 影像表现

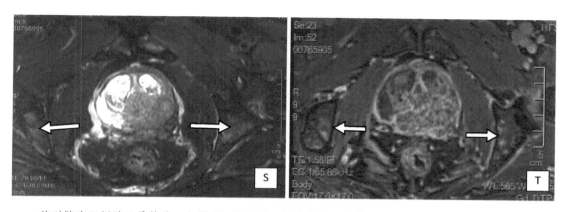

前列腺癌双侧髋臼骨转移，如图 20-6S，T2WI 压脂序列呈斑片状高信号（箭）；图 20-6T，增强扫描多发结节状、斑点状异常强化灶（箭）。

图 20-6　M1 影像表现

四、影像病例展示

病例 1　男性，62 岁，进行性排尿困难 2 月余。患者自诉 2 月余前无明显诱因下出现尿频症状，夜尿增多，约 7—8 次 / 晚，随病情的发展出现排尿等待、排尿费力、尿线变细、尿后滴沥不尽等症状。无尿痛及排红色肉眼血尿症状，有排尿中断或排尿不出症状。

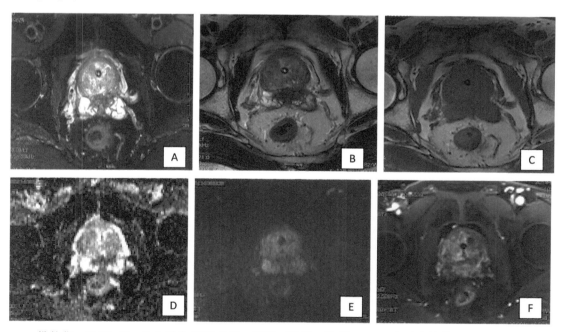

横轴位，图 20-7A—C 分别为 T2WI 压脂、T2WI、T1WI，图 20-7D—E 分别为扩散加权的 ADC 和 DWI，图 20-7F 为 fT1WI 增强扫描。

图 20-7　病例 1 影像图

征象表现：双侧外周带侧后区 T2WI 信号明显减低，ADC 图呈明显低信号，DWI 呈中等高信号；增强扫描动脉期高强化；病变累及双侧精囊腺，T2WI 及压脂可见双侧精囊腺中线处呈低信号改变，正常高信号消失。T1WI 可见前列腺包膜完整。周围脂肪间隙存在。

影像诊断：前列腺外周带异常改变，符合 PI-RADS 5 分（前列腺癌高度可能）。

TNM 分期：T3N0M0。

术后病理结果如图 20-8。

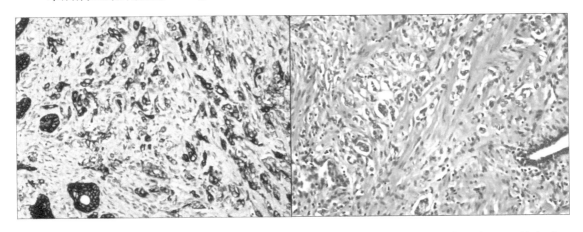

手术病理：（前列腺组织）前列腺癌，Gleason 评分 5+3=8。免疫组化：PSA（+/-）、P504S（-）、CK8（+）、CK（++）、34β E12（-）、P63（-）。（右闭孔淋巴结）3 枚，为淋巴结反应性增生。（左闭乳淋巴结）2 枚，为淋巴结反应性增生。

图 20-8　病例 1 术后

病例 2　男性，70 岁，进行性排尿困难 8 年余，尿频、尿急、尿痛 3 天。患者自诉 8 余年前在无明显诱因下出现排尿费力、尿线变细、尿后滴沥不尽等症状，伴夜尿增多，约 3—4 次 / 晚，未予特殊处理，近日上述症状逐渐加重，于 3 天前在无明显诱因下出现尿频、尿急、尿痛，无畏寒、发热、尿痛及肉眼血尿等不适，未予特殊处理。

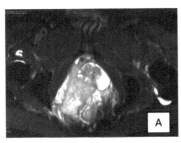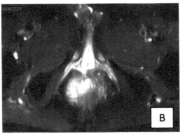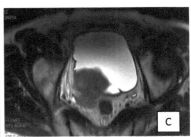

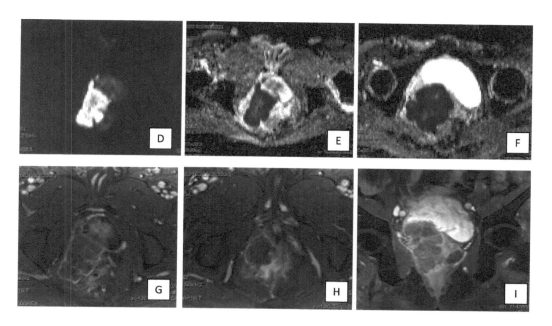

横轴位，图 20-9A—B 为 T2WI 压脂，分别为前列腺中部和尖部层面；图 20-9C 为 T2WI，位于前列腺底部及膀胱三角区层面；图 20-9D—F 分别为扩散加权的 DWI 和 ADC；图 20-9G—H 为 T1WI 增强扫描动脉期。冠状位，图 20-9I 为 T1WI 脂肪抑制增强扫描延迟期。

图 20-9　病例 2 影像图

征象表现：右侧外周带及左侧外周带侧后区 T2WI 信号明显减低，正常明显高信号消失；ADC 图呈明显低信号，DWI 呈明显高信号；增强扫描动脉期高强化；延迟期强化减退；病变累及双侧精囊腺，T2WI 及压脂可见双侧精囊腺中线处呈低信号改变，正常高信号消失。前列腺包膜不完整，肿块向上侵犯膀胱，后壁 T2WI 等信号线中断；肿块右侵犯右侧盆壁及向下侵犯右侧肛提肌。

影像诊断：前列腺外周带异常改变，符合 PI-RADS 5 分（前列腺癌高度可能）。

TNM 分期：T4N0M0。

术后病理结果如图 20-10。

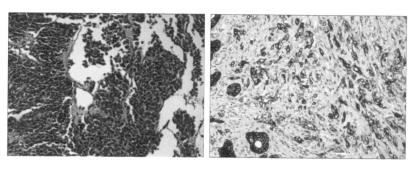

手术病理：（前列腺肿物）恶性肿瘤，结合组织形态及免疫组化检查符合神经内分泌癌。免疫组化：

CK（＋）、Vimentin（－）、P504s（－）、P63（＋）、34βE12（－）、PSA（－）、CK7（－）、Syn（＋）、CgA（＋）、CD56（＋）。

图 20-10　病例 2 术后病理结果

五、影像报告与数据系统

目前，前列腺癌影像报告与数据系统普遍采用 PI-RADS V2.1，由前列腺成像报告和数据系统（PI-RADS）指导委员会于 2019 年发表。PI-RADS V2.1 对 PI-RADS V2 技术规范和评分标准的局限性进行了修改。

PI-RADS 采用多序列评分，然后进行综合评分，采用 5 分制评估每一个病灶，判断是临床显著癌（CSC）的可能性，即：

PI-RADS 1-Very low（CSC 高度不可能）；

PI-RADS 2-Low（CSC 不大可能）；

PI-RADS 3-Intermediate（是否 CSC 不确定）；

PI-RADS 4-High（可能是 CSC）；

PI-RADS 5-Very high（CSC 高度可能）。

其评分规则如下。

1.T2WI 评价外周带病灶

评分	外周带
1 分	均匀高信号
2 分	线样、楔形低信号或弥漫轻度低信号，通常边界不清
3 分	信号不均匀，或者边界不清、圆形的中度低信号，其他不能纳入 2、4、5 分者
4 分	最大径＜ 1.5 cm 且局限于腺体内，边界清楚、均匀局灶性 / 肿块样中度低信号结节 / 肿块
5 分	同评分 4，但病灶最大径≥ 1.5 cm，或有明确的前列腺外侵犯行为

2.T2WI 评价移行带病灶

评分	移行带
1 分	正常表现的移行带圆形、完全被膜结节（典型结节）
2 分	无包膜或包膜不完整结节（不典型结节）或均匀稍低信号区
3 分	信号不均，边缘模糊，包括不能纳入 2、4、5 分者
4 分	最大径＜ 1.5 cm；边界不清均匀中度低信号
5 分	同评分 4，但直径≥ 1.5 cm 或有明确的前列腺外侵犯行为

3.DWI 评价外周带或移行带病灶

评分	外周带或移行带
1 分	ADC 图或 DWI 未见异常
2 分	ADC 图上线性、楔形低信号和（或）高 b 值 DWI 图上线性、楔形不显著高信号
3 分	ADC 图上局灶性（散在性，与背景不同）低信号和（或）在高 b 值 DWI 上局灶性高信号；可能在 ADC 图上显著低信号或在高 b 值 DWI 图上显著的高信号，但不能两者兼而有之
4 分	ADC 图局限性明显低信号，DWI 明显高信号，最大直径 < 1.5 cm
5 分	同评分 4，但最大径 ≥ 1.5 cm 或有明确的前列腺外侵行为

4.DCE 对病灶的评价

在 PI-RADS V2.1 中，DCE-MRI 阴性评估标准：无早期强化或弥漫性多病灶强化，与 T2WI 和（或）DWI 的病灶不对应。阳性评估标准：局灶强化，早于或者与腺体同时强化，且与 T2WI 和 / 或 DWI 异常对应。

5. 综合评估规则

外周带：DWI 评价为主。对于 DWI 3 分的病灶，如 DCE 阴性则为 PI-RADS 3，如 DCE 阳性则为 PI-RADS 4，T2WI 评分不影响综合评分，主要用于发现、验证病变。

移行带：T2WI 评价为主。对于 T2WI 3 分病灶，看 DWI，如 DWI ≤ 4 分则为 PI RADS 3，如 DWI=5 分则为 PI-RADS 4；对于 T2WI 2 分病灶，如 DWI < 4 分则为 PI RADS 2，如 DWI ≥ 4 分则为 PI RADS 3。

参考文献

［1］PANER GLADELL P, STADLER WALTER M, HANSEL DONNA E, et. Updates in the Eighth Edition of the Tumor-Node-Metastasis Staging Classification for Urologic cancer. [J]. Eur. Urol., 2018, 73（4）: 560-569.

［2］王睿，任静，杨如武，等.IVIM 在前列腺癌诊断中的价值及其与第八版 AJCC 临床病理分级的相关性研究［J］.临床放射学杂志，2020，39（1）：86-90.

［3］王睿.DKI 联合 IVIM 对前列腺癌的诊断价值及其与第八版 AJCC 分期分级的相关性研究［D］.西安：中国人民解放军空军军医大学，2019.

［4］谢金珂，李拔森，王良，等.前列腺癌转移报告和数据系统解读［J］.中华放射学杂志，2020，54（9）：821-826.

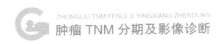
［5］檀双秀，张跃跃，王姗，等.第 2 版和第 2.1 版前列腺影像报告与数据系统对临床显著性前列腺癌诊断效能的比较分析［J］.中华放射学杂志，2021，55（2）：160-165.

［6］王宗勇，肖建明，蒲冰洁，等.前列腺影像报告和数据系统 v2 及 v2.1 检测移行区前列腺癌的对比分析［J］.临床放射学杂志，2021，40（7）：1345-1349.

［7］姜安谧，赵新湘.PSAD 与 PI-RADS V2.1 评分在多灶性临床显著前列腺癌中的研究［J］.临床放射学杂志，2021，40（6）：1166-1171.

［8］周理乾，马少君，樊国峰，等.第二版前列腺影像报告和数据系统联合应用表观扩散系数在前列腺癌诊断中的价值研究［J］.陕西医学杂志，2021，50（7）：802-806，810.

［9］ROBIN S, SHALENDRA K M, DANIA C, EMANUELE N. PI-RADS v2.1: What has changed and how to report［J］. South African Journal of Radiology, 2021, 25（1）: PP e1-e13.

··第二十一章··

淋巴瘤分期及影像诊断

一、概述

淋巴瘤，又称恶性淋巴瘤，是一组起源于淋巴造血系统的恶性肿瘤的总称。淋巴瘤分期和其他恶性肿瘤不同，是根据个体内原发肿瘤以及播散程度来描述恶性肿瘤的严重程度和受累范围，所以淋巴瘤的分期标准具有其独特性。淋巴瘤临床分期除了确定病变范围以制订正确治疗方案外，还用于评估预后。国际常用的 TNM 分期方案大部分不适用于淋巴瘤。目前淋巴瘤临床分期广泛沿用的是 1971 年淋巴瘤国际会议上专家制定的 Ann Arbor 分期和 Ann Arbor-Cotswolds 分期。其中 Ann Arbor-Cotswolds 分期是 1989 年在英国的 Cotswolds 会议上对 Ann Arbor 分期的不足做了修改和补充制定的。中国淋巴瘤治疗指南（2021 年版）推荐采用 Ann Arbor-Cotswolds 分期系统，同时根据患者的全身症状分为 A 组（无 B 症状）和 B 组（有 B 症状）。2014 版 Lugano 分期标准对 Ann Arbor-Cotswolds 分期进行了改良，某些特殊部位的淋巴瘤采用特定的分期系统，如原发胃肠道淋巴瘤采用 Lugano 分期系统（见表 21-1）。此外，慢性淋巴细胞白血病（chronic lymphocytic leukemia，CLL）采用 Binet 分期或 Rai 分期，皮肤蕈样霉菌病和 Sézary 综合征采用欧洲癌症治疗研究组织（the European organization for Reasearch and Treatment of Cancer，EORTC）的分期标准，其他原发皮肤淋巴瘤采用 EORTC 的 TNM 分期标准。

二、淋巴瘤分期

1.Ann Arbor 分期

Ann Arbor 分期是国内外公认的淋巴瘤分类标准，其以临床表现、体格检查、B 超、

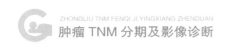

CT、下肢淋巴管造影、下腔静脉造影等作为分期依据。但是 Ann Arbor 分期的缺点是没有考虑肿块大小对预后的影响。

Ⅰ期：侵及一个淋巴结区（Ⅰ），或侵及 1 个单一的结外器官或部位（ⅠE）。

Ⅱ期：在横隔一侧，侵及 2 个或更多的淋巴结区（Ⅱ），或外加局限侵犯 1 个结外器官或部位（ⅡE）。

Ⅲ期：受侵犯的淋巴结区在横隔的两侧（Ⅲ）或外加局限侵犯 1 个结外器官或部位（ⅢE）或脾（ⅢS）或二者（ⅢES）。

Ⅳ期：弥漫性或播散性侵犯 1 个或更多的结外器官，同样伴有或不伴有淋巴结的侵犯。

分期还按症状分为 A、B 两类。

A：无症状。

B：无原因的发热 38 ℃以上、连续 3 天以上者，盗汗、6 个月内无原因的体重下降 > 10% 者。

2.Ann Arbor–Cotswolds 分期

1989 年在英国的 Cotswolds 会议上对 Ann Arbor 分期的不足做了修改和补充。

Ⅰ期：侵犯单个淋巴结区或淋巴样组织（如：脾脏、韦氏环、胸腺）（Ⅰ），或侵及单个的结外器官或部位（ⅠE）。

Ⅱ期：侵犯横隔一侧的 2 个或 2 个以上淋巴结区（Ⅱ），或者一个结外器官或部位局部延续性受侵合并横隔同侧一个或多个区域淋巴结受侵（Ⅱ E）。淋巴结受侵区域的数目用下标注明（如Ⅱ 3）。

Ⅲ期：侵犯横膈两侧的淋巴结区域（Ⅲ），可合并局部结外器官 / 部位侵犯（ⅢE），或合并脾受侵（ⅢS），或二者均侵犯（ⅢES）。

Ⅲ1 有脾、脾门、肝门、腹腔淋巴结受侵（上腹部）。

Ⅲ2 有腹主动脉旁、盆腔淋巴结、肠系膜淋巴结受侵（下腹部）。

Ⅳ期：广泛侵犯 1 个或更多的结外器官或组织，伴有或不伴有淋巴结的侵犯。

各期还可以分为以下四类。

A：无全身症状。

B：有全身症状：6 个月内不明原因的体重下降 > 10%，原因不明的发热 38 ℃以上，盗汗。

X：巨块病变：在 T5/6 水平纵隔肿块的最大直径 > 1/3 胸腔横径，或肿块最大直径 > 10 cm。

E：由一个淋巴结部位局部扩散引起的单一结外部位受累。

3.Lugano 分期

表 21-1 原发胃肠淋巴瘤 Lugano 分期

分期	侵犯范围
ⅠE 期	病变局限于胃肠道
ⅠE 1 期	侵及黏膜、黏膜下层
ⅠE 2 期	侵及固有肌层、浆膜层
Ⅱ 期	病变扩散至腹腔
Ⅱ 1 期	局部淋巴结受累
Ⅱ 2 期	远处淋巴结受累
Ⅱ E 期	病变突破浆膜层累及邻近器官或组织
Ⅳ 期	结外器官弥漫性受累或横膈上淋巴结受累

三、影像病例展示（Ann Arbor–Cotswolds 分期）

 病例 1 男性，42 岁，右侧扁桃体淋巴瘤，ⅠE 期 ，如图 21-1。

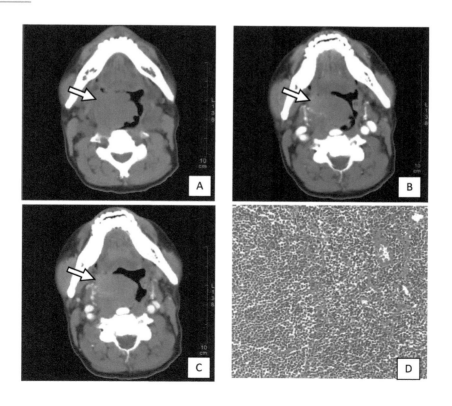

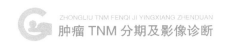

A.CT平扫,右侧口咽团块状软组织密度影;B—C. CT增强,病变呈轻度均匀强化,邻近血管受压移位;D.手术病理:(右侧扁桃体肿物)免疫组化示符合滤泡性淋巴瘤,Ⅰ级。免疫组化:Bcl-2(+),CD10(+)。CD20(+)。CD19(+)。CD79a(+++)。CD21FDC(+)。CD5(-)。CD3(-)。Ki-67(+,30%)。

图 21-1　病例 1 影像图

病例 2　男性,58 岁,两侧腋窝淋巴瘤,Ⅱ期,如图 21-2。

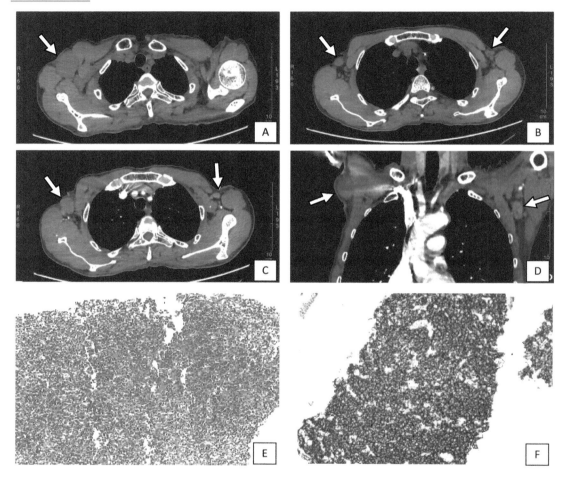

A—B.CT平扫,两侧腋窝多发肿大淋巴结,右侧明显;C—D.CT增强,病灶呈轻度均匀强化;E—F.病理:(右腋窝肿物穿刺组织)考虑恶性肿瘤,形态较符合B细胞性淋巴瘤,类型为弥漫性大B细胞淋巴瘤可能性大。免疫组化:CD20(+++),CD3(+),CD30(-),ALK(-),CK5/6(-),CK7(-),Ki-67(+,80%),Vimentin(+),CD45(++),CK(-)。

图 21-2　病例 2 影像图

病例3　女性，55岁，（回肠末端）淋巴瘤，（Lugano 分期）ⅡE 期，如图 21-3。

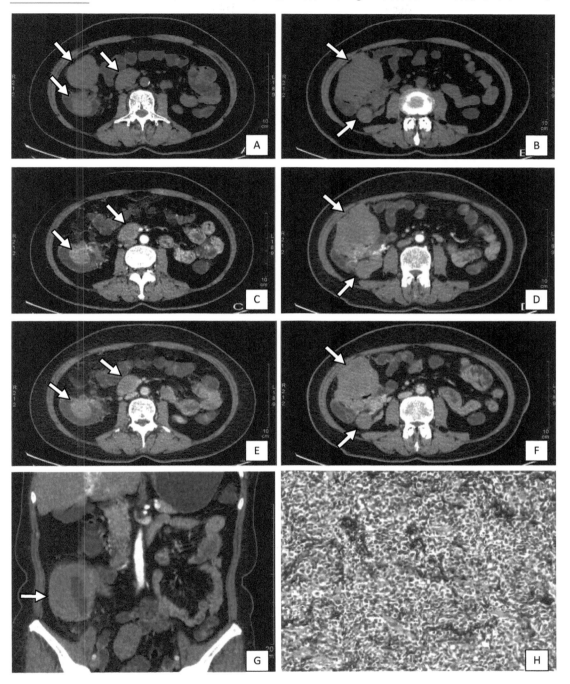

A—B.CT 平扫，回盲部团块状软组织肿块，肠管周围见结节状软组织密度影；C—G.CT 增强，病灶呈轻度均匀强化，病变突破浆膜层累及邻近组织；H. 手术病理：（回盲部肿物）黏膜淋巴细胞高度增生伴坏死，结合免疫组合化考虑为弥漫性大 B 细胞淋巴瘤。免疫组化：异型小细胞 CD3-，CD4-，CD5-，

CD8−，CD10−，CD20+，PAX5+，CD56−，TiA1−，Ki67 约 90%。

图 21-3　病例 3 影像图

病例 4　男性，71 岁，全身多发肿大淋巴结，Ⅲ 期，如图 21-4。

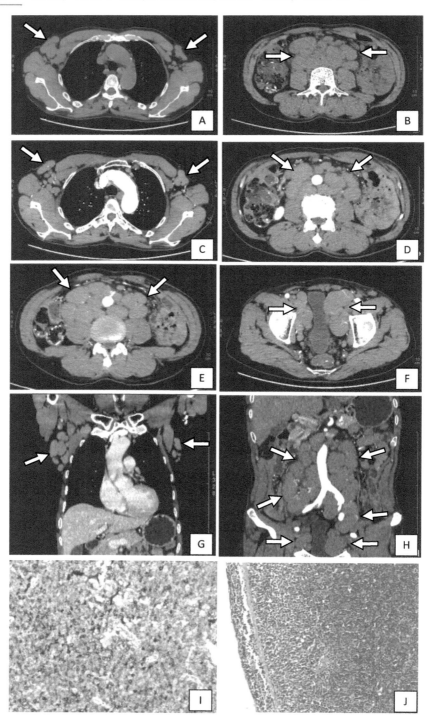

A—B.CT 平扫，两侧腋窝、腹主动脉旁、腹膜后、髂血管旁及两侧腹股沟区多发淋巴结肿大。C—H.CT 增强，淋巴结轻度均匀强化，病变包绕血管。I.病理：（左侧腹股沟淋巴结）非霍奇金淋巴瘤，B 细胞肿瘤。免疫组化：CD10（-），Ki-67（+，30%-40%），CD3 灶性（+），CD38（-），CyclinD1（-），CK（-），CD5（++），CD20（+++），CD79a（++），Bcl-2（+++），CD21（+）。J.病理：（右侧腹股沟淋巴结）成熟 B 细胞淋巴瘤；免疫组化：Ki-67（+，30%-40%），CD3 灶性（+），CK（-）CD20（+++），CD79a（++）。符合慢性淋巴细胞白血病 / 小淋巴细胞性淋巴瘤。免疫组化：CD23（+），Pax-5（+++），Bcl-6（-）。

图 21-4　病例 4 影像图

 病例 5　男性，30 岁，淋巴瘤，脾脏受侵，Ⅲ S 期，如图 21-5。

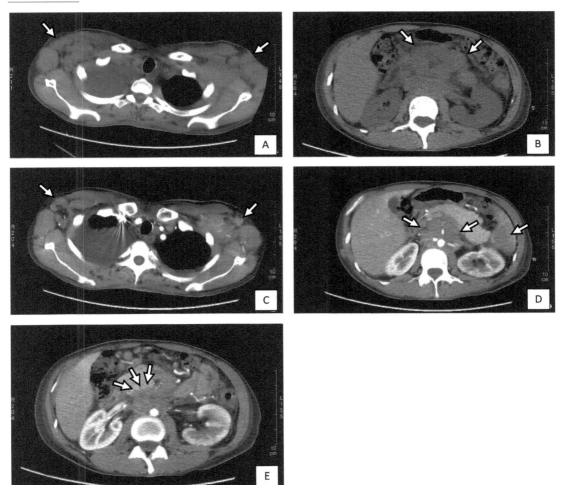

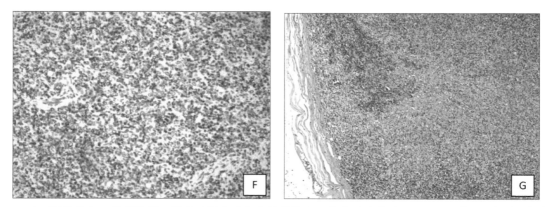

A—B.CT 平扫，两侧腋窝、腹主动脉旁多发淋巴结肿大，部分融合成团。C—E.CT 增强，病灶呈轻度均匀强化；腹主动脉旁病灶融合成块并包埋腹主动脉、肠系膜上动脉、两侧肾动脉，脾脏及胰腺受侵（图 21-5D 箭）。F—G.病理：（右腹股沟淋巴结）非霍奇金氏淋巴瘤，B 细胞性。符合弥漫大 B 细胞淋巴瘤。免疫组化：CD3 散在（＋），CD20（＋＋），Pax-5（＋＋），Bcl-2（＋＋），CD5（＋＋），Ki-67（＋，60%）。

图 21-5　病例 5 影像图

病例 6　女性，59 岁，淋巴瘤，胰腺、颈肌受侵，Ⅲ E 期，如图 21-6。

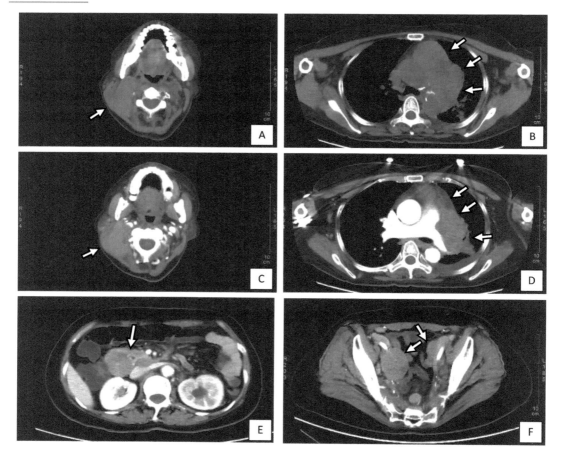

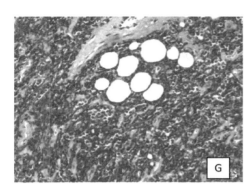
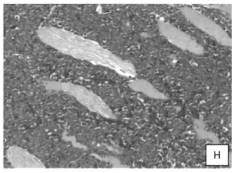

A—B.CT 平扫，右侧颈部、纵隔多发肿大淋巴结且融合成团，与右侧胸锁乳突肌等颈部肌肉分界不清；C—F. CT 增强，右侧颈部、纵隔、腹主动脉旁、两侧髂血管旁多发肿大淋巴结，增强扫描轻度均匀强化，包绕血管，胰腺受侵，右颈部病变与右侧胸锁乳突肌等邻近肌肉组织分界不清；G—H.病理：（右颈部）恶性肿瘤，浸润横纹肌组织。免疫组化：CK（－）、Vimentin（＋）、Syn（－）、CgA（－）、CD56（－）、CD117（－）、CD45（＋＋＋）、CD3（－）、CD20（－）、CD79a（＋）、CD5（－）、CD2（－）、CD10（＋＋＋）、MUM1（＋＋）、Bcl-2（＋＋＋）、Bcl-6（－）、CD38（＋＋）、Ki-67 阳性率大于 50%。免疫组化符合滤泡性淋巴瘤，鉴于 Ki-67 表达指数较高，且在横纹肌组织内呈弥漫性生长，考虑已向弥漫大 B 细胞淋巴瘤转化的可能。

图 21-6　病例 6 影像图

 病例 7　女性，63 岁，淋巴瘤，左肺下叶肿块，Ⅳ 期，如图 21-7。

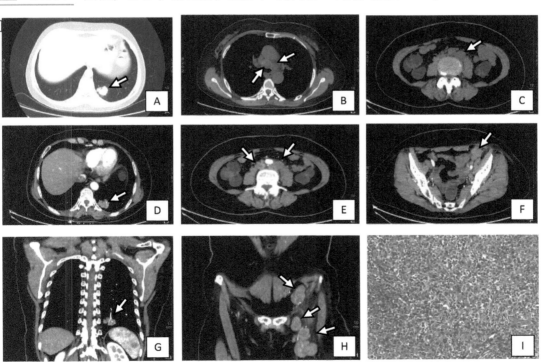

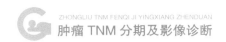

A.CT平扫，左肺下叶见结节状软组织病灶，浅分叶、短毛刺，内见支气管走行影。B—C.CT平扫，纵隔、腹主动脉旁多发肿大淋巴结。D—H.CT增强，左肺下叶病灶内见血管造影征；腹主动脉旁及左侧髂血管旁、腹股沟肿大淋巴结呈轻－中度均匀强化。I.病理：（左肺下叶组织）肺组织内见较多淋巴细胞样细胞弥漫性生长，形态学结合免疫组化结果提示为弥漫大B细胞性淋巴瘤。免疫组化：CD3（＋），CD20（＋＋＋），CK7（－），CD79a（＋），PAX-5（＋＋＋），BCL-2（＋），EBER原位杂交（－），CK5/6（－），CD10（－），CD5（＋＋），CK（－），CyclinD1（－），Ki-67（＋，80%），MUM-1（＋＋），TTF-1（－），CD23（－），BCL-6（小灶＋）。

图 21-7 病例 7 影像图

参考文献

[1] LISTER T A, CROWTHER D, SUTCLIFFE S B, et al. Report of a committee convened to discuss the evaluation and staging of patients with Hodgkin's desease: Cotswolds meeting [J].J Clin Oncl, 1989, 7（11）：1630-1636.DOI: 10.1200/JCO.1989.7.11.1630.

[2] 中国抗癌协会淋巴瘤专业委员会.中国淋巴瘤治疗指南（2021年版）[J].中华肿瘤杂志, 2021, 43（7）：707-735.